风湿病食疗用药看这本就够了

◎ 戴德银 代升平 韩璐 主编

化学工业出版社
·北京·

U0387631

内容简介

　　本书简要介绍了风湿病的一般常识、食疗药膳和用药知识，较详细地介绍了具有抗风湿作用的食物、中草药、中成药和西药，重点介绍了风湿免疫疾病中最常见的风湿热、风心病、风湿性关节炎、类风湿关节炎、风湿性咽喉炎的基础知识、食疗方、药膳方、中医药治疗和西药治疗等。内容丰富、新颖，食疗方和药膳方的可操作性强。本书适合风湿病患者及其家属和基层医务人员阅读。

图书在版编目（CIP）数据

　　风湿病食疗用药看这本就够了/戴德银，代升平，韩璐
主编. —北京：化学工业出版社，2021.11
　　ISBN 978-7-122-39875-8

　　Ⅰ.①风…　Ⅱ.①戴…②代…③韩…　Ⅲ.①风湿病–
食物疗法②风湿病–用药法　Ⅳ.①R247.1②R593.210.5

　　中国版本图书馆CIP数据核字（2021）第184310号

责任编辑：李少华　　　　　　　　　　　　装帧设计：张　辉
责任校对：李雨晴

出版发行：化学工业出版社（北京市东城区青年湖南街13号　邮政编码100011）
印　　装：三河市延风印装有限公司
710 mm×1000mm　1/16　印张13$\frac{1}{2}$　字数252千字　2022年1月北京第1版第1次印刷

购书咨询：010-64518888　　　　　　　　售后服务：010-64518899
网　　址：http://www.cip.com.cn
凡购买本书，如有缺损质量问题，本社销售中心负责调换。

定　　价：49.80元

本书编写人员名单

主　　编　戴德银　代升平　韩　璐

副主编　刘　蓉　李　漪　敬新蓉

编写人员　何恩福　贺利敏　罗　敏　罗利琴

　　　　　林芸竹　李　燕　刘春梅　刘江南

　　　　　胡文利　胡晓允　康晓曦　唐文艳

　　　　　廖　琦　姜　庆　朱　洁　顾明忠

　　　　　顾宣奎　皮儒先　孟　青　许群芬

　　　　　谢智凡　王小莲　周　铣　张　刚

　　　　　熊秀艳　周　雪　王昕阳　刘　羽

　　　　　岳伦莉

主　　审　田卫卫　张伶俐

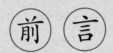

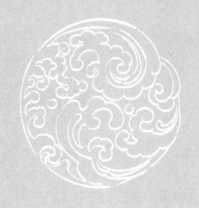

前言

    风湿一词由来已久，我国医学专著《黄帝内经》中即有"风寒湿三气杂志，合而为痹"的论述。在民间一直盛行中医药食疗药膳防治风湿病。风湿病是免疫系统中常见的一大类疾病，以影响关节、骨、肌肉、心脏、咽喉及内脏血管、结缔组织等，其临床表现多样，与多系统相关，发病率较高，严重危害人们的健康。

    本书主要介绍了风湿病的基础知识，较详细地论述了风湿病中最常见的风湿热、风心病、风湿性关节炎、类风湿关节炎、风湿性咽喉炎五大类风湿病的临床表现与诊断要点、西药治疗、中医药方剂和成药治疗。书中食疗和药膳调养方中均有主辅料、烹饪与服法、功效、适用人群及百变搭配等内容，所用主辅料大众化，均可在中药房、农贸集市中选购配用，可操作性、实用性很强。

    本书适合大众，尤其是风湿病患者及其家属、城市社区健康卫生服务工作者和广大农村基层医务人员参考，适合自疗和调养人群，根据自己的体征和症状选用，发挥"药食同源，治病养生"的良效。

    由于实践经验和知识水平有限，希望读者对本书不妥之处批评指正！

戴德银

2021 年 8 月

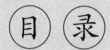

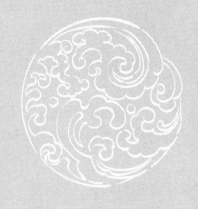

第一章 风湿病基础知识

一、风湿病的概念及简介

风湿病属免疫系统的常见病、多发病，故又称风湿免疫病。风湿免疫病是一种影响多个系统和器官的全身性疾病，包括系统性风湿免疫病、各类关节炎和关节病及多种少见病等，是内科临床上最常见的一类疑难病，误诊和漏诊者并不少见，应引起医生和患者的注意。

系统性风湿免疫病包括系统性红斑狼疮、干燥综合征、多发性肌炎和皮肌炎、硬皮病、贝赫切特综合征（白塞综合征）、风湿热、混合性结缔组织病、成人斯蒂尔（Still）病、系统性血管炎等；各类关节炎和关节病包括幼年型类风湿关节炎、成人类风湿关节炎、强直性关节炎、银屑病关节炎、痛风和高尿酸血症、骨关节炎、未分化结缔组织病、反应性关节炎等；疑难及少见风湿病包括结节病、红斑肢痛症、Sweet病等；软组织风湿病包括纤维肌痛综合征、风湿性多肌痛、遗传性结缔组织病等；其他类风湿病包括原因不明的长期发热、免疫低下。这一类疾病常有多系统、多器官损害；多数病因不明，常反复发作和迁延不愈，具有一定的遗传倾向；女性多见，发病率随年龄而增高；免疫抑制药有一定的疗效。

随着人类对风湿病的认识和诊疗水平的提高，人们重视生态环境的改善和保护，注意健康饮食来防治风湿病，以及进行合理、有效的综合防治，风湿病的治愈率和生存率也大幅度提高。就目前而言，通过定期健康体检可以早期发现、早期诊断、早期治疗而治愈大约1/3的风湿病；重视环境保护、注重健康饮食、坚持适度锻炼、保持健康生活和心理等可以预防；约1/3的风湿病患者与医护人员密切配合，通过正确而有效的综合治疗方案，完全能控制和缓解症状，能像正常人一样学习、工作和生活；约1/3的重症风湿病患者经过合理治疗可以减轻患者

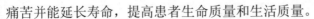

痛苦并能延长寿命，提高患者生命质量和生活质量。

风湿病并非不治之症，通过现代基因预防技术、基因诊断和治疗技术及现代影像学诊断技术，力争早期发现、早期诊断、早期治疗即三早原则，提倡综合检查、综合诊断，以获得最佳疗效。对病情危重、关节功能严重障碍的风湿病患者，可考虑手术治疗。手术方式有膝关节腔镜和人工关节置换术等。

二、风湿病的发病因素

风湿病的发病因素尚未十分明确，且在各个病种的发病中可能不完全相同，大致有遗传基础和环境因素中的病原体、药物、理化等因素。其发病机制可能与淋巴细胞活化有关。

（1）病原体 沙门菌、志贺菌、耶尔森菌、EB病毒、腺病毒等均可诱发自身免疫反应，导致风湿病的发生。约有3%的患者在链球菌咽炎后发作（生）急性风湿热。急性风湿热的发病率直接与A组溶血性链球菌引起的免疫程度相关。

（2）遗传基础 许多常见的风湿病，如强直性脊柱炎、系统性红斑狼疮、类风湿关节炎等均有不同程度的遗传倾向性。基因分子水平的研究，也说明这些疾病与组织相容性抗原（HLA）及HLA以外的多个基因有关。这些相关的易感基因调控了免疫反应并可能引起发病及影响疾病的严重性。

（3）免疫因素 隐藏的细胞表位被暴露而成为新的自身抗原。

（4）性别 风湿病的发病与性别有一定的相关性。如痛风好发于男性患者，而女性患者在绝经前不易发生痛风，而在绝经后的发病率与男性的相同；系统性红斑狼疮、类风湿关节炎好发于育龄妇女；强直性脊柱炎好发于40岁以下的男性；骨关节炎好发于绝经期妇女及老年人群等。

（5）其他 如超抗原等。

三、风湿病的高危人群

"高危"人群是指患某种疾病的危险性相对较高的人群，但并非所有高危人群都会患风湿病，也不是非高危人群就不会患风湿病。由于某些原因，在这些人群中，某种（类）风湿病的发生率可高于普通人群的若干倍。例如以下人群。

①长期生活于较湿热的特殊地区或生活在特定地区的居民，如四川、贵州、广东、广西、福建等地区风湿病的患病率明显高于全国的平均水平。

②长期与水频繁接触者（时间长、机会多），如理发员、船员、农民、重体力劳动者等以及从事饮食行业工作的人群。

③有风湿病家族史者和现有早期风湿病者。

④ 长期大量吸烟和被动吸烟者、嗜酒酗酒者及有其他特殊嗜好者。

四、风湿病的早期症状

（1）**发热** 较为常见，往往是原因不明、不规则的发热，一般无寒战，也可出现高热。

（2）**疼痛** 常见关节痛、颈肩痛、腰背痛、足跟痛等。有时还伴有关节的肿胀。这是导致功能障碍的重要原因。

（3）**皮肤症状** 皮疹、光敏感、口腔溃疡、外阴溃疡、网状青斑、皮肤溃疡等。

（4）**晨僵** 晨起时或休息后，关节出现僵硬，活动受限，影响翻身、扣衣扣、握拳等活动，需经过肢体缓慢活动后这种感觉才消失。

（5）**雷诺综合征** 手指端、脚趾端遇冷或情绪激动时出现发白，然后发紫、发红或伴有麻木、疼痛，严重的可有皮肤溃破。

（6）**其他** 口干、眼干、肌肉疼痛、肌无力。

五、确诊风湿病的主要措施

主要通过临床表现、体格检查、实验室检查、影像学检查，基本上就可以确诊风湿病了。

1.常规检测

常规体格检查、常规化验和病理检查有较高的临床诊断价值。风湿病中大部分疾病是以关节损害为主。因此，风湿病的体格检查除了一般内科的体格检查外，还必须做肌肉、关节、脊柱的检查，包括肌力、关节肿胀、压痛部位、疼痛程度、关节畸形、关节脊柱功能、晨僵等。

2.特殊检查

特殊检查包括关节液、血清自身抗体和补体水平。

（1）**关节镜和关节液的检查** 目前多用于膝关节，主要用于鉴别炎症性或非炎症性的关节病变以及导致炎症性反应的可能原因。

（2）**自身抗体的检测** 主要包括抗核抗体谱、类风湿因子、抗角蛋白抗体谱、抗磷脂抗体等。目前用于对风湿病的诊断和鉴别诊断，尤其是弥漫性结缔组织病的早期诊断。

（3）**补体** 包括血清总补体（CH50）、C_3和C_4。主要是有助于对系统性红斑狼疮（SLE）和血管炎的诊断、活动性和治疗后疗效反应的判定。

3.影像学检查

影像学在风湿病学中是一个重要的辅助检查手段。它包括X线平片、CT、MRI等。

（1）X线平片　是一个很普及的技术，常用于关节病变的检查；对肢体结构（如手、足）摄X线平片只需较低放射剂量，故因诊治需求做多次也较安全。其缺点是较小的关节病变不容易发现，对早期关节炎不敏感。

（2）电子计算机体层扫描（CT）　用于检测有多层组织重叠的病变部位，如骶髂关节、股骨头坏死、胸锁关节、退行性椎间盘病变等。其敏感度较X线平片为高。

（3）磁共振成像（MRI）　对脑病、脊髓炎、关节炎、骨坏死、软组织脓肿、肌肉外伤、肌炎急性期的诊断均有帮助，只是价格昂贵。

与风湿性心脏病（瓣膜损害）相关的心脏检查。

六、风湿病的防治要点

按国际分类将风湿病分为10大类260多种。从新生儿到老年人各年龄阶段都会发生风湿病，影响育龄妇女最常见的风湿病是类风湿关节炎、系统性红斑狼疮等；影响青少年男性最常见的是强直性脊柱炎；影响绝经期妇女及老年人群的是骨关节炎，造成骨质疏松、骨质增生、椎间盘突出、颈椎病、腰椎病、退行性变等。治疗风湿病的原则为联合、规范。

1.联合治疗是风湿病治疗的精髓

风湿病对健康与生活质量的影响，使国内外风湿病学专家对风湿病患者应该积极采取联合治疗的策略达成了共识。所谓联合治疗是指选择作用机制不同、治疗作用相加或放大的两种或两种以上的慢作用药物（DMARD）联合作用。风湿病治疗中所用的药物，如激素、免疫抑制药、消炎止痛药、抗生素等，都有不同的治疗作用与疗效特点，治疗环节不同，不能互相代替，而且还有不同的不良反应。因此，掌握各种药物的不同性能，按不同疾病、不同病程合理地联合用药是良好治疗的重要保证。无计划、不规律、无目的、随心所欲增减药物，诊断不明而试验性用药都是十分有害的。一旦出现严重药物不良反应或毒性作用，病情加重且复杂化，治疗风险将增大；且面临无药可用的尴尬境地。激素滥用造成的严重不良反应已引起很多人顾忌，治疗中会尽量避免出现这样的错误。

2.中西医结合是治疗风湿病的关键

免疫细胞可分布于全身各处，并经常伴发各种血管炎，因此风湿病的特征性表现是弥漫性、系统性、全身性疾病，这一点在疾病的后期及严重期最为突出，全身各个脏器与系统都会出现病变。西药的近期疗效较好，但药物的不良反应较大，这就要求我们进行中西医结合治疗。祖国医学博大精深，在治疗风湿病方面有着独特的疗效。所以采用中西医结合治疗的方式，不失为可行的办法，一方面可产生协同作用，明显改善病情，另一方面中药可缓解西药所带来的不良反应。

七、规避药物不良反应

由于风湿病患者服药时间较长（一般在2年以上），而且治疗风湿病的药物不良反应较大，因此风湿病患者在治疗过程中每隔1～3个月应进行血常规、尿常规、血沉、肝功能、肾功能等的复查；半年左右复查胸部X线片等。一旦发现不良反应（大多可逆），给予及时治疗，基本上能让患者恢复正常。正是由于药物的不良反应是不可避免的，因此要求风湿病患者必须在风湿科专科医生的指导下，规范用药，规范治疗，以防止或减少、减轻药品不良反应的发生。

八、培养良好的生活习惯

（1）由于目前无根治风湿病的方法，只能暂时控制病情，所以在饮食和生活上要特别注意保健，养成良好的生活习惯。

饮食上应选择容易消化的食物，烹调方式应以清淡爽口为原则，少吃辛辣、油腻及冰冷的食物；多吃开胃的食物，如大枣、薏苡仁等，尤其薏苡仁具有祛湿利水的作用，煮成薏苡仁粥或和绿豆一起煮都是很好的选择。

尽可能减少脂肪的摄取。热量来源以糖类和蛋白质为主，若是体重超过标准，则应逐渐减轻体重。

若服用非甾体抗炎药，一定要在饭后才能服药，因为这类药容易对胃造成伤害。

适当补足维生素A、维生素C、维生素D、维生素E或含钙、铁、铜、锌、硒等矿物质食物，以增强免疫力及预防氧化或贫血。

服用富含类固醇食物容易造成食欲大增、钠潴留和骨质疏松症，因此需要控制此类食物的摄取，以免体重急剧上升。应尽量减少含盐量高的调味料和加工食品的食用，以免加重肾脏负担，诱发高血压，影响风湿病的治疗。多摄取含钙食物如脱脂牛奶、传统豆腐，以及既补钙和硒、又具有肠道"清道夫"作用的魔芋等。

（2）减少卧床时间且不宜剧烈运动，可以选择坐着或在床上运动。如采用坐姿，将右腿伸直，小腿与足部往上提，离地30厘米以上持续5秒后放下，左脚也以相同动作重复，每日可多作几次（以能承受负荷为原则）。

冬季清晨起床时要注意保温，可以做些暖身运动。动作如下：将双臂向前伸直，手掌向下，往下、往后做伸展划水动作，或者将双手举高至脸部，掌心朝向

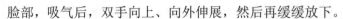

脸部，吸气后，双手向上、向外伸展，然后再缓缓放下。

寒冷的冬天要注意保暖，关节疼痛时可以试试热水浴，可以减轻疼痛；切勿任意进行推拿、按摩、拔罐等传统关节疼痛的治疗方法，以免使病情加重，造成无法弥补的伤害或延误治疗的黄金时机。

要有耐心地配合医师进行长期的治疗，定时服药、定期复诊，并接受指定的专业康复师进行正确的康复治疗。若有任何的不舒服情况发生时，应立即告知医生。

九、尽可能早发现、早诊断、早治疗

风湿病是一种进行性疾病，病期越晚，治疗越困难，预后越差，故早期发现、早期诊断和早期治疗极为重要。风湿病早期常无特殊症状，甚至毫无症状，因而一般人不会主动到医院就诊检查。一旦症状明显时，往往已是风湿病中晚期。应定期（每年1～2次）到正规医院进行健康体格检查，有助于早期发现风湿病。

关节炎是风湿免疫病最常见、最基本的表现，但关节炎并非仅是骨头病变，关节部位自内向外可有滑膜炎、软骨炎、骨炎、骨骺炎、韧带炎、肌腱炎、肌炎、筋膜炎、神经炎、血管炎、皮炎等，都属于局部系统性病变。风湿病关节外表现是指病情较严重或后期内脏系统性损害的表现，可损及全身所有脏器、组织。常见病变区依次为：皮肤血管与黏膜、肾脏、血液、中枢神经系统、肺脏、泌尿生殖系统、心血管系统、消化系统、内分泌系统等。因此，应该提高对风湿免疫病的认识，发现弥漫性、系统性、全身性病变表现的征兆，应立即进行相应专科的检查。

由于未出现关节外病变时是免疫风湿疾病的较好治疗时机，而合并各种内脏系统病变时病情则已较严重、复杂，治疗难度、所需费用、治疗时间均将成倍增加，因此，强调早期诊断、早期治疗，一可保证治疗效果与预后良好，不影响正常工作、学习与生活，二可尽量减少出现关节外病变时诊治必须付出的更多负担。风湿病又是多种类疾病，其治疗不尽相同，因此，正确的诊断是基础保证，而专科就诊是能获得正确诊断的措施。延误正确诊断只能延误病情及最佳治疗时机。

早期正确诊断、合理的全程治疗、安全有效的治疗方法已能让大部分患者与正常人一样工作、学习与生活；而且能使重症患者通过合理、有效的治疗达到正常寿命。

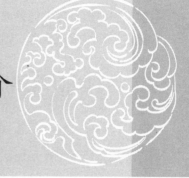

第二章　风湿病食疗简介

一、风湿病的饮食原则

风湿病患者需要补充足够的蛋白质、糖类和维生素，故应以易消化饮食为宜，避免刺激性以及生、冷、硬的食物。对于服用非激素类抗炎药物或皮质激素的患者，如有水肿或高血压并发时，还需要适当控制水分和盐的摄入。

（1）**要根据具体病情选择饮食**　不可片面饮食，不要认为鱼、肉、鸡、鸭才有营养，忽略了蔬菜、瓜果的益处。饮食的种类如广些，则吸取营养会更为全面、均衡。

（2）**饮食要有节制**　因该病病程较长，病久体虚，饮食不可过量，饮食要定时，不能饥饱失常，不能暴饮暴食；食物之软、硬、冷、热均宜适当，以防再伤脾胃。尤其值得注意的是，患者家属唯恐患者营养不够或顾虑患者口味不合，往往给患者过度进食滋补食物或不应吃的食物，此举常适得其反，非但不得其益，反而伤害脾胃。

（3）**饮食以清淡为宜**　由于患者长期被病痛折磨，与药物为伴，病发作时，更是食不香、睡不安，因而体虚者多，家属往往劝患者多食膏粱厚味，更易助湿生痰。风湿病患者有外湿的病因，如再生内湿，则内外合邪，对病情更为不利，因此，患者饮食不能过于滋腻，应以清淡为宜。

（4）**正确对待食补与药补**　有些人认为，有了病就是虚，应该吃补药，但亦有人主张"药补不如食补"，这些说法都欠全面。药补必须有医生指导，食补亦要根据病情以及脾胃消化功能适当配合。食品要求新鲜，荤素皆有，数量不宜过多，以能吸收为度，饮食调味应适合患者胃口。

（5）**注意饮食宜忌**　风湿病患者病程较长，如果忌口太严，长年累月反而影响营养的吸收，于病情不利。一般在病情急性发作时不宜食辛热的食品；胃肠失健或脾胃虚寒、大便稀溏者不宜多食生冷瓜果；若食某种食物后，感到疼痛增加或有某种过敏反应者，则不宜再食。

二、具有抗风湿作用的食物

（一）含硒丰富的抗风湿食（药）物

硒是一种人体所需的微量元素，科学家已经证实，硒是红细胞中抗氧化成分的重要成分，充足的硒可促使这种抗氧化成分有效地将人体内的过氧化氢转变为水。根据流行病学调查发现，一些老年人每天服用含100微克硒的酶制剂，6个月以后，他们的免疫力全部恢复到了年轻人的水平。因此，研究人员建议风湿病患者每天吃适量富含硒的食品，可以调节人体的免疫力，提高患者抗风湿的能力。

自然界中含硒食物是非常多的，含量较高的有鱼类（金枪鱼、沙丁鱼等）、虾类等水产品，其次为动物的心、肾、肝。蔬菜中含量较高的为金花菜、大蒜、油菜，其次为豌豆、大白菜、南瓜、萝卜、韭菜、洋葱、番茄、莴苣等，见表2-1。另外，有一些中草药也具有富集硒的能力，如黄芪、香附（莎草）、紫菀、蒺藜及苜蓿。食品中硒含量高，并不等于人对其吸收就高。一般而言，人对食用蕈（菌）类有机硒的利用率较高，可以达到70%～90%，而对鱼类及谷物所含硒的利用率较低，只有70%左右。因此正确摄取硒的方式是多吃强化补充有机硒的食品，如魔芋、富硒酵母及富硒大蒜等。另外，多吃水果、蔬菜等富含维生素A、维生素C、维生素E的食品有助于硒的吸收。

表2-1　25种富含硒的食物的功效与应用

食物名称	功效与应用
中国鳖（水鳖子）	滋补营养，增强机体免疫力，舒筋活络，活血止痛；经烹饪后服食
水蛇	滋补营养，增强机体免疫力；经烹饪后服食。佳肴、药膳和配方用于保健和抗风湿
墨鱼	滋补营养，增强机体免疫力，舒筋活血止痛；经烹饪后服食。佳肴、药膳和配方用于保健和抗风湿
红螺	滋补营养，增强机体免疫力，活血止痛；经烹饪后服食。佳肴、药膳和配方用于保健和抗风湿
香海螺	滋补营养，增强机体免疫力，除湿止痛；经烹饪后服食。佳肴、药膳和配方用于保健和抗风湿
牡蛎（海蛎子）	滋补营养，增强机体免疫力，舒筋止痛；经烹饪后服食。佳肴、药膳和配方用于保健和抗风湿、抗癌

食物名称	功效与应用
鲐鱼（青鲐鱼）	滋补营养，增强机体免疫力，舒筋活血止痛；经烹饪后服食。佳肴、药膳和配方用于保健和抗风湿、抗癌
带鱼	滋补营养，增强机体免疫力，舒筋活血止痛；经烹饪后服食。佳肴、药膳和配方用于保健和抗风湿
堤鱼	滋补营养，增强机体免疫力，舒筋活血止痛；经烹饪后服食。佳肴、药膳和配方用于保健和抗风湿
红娘鱼	滋补营养，增强机体免疫力，舒筋活血止痛；经烹饪后服食。佳肴、药膳和配方用于保健和抗风湿
黄姑鱼	滋补营养，增强机体免疫力，舒筋活血止痛；经烹饪后服食。佳肴、药膳和配方用于保健和抗风湿
黄鱼（大、小）	滋补营养，增强机体免疫力，舒筋活血止痛；经烹饪后服食。佳肴、药膳和配方用于保健和抗风湿
赤眼鳟（金目鱼）	滋补营养，增强机体免疫力，舒筋止痛；经烹饪后服食。佳肴、药膳和配方用于保健和抗风湿
黄鳝（鳝鱼）	滋补营养，增强机体免疫力，舒筋活血；经烹饪后服食。佳肴、药膳和配方用于保健和抗风湿
泥鳅	滋补营养，增强机体免疫力，舒筋活血，通络止痛；经烹饪后服食。佳肴、药膳和配方用于保健和抗风湿
贝类	滋补营养，增强机体免疫力，舒筋活血；经烹饪后服食。佳肴、药膳和配方用于抗风湿
黑木耳	滋补营养，增强机体免疫力，舒筋活血止痛；经烹饪后服食。佳肴、药膳和配方用于保健和抗风湿
魔芋粉	降脂降血糖，除湿排毒，有"肠道清道夫"之称。佳肴、药膳适用于伴有糖尿病、高脂血症者的风湿病患者
竹荪	滋补营养，舒筋通络；经烹饪后服食。佳肴、药膳和配方用于保健和抗风湿
紫菜	滋补营养，凉血活血；经烹饪后服食。佳肴、药膳和配方用于保健和抗风湿
韭菜	滋补营养，温肾壮阳，活血散瘀；经烹饪后服食。佳肴、药膳和配方用于保健和抗风湿
番茄	滋补营养，凉血活血；经烹饪后服食。佳肴、药膳和配方用于保健和抗风湿
鸡蛋	滋补营养，增强机体免疫力；经烹饪后服食
鹅蛋	滋补营养，增强机体免疫力；经烹饪后服食
鸭蛋	滋补营养，增强机体免疫力；经烹饪后服食

第二章 风湿病食疗简介

9

（二）大众化抗风湿用食（药）物

1. 香蕉

香蕉除含有丰富的维生素、矿物质外，更重要的是含有肿瘤坏死细胞因子（TNF）。日本帝京大学教授山崎正利通过动物实验比较了香蕉、葡萄、苹果、西瓜、菠萝、梨和柿子等多种水果的免疫活性，证明了香蕉的效果较好，能增加白细胞，改善免疫功能，还能产生攻击异常细胞的物质TNF。试验结果还提示：香蕉越成熟，它的免疫活性越强。香蕉还有润肠通便和降压作用，故风湿病并伴有高血压、便秘的患者，应适当吃些香蕉。

2. 大枣

大枣又名红枣、大红枣，有"天然维生素"之称，是一种很好的滋补食物。明代李时珍的《本草纲目》记载干枣"润心肺，止咳，补五脏，治虚损，除肠胃癖气"，"大枣味甘，无毒，主心腹邪气，安中养脾气，平胃气，通九窍，助十二经"。枣肉中含有人体必需的维生素P（又叫芦丁），一般每100克果肉中含量高达3385毫克，居各种果品之首。芦丁能增强人体细胞的黏着力，提高毛细血管韧性，降低毛细血管通透性和脆性，具有降血脂、抗过敏、强心、利尿、预防脑出血和延缓衰老等作用；其所含的环酸腺苷（简称cAMP）对人体细胞起着重要的生理调节作用，可增强心肌收缩力，扩张冠状血管，抑制血小板聚集，并有抗过敏作用，对冠心病有一定的疗效，并且有抑制癌细胞增殖的效果；所含的黄酮-双葡萄糖苷A有镇静、催眠和降压作用；所含的维生素C具有解毒、抗炎、抗过敏、增强机体抵抗力和保持皮肤弹性、延缓衰老等作用；其所含维生素E有抗氧化、抗衰老作用。其药膳和配方，如红枣赤豆粥、红枣糯米粥，自古以来就是老年、虚弱者的保健饮食。红枣与芹菜一起煎服，有助于降低胆固醇和软化血管。

3. 猕猴桃

猕猴桃又名猴子梨、藤梨。含有丰富的维生素C、氨基酸、矿物质（磷、铁、镁和微量元素硒）、维生素P、维生素B_1、类胡萝卜素及解朊酶等。由于其含有大量的维生素C和抗氧化物质，因而成为免疫辅助剂。同时它还具有抗衰老、辅助抗癌、消除疲劳、减肥健美等功效。

4. 苹果

苹果为水果佳品，营养丰富。苹果含有抗氧化物质（存在于表皮、果肉），是减少和预防人体细胞氧化的有效成分之一，可预防细胞和组织内游离基所致的损害。有条件的可经常食用，但伴有高血压和脾胃虚寒者不宜多吃。

5.木瓜

木瓜又名番木瓜、铁脚梨。木瓜性温而味酸、涩，能健脾和胃化湿、平肝祛风、散瘀活血、舒经通络。现代研究表明，木瓜含有对人体有益的葡萄糖、果糖、多种矿物质、多种维生素、多种有机酸，其所含的番木瓜碱、木瓜蛋白、皂苷、胡萝卜素和多种氨基酸等具有调节自主神经功能、抗炎、抗风湿、利尿及镇痛等作用，并对多种细菌（如大肠埃希菌、葡萄球菌、结核杆菌等）有抑制作用。

6.苦瓜

苦瓜又名凉瓜、锦荔枝、红羊、癞瓜。性寒味凉，入心、脾、胃三经；有清热解暑、养血滋肝、和脾补肾、明目解毒的功效。每100克苦瓜含维生素C高达56毫克，且含有苦瓜蛋白和胡萝卜素，有较强的抗氧化、去自由基、抗衰老的作用，是大众保健和抗风湿的佳肴。

7.桑葚（桑椹）

桑葚又名桑实、桑果、桑枣等，富含维生素、胡萝卜素、微量元素和提高免疫功能的物质等。具有补血、滋阴、安神、生津润燥的功效，适用于风湿病患者伴有眩晕耳鸣、心悸失眠、须发早白、津伤口渴、内热消渴、血虚便秘等。其药物配方可用于风湿病、癌症等的辅助治疗。

8.龙眼肉

龙眼肉又名桂圆肉、亚荔枝，是色、香、味俱佳的名贵中药材和滋补珍品，可治"五脏邪气、安志厌食"，久服强魄聪明，轻身不老；可"开胃健脾、补虚益智"；可用于心脾虚损、气血不足所致的失眠、健忘、惊悸、眩晕等症，以及病后体弱、脑力衰退、罹患风湿病而免疫力低下者。

9.人参果

人参果又名金参果、长寿果或香瓜茄。幼果白色，成熟时淡黄色，并有紫红色条纹。单果平均重200克，最重可达600～800克。果肉清香多汁，风味独特，除具有高蛋白、低糖、低脂肪的特点外，尚含有硒、锌、钼等对风湿病、各种癌症、冠心病、高血压病、糖尿病等都有较好辅助防治作用的微量元素。

10.板栗

板栗又称"铁杆庄稼"。味甘性温，入脾、胃、肾三经。《本草纲目》称"栗治肾虚，腰腿无力，能通肾益气，厚肠胃也"。它含有丰富的蛋白质、氨基酸、维生素C等，具有较广泛的抗风湿和保健的功效。

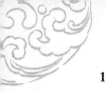

11. 辣椒

辣椒又名海椒、辣子、青椒、甜椒、红椒、番椒。品种多，红、绿、青、黄、黑各色品种均有。每100克小红椒含维生素C 144毫克，100克脱水甜椒含维生素C高达846毫克。青椒即柿子椒（灯笼椒）每100克中含维生素C 72毫克。适量服食用青椒烹饪的菜肴和药膳具有保健和抗风湿效果。

12. 佛手

佛手又名佛手柑、五指香橼、五指柑、蜜罗柑、九爪木、五指橘等。历来有"果中鲜品，世间奇卉"的美誉，可谓"色、香、形"俱佳。药理实验证实，佛手提取物具有解痉和降压作用。适用于风湿病并伴有胃痛、胁痛、呕吐、痰饮及喘咳等症者。

13. 生姜

生姜味辛，性微温，入脾、胃、肺经，有温中散寒、回阳通脉、燥湿消痰的功效。其营养丰富，具有较高的药用和保健、美容功能。6-姜酚是姜辣素的主要组分，是生姜中的主要药物活性功能因子，具有抗肿瘤、抗氧化、抗炎、抗风湿等作用。用其调味和制作抗风湿菜肴、药膳经济实惠、方便实用。

14. 蜂蜜

李时珍在《本草纲目》中阐述了蜂蜜的药用功能："清热也，补中也，解毒也，润燥也，止痛也。"现代医学研究表明，服用蜂蜜可促进消化吸收，增进食欲，镇静安眠，提高机体的免疫功能。对风湿病患者伴有虚弱无力、神经衰弱、发育异常、营养不良等疗效较好。

（三）具有辅助抗风湿作用的食物

1. 大豆

大豆又名黄豆。性味甘平，不凉不燥，具有益气养血、清热解毒、宽中下气、养胃健脾、利水消积、通便镇痛等功效。常食黄豆及其制品烹饪的佳肴和药膳，不但可以防治冠心病、癌症，还可以防治骨质疏松症、骨关节炎。尚有人认为，黑大豆（药黑豆）有扶正、滋补功效。

2. 刀豆

刀豆又名大刀豆、挟剑豆。性味甘平，有温中下气、利肠胃、止呕逆、益肾补元的功效。现代研究证明，刀豆不仅具有抗癌和镇静的作用，而且还有抗风湿作用。主治呕吐、疝气疼痛、肾虚腰痛、风湿腰痛；对风湿病患者伴有胃中虚寒或肾气不归元所致的呕吐、嗳气等有较好的疗效。

3.白扁豆

白扁豆又名白藊豆、藕豆、南扁豆等。性味甘平，有健胃养脾、和中、消暑化湿的功效，主治暑湿吐泻、脾虚呕吐、食少久痢、赤白带下等症。白扁豆含有植物细胞凝结素，可增强机体免疫功能。嫩豆荚烹饪佳肴，有升清降浊、调肝和胃的功能，可治女子带下。其药膳和配方可用于风湿病的防治。烹饪菜肴、药膳时，紫花扁豆（荚）可代替白扁豆（荚）。

4.香菇

香菇又名香蕈（菌）、冬菇、椎茸。我国食用香菇已有4000多年的历史。香菇炖骨头汤味道鲜美，香气沁人，营养丰富，是延年益寿的补品；香菇在民间有"健康食品""植物皇后"的美誉。香菇含有多种人体需要的生物活性成分，如香菇多糖、胆碱、腺嘌呤，不但营养丰富，还具有调节人体新陈代谢、帮助消化、降低血压、减少胆固醇、预防肝硬化、消结石、增强人体免疫力、辅助防治癌症的功效。香菇还含有一种干扰素的诱导剂，能诱导体内干扰素的产生，使人体产生免疫作用，此诱导剂被证实是一种特异性免疫增强剂。药膳和配方具有保健和抗风湿作用。

5.灵芝

灵芝又名菌灵芝。灵芝含有多糖类、甾类、生物碱等；所含的多糖类物质等具有显著的抗风湿作用，能增强机体免疫功能，可升高白细胞和淋巴细胞数量，增强巨噬细胞的吞噬能力，对细胞免疫和体液免疫均有增强作用。灵芝药膳、孢子粉和配方（单方）均具有防癌和抗风湿作用。

6.平菇

平菇又名凤尾菇、白平菇、黑平菇、侧耳等。平菇所含的蛋白多糖和微量元素硒能增强机体免疫功能。其菜肴、药膳和配方是大众防癌和抗风湿的佳品。

7.松茸

松茸又名松蕈、松口蘑等。松茸所含的松菇多糖和较多量的硒可防癌治癌，能增强机体的免疫功能。其菜肴、药膳和配方有较好的抗风湿和辅助防治癌症的效果。

8.螺旋藻

螺旋藻含有极易被人体吸收的优质水溶性蛋白质（高达50%～70%）；含有超氧化物歧化酶等营养活性成分，是目前人类已知的营养成分最充分、最全面、最均衡、最容易被人体吸收的天然营养保健品。在医生指导下，适当服用市售的螺旋藻粉剂、胶囊剂，可提高人体免疫力，对抗风湿有积极意义。

9. 黑蚂蚁

黑蚂蚁又名玄驹。味咸，性平，有毒。黑蚂蚁含多糖类物质、蚁酸（甲酸）、异黄蝶呤、生物蝶呤、常量元素和微量元素等，能增强机体免疫功能，具有抗风湿作用。

10. 燕窝

燕窝以"宫燕"的营养价值最高，"毛燕"次之，"血燕"的品质最差。燕窝含蛋白质高达50%，尚含有多种氨基酸、常量元素和微量元素、多种维生素。燕窝为名贵滋补佳品，有壮阳益气、填精补髓、润肺消炎、消肿止痛等功效。其药膳及配方具有抗风湿和抗衰老的功效。

11. 墨鱼

墨鱼又名乌贼鱼肉。味咸，性平，入肝、肾经。有养血滋阴之功效。有些乌贼肉干含硒量高（104.40微克/100克），具有扶正固本、增强机体免疫功能的功效。清代王士雄的《随息居饮食谱》载："疗口咸，滋肝肾，补血脉，理奇经，愈崩淋，利胎产，调经带。"用墨鱼肉加禽（乌鸡）炖汤，可用于防治风湿病和妇科肿瘤。

12. 石花菜

石花菜又名海冻菜、鸡毛菜。味甘、咸，性寒、滑；具有防暑、清热等功效。石花菜药膳和配方可增强人体免疫功能，可用于抗风湿的预防和辅助治疗。

第三章　抗风湿用中药、中成药

一、单味中草药（饮片）

1.黄芪

黄芪又名独椹、箭芪。归肺、脾经。具有补气升阳、固表止汗、利尿托毒、排脓、敛疮生肌等功效。药理学研究显示黄芪有提高机体免疫功能的作用。黄芪的促免疫成分（如黄芪多糖类、胆碱、甜菜碱、叶酸和多种氨基酸等）有提高非特异性免疫力和细胞免疫力的作用。黄芪的药膳和配方有防癌抗癌、祛风湿作用。

2.何首乌

何首乌又名地精、夜交藤，有生、制之分。味苦、甘、涩，性微温。归肝、心、肾经。生何首乌有截疟、解毒、消痈、润肠通便的功效；制何首乌则有补肝肾、益精血、乌须发、强筋骨的功效。药理实验证实，制何首乌的有效成分能提高机体免疫功能，增加正常白细胞总数，提高巨噬细胞的吞噬功能；能激活T淋巴细胞的功能，并能诱导干扰素的产生。何首乌药膳和配方具有抗癌、抗风湿的作用。

3.薏苡仁

薏苡仁味甘、淡，性微寒。归脾、胃、肺三经。功能利水渗湿、健脾止泻、舒筋除痹、清热排脓。已有市售品薏苡仁油及配方用于水肿、脚气、小便不利、湿痹拘挛、脾虚泄泻等的治疗。

4.茯苓

精制后称为云苓或白茯苓。茯苓为寄生于松科树根上的多孔菌科茯苓的干燥菌核。现多为人工培植。味甘、淡，性平。归肺、心、脾、肾经。功能渗湿利

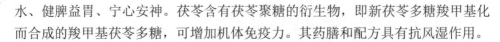

水、健脾益胃、宁心安神。茯苓含有茯苓聚糖的衍生物，即新茯苓多糖羧甲基化而合成的羧甲基茯苓多糖，可增加机体免疫力。其药膳和配方具有抗风湿作用。

5.雷公藤

雷公藤系卫矛科植物，又名水莽草、断肠草、黄藤、菜虫药等。味苦，性寒；有大毒。归心、肝经。雷公藤作为药物最早收载于《神农本草经》，实验研究发现雷公藤的主要成分雷公藤多苷可抗炎、抗免疫、抗生育、抗肿瘤、抗菌活性。雷公藤对炎症早期血管通透性增高、渗出、水肿有明显的抑制作用，与氢化可的松作用相似；同时雷公藤能作用于淋巴细胞而对免疫系统起抑制作用，其中以对体液免疫的抑制作用较为显著。其药膳和配方具有抗风湿和抗肿瘤作用。

6.青风藤

为防己科植物青藤或毛青藤等的藤茎，青藤又名大叶青藤、土木通、土藤等。味苦，辛，性平。归肝、脾经。功能祛风湿，通经络，利小便。可治风湿痹痛、水肿、脚气。明代倪朱谟的《本草汇言》称："青风藤，散风寒湿痹之药也，能舒筋活血，正骨利髓，故风病软弱无力，并劲强偏废之证，久服常服，大建奇功。"现代医学研究证实青风藤的主要成分为青藤碱，具有镇痛、镇静、降压、抗炎等作用。其药膳和配方具有抗风湿的作用。

7.白芍

白芍是毛茛科植物芍药的干燥根，归肝、脾经，具有养血调经、敛阴止汗、柔肝止痛、平抑肝阳等功效。据《本经》记载，白芍"主邪气腹痛、除血痹、破坚积寒热、止痛、利小便、益气"，也是治疗急慢性肝炎、肝硬化方剂的重要组方。白芍的主要成分为白芍总苷，具有抗炎、镇痛、抗应激和免疫调节等作用。现代研究证实白芍总苷对体外诱生抗体呈现低浓度促进和高浓度抑制的双向作用，能使体液免疫低下或增高的情况恢复正常，对异常的免疫功能具有双向调节作用。其药膳和配方具有抗风湿、抗肿瘤作用。

8.豨莶草

为菊科植物豨莶草、腺梗豨莶和毛梗豨莶的地上部分，以全草入药，性味苦寒，归肝、肾经。具有祛风除湿、通经络、清热解毒的功效。可用于风湿痹证、痈肿疮毒。《本草图经》载："治肝肾风气，四肢麻痹，骨间疼，腰膝无力者。"现代药理实验证实豨莶草对细胞免疫有抑制作用，减少淋巴细胞的合成，同时还具有扩张血管的作用。其药膳和配方具有抗风湿和降血压的作用。

9.蕲蛇（白花蛇，饲养）

蕲蛇为蝮蛇科动物尖吻蝮（五步蛇）除去内脏的干燥全体，味甘、咸，性温，有毒。入肝经。功能祛风活络、定惊止痛。适用于风湿痹痛、皮肤瘙痒、中风后半身不遂等症，白花蛇有较强的祛风通络作用，前人云其能"透骨搜风"。《本草纲目》载："能透骨搜风，截惊定搐，为风痹、惊搐、癫癣、恶疮要药。取其内走脏腑，外彻皮肤，无处不到也。"其药膳和配方具有抗风湿和抗癌的功效。

10. 秦艽

秦艽为龙胆科多年生草本植物，味苦、辛，性微寒，入胃、肝、胆经。功能祛风湿、清湿热、止痹痛、退虚热。适用于风湿痹痛、手足不遂、骨蒸潮热。《本经》载："主寒热邪气，寒湿风痹，肢节痛，下水，利小便。"现代药理研究证实秦艽具有抗炎、镇痛、降压等作用。其药膳和配方具有抗风湿、抗炎作用。

11. 杜仲

杜仲为杜仲科落叶乔木植物杜仲的树皮，味甘，性温，入肝、肾经。功能补肝肾、强筋骨、安胎等。适用于肝肾不足、头晕目眩、腰膝酸痛或萎软无力等。现代研究发现杜仲的主要成分为杜仲胶、鞣质、树脂等，杜仲可促进心脏收缩、扩张血管、镇痛、镇静、抗炎、兴奋子宫、利尿、降压。实验研究证实杜仲还能增强机体免疫功能。其药膳和配方具有抗风湿、降血压、抗炎等作用。

二、抗风湿用中成药

1. 羌活胜湿丸

羌活胜湿丸由羌活、独活、藁本、防风、甘草、川芎等组成。具有祛风胜湿之效。主治风湿痹痛，肩项臂痛，头痛身重，手足麻木，或腰脊酸痛，难以转侧，苔白脉浮等。现在广泛用于类风湿关节炎、骨关节炎、风湿热、风湿性关节炎等。每次口服6克，每天3次。关节症状缓解后，停服药物。

2. 独活寄生合剂

独活寄生合剂由独活、桑寄生、秦艽、防风、细辛、川芎、当归、熟地黄、白芍、茯苓、杜仲、川牛膝、党参、甘草组成。功能：祛风湿，止痹痛，益肝肾，补气血。主治：痹证日久，肝肾两亏，气血不足。症见腰膝疼痛，肢节屈伸不利，或麻木不仁，畏寒喜温，心悸气短，舌淡苔白，脉象细弱。口服：每次20毫升，每天3次；30天为1个疗程，可连续使用2个疗程，或遵医嘱。服药期间忌食冷、生、油腻之品；感冒者慎用。

3. 复方蚂蚁胶囊

复方蚂蚁胶囊由蚂蚁、地龙、牡蛎、丹参、生姜、甘草等组成。功能：补肾益精，温脾通络。主治：类风湿关节炎、骨关节炎、痛风性关节炎、强直性脊柱炎、风湿热、风湿性关节炎等。口服：每次4粒，每天3次；30天为1个疗程，可连续使用2～3个疗程，或遵医嘱。

4.复方风湿宁颗粒

风湿宁颗粒由两面针、七叶莲、宽筋藤、过岗龙、威灵仙、鸡骨香等组成。功能：祛风除湿，活血散瘀，舒筋止痛。主治：骨关节炎、类风湿关节炎、强直性脊柱炎、风湿性关节炎、风湿热等。开水冲服，每次10克，每天3次。

5.骨筋丸胶囊

骨筋丸胶囊由红花、三七、独活、秦艽、没药、血竭、白芍等组成。功能：活血化瘀，舒筋通络，祛风止痛。主治：类风湿关节炎、骨关节炎、痛风性关节炎、一切外伤疼痛等。口服：每次3粒，每天3次；15天为1个疗程，可连续服用2个疗程，或遵医嘱。

6.独一味软胶囊

独一味软胶囊仅由独一味藏药组成。功能：活血止痛，化瘀止血。主治：用于风湿痹痛，多种外科手术后的刀口疼痛、出血，外伤骨折，筋骨扭伤等。口服：每次3粒，每天3次，7天为1个疗程；或必要时服用。

7.复方马钱子片

复方马钱子片由马钱子粉、川牛膝、当归、红花、木瓜、荆芥等组成。功能：清热除湿，祛风散寒，舒筋通络，消肿止痛。主治：类风湿关节炎、骨关节炎、风湿性关节炎等。口服：每次3片，睡前口服，7天为1个疗程。

均须仔细阅读上述中成药的药品说明书，不仅要阅读药物组成、功能与主治，而且要认真阅读不良反应和注意事项，在医师、药师指导下外用、内服或注射给药。

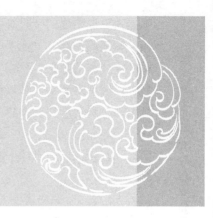

第四章　抗风湿西药

一旦明确诊断风湿病应早期开始相应治疗，治疗措施包括健康教育、物理治疗、矫形、锻炼、药物、手术和健康饮食等。现就抗风湿的西药简单介绍如下。

一、非甾体抗炎止痛药

临床应用广泛，用作改善风湿病的各类关节肿痛的对症治疗药物。如美洛昔康、布洛芬、双氯芬酸、阿司匹林和尼美舒利等。但这类药物不能控制原发病的病情进展。

二、糖皮质激素（简称激素）

糖皮质激素是许多结缔组织病的一线药物但非根治药物，具有很强和快速的抗炎作用。目前用的有半衰期短的可的松、氢化可的松；有半衰期中度的泼尼松、甲泼尼龙等；有半衰期长的地塞米松等。激素可口服，重症者还可关节腔注射。激素虽是一种有效的抗炎药，但其不良反应较多，尤其是长期服用者。不良反应有致感染、高血压、糖尿病、骨质疏松等，临床应用时需掌握适应证和药物剂量，同时监测其不良反应。

三、慢作用改善病情抗风湿药

慢作用改善病情抗风湿药是指可以防止和延缓类风湿关节炎的关节骨结构破坏的药物，其特点是起效慢，停药后作用的消失也慢。这组药物借其抑制淋巴细胞作用（抗疟药例外）而达到缓解类风湿关节炎或其他结缔组织病的病情，但不能消除低浓度的免疫炎症反应，因此非根治药物。临床上常见的有：氨基葡萄糖、葡糖胺聚糖、硫酸软骨素、甲氨蝶呤、来氟米特、白芍总苷（胶囊）、柳氮磺吡啶（肠溶片）、氯喹、羟氯喹、雷公藤多苷（片）、青霉胺、金霉素和透明质酸等。透明质酸是关节液的主要成分，使用关节腔内注射给药，有保护关节、润滑减震、缓解疼痛和改善关节功能的作用。

四、由链球菌等所致风湿病用药

大约有3%的患者在溶血性链球菌咽炎后发生急性风湿热。急性风湿热的发病率直接与A组溶血性链球菌引起的免疫程度相关。防止链球菌感染流行是预防风湿热和风湿性咽喉炎的一项重要环节。预防上呼吸道感染，包括对猩红热、急性扁桃体炎、咽炎、中耳炎、淋巴结炎等急性链球菌感染，应早期给予积极彻底的抗生素治疗，以青霉素为首选，如青霉素类［青霉素（青霉素G）、普鲁卡因青霉素、苄星青霉素、青霉素V、甲氧西林（用于药敏试验）、苯唑西林、氯唑西林、氨苄西林、阿莫西林、哌拉西林、阿洛西林、美洛西林等］，对青霉素类过敏者可选用大环内酯类（如红霉素、克拉霉素、罗红霉素、阿奇霉素、吉他霉素、乙酰螺旋霉素等）。各种抗生素均应对症用药，最好根据药敏试验结果遵医嘱用。例如苄星青霉素主要用于风湿热、风湿性心脏病、风湿性咽喉炎和青霉素控制不了的轻中度肺炎、腭扁桃体炎、淋病等，对青霉素皮试阴性者，成人每15天肌内注射60万～120万单位，儿童剂量减半，2～4周重复给药；用药期间宜适当补充复合维生素B。

五、风湿关节病日常保护

① 长期坚持适度锻炼的关节运动，如起立、下蹲、抬腿、甩腿、伸展四肢跳跃、慢步、散步、跑步、骑车、游泳、旅游等。活动或运动量以能耐受（微出汗）为宜，禁忌超负荷的剧烈运动量，坚持中低强度的有氧训练，如步行、慢跑、游泳、骑车等。

② 尽量控制自己的体重。使体重指数［BMI=体重（千克）/身高^2（米^2），即 kg/m^2］男≤25，女≤23，腰围男≤85cm，女≤80cm。要增加肌肉含量，提高基础代谢率，降低体脂率，提高整体活动能力和生活质量，包括科学营养、均衡营养、清淡易消化食物、少食多餐等。

③ 重视防寒保暖。

第五章　风湿热食疗与用药

　　风湿热是一种常见的反复发作的急性或慢性全身性结缔组织炎症，主要累及心脏、关节、中枢神经系统、皮下组织和皮肤。急性风湿热可发生于任何年龄，但在3岁以内较罕见，以5～15岁较多见。男、女患病率大致相等。复发多在初发病后3～5年内，复发率为5%～15%，尤以风湿性心脏病易于复发。约有3%的患者在溶血性链球菌咽炎后引起急性风湿热。急性风湿热的发病率直接与A组溶血性链球菌引起的免疫程度相关。发作季节以寒冬、早春居多，寒冷和潮湿是本病的重要诱发因素。

一、风湿热简介

　　A组溶血性链球菌与风湿热和风心病密切相关。免疫学研究证实，急性风湿热发作前均存在先期的链球菌感染史，而风湿热复发者也仅出现于链球菌再次感染后；及时应用抗A组溶血性链球菌感染的抗生素治疗和预防链球菌感染，则可防治风湿热的初发和复发。临床研究证实链球菌咽部感染是风湿热发病的必需条件。然而其发病机制至今尚未明了，有待研究和证实。

　　此外，寒冬或早春季节，在寒冷、潮湿或高寒地区作业、生活或工作者，也是风湿热的重要诱发因素。

二、临床表现、相应检查及诊断

1.临床表现

　　以心脏炎症（心肌炎、心内膜炎、心包炎）、咽炎和关节炎为主；可伴有发热，体温可达39℃以上，但波动较大，日间可相差2℃以上，但也不会低于正常

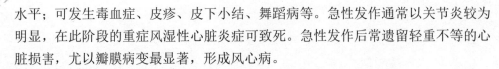
水平；可发生毒血症、皮疹、皮下小结、舞蹈病等。急性发作通常以关节炎较为明显，在此阶段的重症风湿性心脏炎症可致死。急性发作后常遗留轻重不等的心脏损害，尤以瓣膜病变最显著，形成风心病。

2.实验室检查

（1）**链球菌感染的证据**　咽拭子培养呈溶血性链球菌明显阳性；血清溶血性链球菌抗体测定阳性［抗链球菌溶血素"O"（简称"ASO"）>500单位为增高；抗链球菌激酶（简称"ASK"）>80单位为增高；抗透明质酸酶>128单位为增高；抗脱氧核糖核酸酶B（简称"ADNA-B"）以及抗链球菌酶和M蛋白抗体测定］。

（2）**风湿炎症活动的证据**　白细胞计数轻中度增高，中性粒细胞增多，核左移；红细胞沉降率（血沉，ESR）加速；以及C反应蛋白高，黏蛋白、蛋白电泳测试白蛋白降低，α球蛋白和γ球蛋白常升高。

（3）**免疫指标检测**　循环免疫复合物检测阳性；血清总补体和补体C_3在风湿活动时降低；免疫球蛋白在急性期可见IgG、IgM、IgA增高；B淋巴细胞增多，T淋巴细胞总数减少；或T抑制细胞明显减少，T辅助细胞/T抑制细胞的比值明显增高。T抑制细胞减少后，引起机体对抗原刺激的抑制减弱，破坏了免疫系统的自稳性。

抗心肌抗体阳性率约80%，且持续时间长，可达5年之久，复发时又可增高。

3.诊断

如有以上临床表现两项，或一项主要表现加两项次要表现，并有先前链球菌感染的证据，可诊断为风湿热。

4.风湿热预防

防止链球菌感染的流行是预防风湿热的一项重要环节。防治上呼吸道感染，对猩红热、急性扁桃体炎、咽炎、中耳炎和淋巴结炎等急性链球菌感染，应早期给予抗生素彻底治疗。以青霉素或第一代头孢菌素（头孢唑林或头孢拉定）为主药或首选；对青霉素、头孢菌素等β-内酰胺类抗生素过敏者，可选用大环内酯类（红霉素、克拉霉素、罗红霉素、阿奇霉素、吉他霉素、乙酰螺旋霉素等）。对慢性扁桃体炎反复急性发作患者可考虑外科手术切除扁桃体。

预防风湿热复发，一般推荐应用长效青霉素或磺胺类药物（见后述）。

5.风湿热预后

75%急性风湿热患者初次发病后在6周内恢复，90%患者至12周恢复；仅5%患者风湿活动超过6个月（多见于严重的心脏病或舞蹈病）。复发常在再次链球菌感染后出现，初次发病后5年内约有20%的患者可复发；第二个5年的复发率为10%；第三个5年的复发率为5%。重症风心病，复发次数频繁，治疗不当或不及时、不彻底者，可死于重度或顽固性心力衰竭、亚急性细菌性心内膜炎，或形成慢性心脏瓣膜病。

三、风湿热用西药

1.阿司匹林

阿司匹林是治疗急性风湿热的水杨酸制剂中最常用的代表性药物，在退热、消除关节炎症和恢复血沉方面均有较好疗效。但对风湿性心脏瓣膜病变的形成无预防和治疗作用。起始剂量为：儿童80～100毫克/（千克·天）；成人4～6克/天，分4次服用。剂量由小渐增至获得满意疗效；当症状控制后剂量逐渐减至一半时，维持服用6～12周。主要药物不良反应是胃肠刺激症状，如恶心、呕吐、食欲减退，甚至引起胃肠炎、胃肠溃疡等。此时可用氢氧化铝（胃舒平）或硫糖铝、磷酸铝镁凝胶或双八面体蒙脱石（思密达、必奇）颗粒冲服，以保护胃肠黏膜。但应忌服碳酸氢钠，以免减低水杨酸制剂在胃肠道的吸收，增加肾脏排泄，并可促进或加重充血性心力衰竭。

2.水杨酸钠、赖氨酸阿司匹林

作用机制与阿司匹林相同，亦可选用。

3.双氯芬酸、贝诺酯

一次口服25～50毫克，每日服3次。或用阿司匹林与对乙酰氨基酚（扑热息痛）的脂化物贝诺酯1.5～4.5克/天，分3次服用，对胃刺激相应较轻，适用于不能耐受水杨酸制剂的患者，凝胶剂可外搽。

4.金诺芬

用于风湿性关节炎伴发热者，控制其活动并保持病情稳定，初始口服剂量3毫克/天，2周后增至6毫克/天，分2次服用；如服用6个月后疗效不显著，剂量可增至9毫克/天，分3次服用；9毫克/天连服3个月效果仍不显著者，应停止该药。病情稳定者维持量为3～6毫克/天。

5.青霉胺

用于风湿热且风湿性关节炎、硬皮病症状明显者，亦用于重金属中毒、肝豆状核变性（Wilson病）。成人常用量：风湿热、风湿性关节炎的初始剂量为125～250毫克/天，以后每1～2个月增加125～250毫克，平均500～750毫克/天，最大剂量一般每日不超过1.0克，常用维持剂量为250毫克/天。小儿常用量为30毫克/（千克·天），分2～3次服用。

临床用于抗风湿的西药还有安乃近、氨基葡萄糖、白芍总苷、吡罗昔康、骨多肽片及其注射液、复方氯唑沙宗、粉防己碱（汉防己甲素）、来氟米特、罗非昔布、洛索洛芬、氯诺昔康、美洛昔康等。

当急性风湿热患者出现心脏受累表现时，宜先用水杨酸制剂，若效果不佳（热度不退，心功能无改善），则应及时加用糖皮质激素，参考剂量如下（激素治疗开始剂量宜大）。

6.泼尼松（强的松）

成人60～80毫克/天，儿童2毫克/（千克·天），分3～4次口服，直至炎症控制，血沉恢复正常。以后逐渐减量，以5～10毫克/天维持；总疗程需2～3个月。

7.氢化可的松

用于病情严重者，成人300～500毫克/天；或地塞米松0.25～0.3毫克/（千克·天），静脉滴注。控制症状后逐渐减量。

糖皮质激素治疗后应注意低热、关节疼痛及血沉增快等"反跳"现象。在停药前合并使用水杨酸制剂，或滴注促肾上腺皮质激素12.5～25毫克，每天1次，连续3天，可减少反跳现象。

清除溶血性链球菌感染，可选用以下药物。

8.普鲁卡因青霉素（长效青霉素）

必须皮试阴性后才使用，40万～80万单位。每日肌内注射1次，共10～14天。

9.苄星青霉素（长效青霉素）

必须皮试阴性后才使用，一般肌内注射120万单位，2周1次；预防用药时，可每月肌内注射1次。

10.红霉素

用于青霉素过敏者，成人口服0.5克，一日服4次，共10天。

11.磺胺嘧啶或磺胺异噁唑

儿童每天0.25～0.5克；成人每天0.5～1.0克，分2～3次口服。对磺胺过敏者禁用。

风湿热合并心脏炎并有永久性瓣膜病变者，必须在末次风湿热发作后持续用药10年以上，并至少维持至40岁，或终生预防。合并心脏炎而无瓣膜损害者，必须在末次风湿热发作后持续预防用药10年或更长时间，直至成年。无心脏受累的风湿热患者，从风湿热末次发作起至少维持预防用药5年，或直至满21岁，或遵医嘱。长期应用抗菌药物应警惕耐药性、肝肾损害，可间歇、规则给药。做好预防上呼吸道感染特别具有临床意义。

四、风湿热用中药

风湿热在中医属"风湿热痹"范畴。下述中成药可供临床选用。

1.雷公藤多苷片

每片10毫克,有效成分为雷公藤多苷,具有祛风解毒、除湿消肿、舒筋通络的功能;有抗炎及抑制细胞免疫和体液免疫等作用。用于风湿热瘀、毒邪阻滞所致的类风湿关节炎、肾病综合征、白塞综合征、麻风反应、自身免疫性肝炎等。通常按体重每天每千克体重1～1.5毫克,分3次饭后口服,或遵医嘱。由于长期服用,部分患者可出现以下不良反应:①消化系统损害,如呕吐、腹泻、肝脏损害、转氨酶升高,甚至消化道出血;②生殖内分泌系统损害,如女子月经不规则或闭经,男子精子密度下降和活动能力减弱,部分患者性功能减退;③皮肤、黏膜损害,如皮疹、色素沉着、瘀点、紫癜;④血液系统损害,如红细胞、白细胞或血小板减少。注意孕妇忌用;用药者需定期检查,遵医嘱对症处置。

2.雷公藤片

有效成分为雷公藤提取物,作用机制与雷公藤多苷片相同,遵医嘱。

3.四妙丸

其药物组成为黄柏(盐炒)、苍术、薏苡仁、牛膝。具有清热利湿的功能。用于风湿热症见下肢关节肿痛、痛处焮红灼热,筋脉拘急,关节屈伸不利,小便热赤,舌质红、舌苔黄,脉滑数;以及类风湿关节炎、痛风性关节炎见上述证候者。成人一般口服6克/次,每天2次。风寒湿痹、虚寒痿证者及孕妇慎用;服药期间宜用清淡易消化之品,忌饮酒,忌食鱼腥、辛辣油腻之品。

4.风湿圣药胶囊

其药物组成为土茯苓、黄柏、威灵仙、羌活、独活、防风、防己、青风藤、穿山龙、蚕沙、绵萆薢、桃仁、红花、当归、人参、玉竹、桂枝、五味子。具有清热祛湿、散风通络的功能。用于风湿热瘀阻所致的痹病;症见关节红肿热痛、屈伸不利、肢体困重;风湿性关节炎、类风湿关节炎(关节未变形者)见上述证候者。成人一般口服4～6粒(每粒0.3克),每天3次。本品药性偏寒,寒湿痹病慎用;孕妇忌服;对青风藤有皮肤瘙痒等过敏反应者慎用;忌食辛辣、油腻之品和饮酒。

5.豨莶丸

主要成分为豨莶草。具有清热祛湿、散风止痛的功能。用于因湿热闭阻所致的痹病；症见肢体麻木、腰膝酸软、筋骨无力、关节红肿热痛、痛无定处，伴有发热、口渴、心烦、小便黄赤，舌红苔黄腻，脉滑数；风湿热、风湿性关节炎见上述证候者。成人口服一次1丸（每丸重9克），每天2～3次。

6.二妙丸

药物组成为黄柏（炒）、苍术（炒）。具有燥湿清热的功能。用于湿热下注，交阻经络、关节、肌肉；症见足膝红肿热痛，或关节积液，屈伸不利，或伴发热，口苦口黏，口渴不欲饮，溲黄，舌质红，苔黄腻，脉滑数；以及类风湿关节炎、急性痛风性关节炎、骨关节炎见上述证候者。成人口服一次6～9克，每天2次。

7.三妙丸

药物组成为苍术（炒）、黄柏（炒）、牛膝。具有二妙丸之功效，再加上牛膝活血通经，利关节，引药下行，以治下部足膝关节疼痛见长。适用于风湿热、类风湿关节炎、急性痛风关节炎、骨关节炎；症见足膝红肿痛热，关节积液，屈伸不利，或伴发热，口苦口黏，口渴不欲饮，溲黄，舌质红，苔黄腻，脉滑数。成人一次口服6～9克，每天2～3次。

8.当归拈痛丸

药物组成为羌活、茵陈、猪苓、泽泻、黄芩、苦参、防风、升麻、葛根、白术（炒）、苍术（炒）、党参、当归、知母、甘草。具有清热利湿、祛风止痛的功能。用于风湿之邪侵入肌肤，闭阻经络、关节，邪留日久，蕴化为热，终成湿热闭阻之证；症见关节或肌肉局部红肿、疼痛、重着，触之灼热或有热感，足胫红肿热痛，口渴不欲饮，烦闷不安，溲黄，或有发热，舌红苔黄腻，脉濡数或滑数的风湿热、风湿性关节炎、类风湿关节炎、痛风性关节炎、骨关节炎患者。成人一次口服9克（每18粒重1克），每天2次。

9.风痛安胶囊

药物组成为石膏、黄柏、汉防己、薏苡仁、连翘、木瓜、滑石粉、通草、桂枝、姜黄、忍冬藤、海桐皮。具有清热利湿、活血通络的功能。用于素体阳气偏盛，内有蕴热，感受风热之邪，或风寒湿痹，经久不愈，邪留经络所致；症见关节局部红肿热痛，肌肉酸楚，口渴不欲饮，烦闷不安，溲黄，便干，或发热，舌质红，苔黄腻，脉濡数或滑数；风湿性关节炎、类风湿关节炎见上述证候者。成人一次服3～5粒（每粒0.3克），每天3次。

10.昆明山海棠片

有效成分为昆明山海棠。具有祛风除湿、舒筋活络、清热解毒的功能。用于风湿热邪痹阻经络，气血运行不畅；症见关节或肌肉局部疼痛，屈伸不利，局部红肿，触之有灼热感，或有发热、口渴、溲黄，舌红苔黄；风湿性关节炎、类风湿关节炎见上述证候者。成人口服一次2片（每片0.25克），每天3次。

11.湿热痹颗粒（片）

药物组成为苍术、黄柏、粉萆薢、薏苡仁、汉防己、连翘、川牛膝、地龙、防风、威灵仙、忍冬藤、桑枝。具有通络定痛、祛风除湿、清热消肿的功能。用于风湿热阻络所致痹病；症见肌肉或关节疼痛，局部灼热红肿，触之发热，得冷稍舒，遇热加重，痛不可触，多伴有发热，恶风，口渴不欲饮，烦闷不安，苔黄燥，脉滑数；类风湿关节炎、强直性脊柱炎、痛风、骨关节炎见上述证候者。成人冲服颗粒剂一次1袋（减糖型5克/袋，无糖型3克/袋），或一次服5片（0.25克/片），均每天3次。

12.豨桐丸（胶囊）

药物组成为豨莶草、臭梧桐叶。具有清热祛湿、散风止痛的功能。用于风湿热瘀阻所致痹病。症见关节红肿热痛，痛无定处，伴有发热，汗出不解，口渴心烦，小便黄，舌红苔黄腻，脉滑数；风湿性关节炎见上述证候者。成人一次口服丸剂10粒（10粒重1.6克），或胶囊剂2～3粒/次，每天3次。

13.风湿马钱片

其药物组成为马钱子（制）、僵蚕（炒）、全蝎、乳香（炒）、没药（炒）、牛膝、苍术、麻黄、甘草。具有祛风除湿、活血化瘀、通络止痛的功能。用于风湿闭阻、瘀血阻络所致；症见关节疼痛，刺痛或疼痛较甚，痛有定处，得热痛减，遇寒痛增，关节不能屈伸，局部皮色不红，触之不热，苔薄白，脉浮紧；风湿热伴风湿性关节炎、类风湿关节炎、坐骨神经痛见上述证候者。成人常用量一次服3～4片，极量一次5片，每天1次。睡前温开水送服。连服7天为1个疗程，两疗程间需停药2～3天。

14.新癀片

药物组成为人工牛黄、肿节风、猪胆汁膏、肖梵天花、珍珠层粉、三七、红曲。具有清热解毒、活血化瘀、消肿止痛的功能。用于风湿热喉痹，多因火毒炽盛，循经上灼于咽，局部血脉瘀滞而致；症见咽部红肿、疼痛，咽干、口渴；急性咽炎见上述证候者；或风湿性关节炎、类风湿关节炎患者。成人一般一次口服2～4片，每天3次；小儿酌减。外用：用冷开水调化，敷患处。

15.胡蜂酒

系景颇族验方，为胡蜂科昆虫鲜胡蜂的虫体酒浸液，有祛风除湿之功效。用于因风湿闭阻经络所致；症见关节疼痛呈游走性，多发于膝、踝、肩等关节部位，肢体沉重，急性期受累关节可出现红、肿、热、痛及活动受限等；风湿热、风湿性关节炎见上述证候者。成人可一次口服15～25毫升，每天2次。忌食生冷，服后偶有皮肤瘙痒，停药后可以缓解，酒精过敏者忌用。

五、风湿热药膳食疗方

车前草鱼腥草蒜泥

主料　鲜嫩车前草20克，鱼腥草200克，鲜蒜泥50克。

辅料　精盐2克，酱油5克，味精、花椒面、胡椒粉各少许，芝麻油5克。

烹饪与服法　嫩车前草、鱼腥草分别择洗干净，切成寸段，入沸水锅中断生，沥干（药汁备用，或加糖少许当茶饮）后盛于盘中，与鲜蒜泥及所有辅料拌匀，码味10分钟后空腹或佐餐食用，细嚼慢咽，温药汁送下。

功效　清热利尿，抗菌消炎，促尿酸排泄。

适用人群　风湿热（病）患者，有炎性发热者。

百变搭配　可用少许白糖调味，口感更佳。

马齿苋黄花蒜泥枸杞子

主料　鲜嫩马齿苋200克，鲜黄花200克，鲜蒜泥50克，枸杞子10克。

辅料　精盐2克，酱油5克，花椒面、味精、胡椒粉各少许，白糖和食醋各适量，芝麻油10克。

烹饪与服法　将鲜嫩马齿苋、鲜黄花分别择洗干净，切段后入沸水锅中氽一下，捞出沥干（药汁可加糖少许当茶饮）后盛于盘中，加入枸杞子与所有辅料和鲜蒜泥拌匀，码味10分钟后空腹或佐餐食用，细嚼慢咽，温药汁送下。

功效　清热解毒，抗菌消炎，养胃健脾，除湿止痛，保护肾脏。

适用人群　风湿热（病）伴咽喉肿痛者。

百变搭配　以绿豆粥或赤小豆主食，清热除湿效果更好。

双马洋葱蒜泥枸杞子

主料　鲜马齿苋200克，泡洋葱100克，马蹄（荸荠）200克，枸杞子10克。

辅料　鲜蒜泥20克，精盐2克，酱油5克，花椒面、味精、胡椒面各少许，白糖和食醋各适量，芝麻油5～10克。

烹饪与服法　将鲜马齿苋择洗干净，切段，入沸水锅中断生，捞出沥干水分后盛于盘中，与鲜蒜泥拌匀；马蹄（荸荠）洗净，去皮后切薄片，亦放于同一盘中，加上枸杞子及其余全部辅料拌匀；泡洋葱用温开水洗净，切成薄片（丝），摆放在马齿苋、马蹄的四周即成。空腹或佐餐食用。

功效　清热解毒，祛风除湿，辅助降脂，保护肾脏。

适用人群　风湿热（病）伴高脂血症者，亚健康人群。

百变搭配　可同食绿豆（赤小豆）粥，其效更好。

黄花刺苋菜洋葱枸杞子

主料　鲜黄花200克，刺苋菜200克，洋葱100克，枸杞子10克。

辅料　精盐3克，酱油10克，芝麻油5～10克，味精、花椒面、胡椒粉、食醋、白糖各少许。

烹饪与服法　鲜黄花、刺苋菜分别择洗干净，切段后入沸水锅中氽一下断生，捞出沥干后盛于盘中；洋葱撕去表皮，去须、根后洗净，入沸水锅中氽一下去辣味，捞出切片（丝），连同枸杞子亦盛于同一盘中，加入全部辅料拌匀，码味10分钟后食用。

功效　清热解毒，抗菌消炎，除湿顺气，保护肾脏。

适用人群　风湿热（病）伴咽喉肿痛者。

百变搭配　同食绿豆（赤小豆）粥，可增强疗效。

车前公英蒜泥枸杞子

主料　鲜嫩车前草50克，蒲公英幼苗100克，枸杞叶（芽）50克，蒜泥50克。

辅料　精盐3克，酱油10克，芝麻油5～10克，食醋、白糖各少许，五香豆腐干100克。

烹饪与服法　将鲜嫩车前草、蒲公英、枸杞叶（芽）分别择洗干净，入沸水锅中焯一下断生，捞出沥干，盛于盘中；五香豆腐干洗净，切片后在沸水锅中氽去烟熏味，捞出后亦盛于盘中，与蒜泥拌匀后再与全部辅料拌匀，码味10分钟后食用。

功效　利尿除湿，抗菌消炎，排毒保肾。

适用人群　风湿热（病）患者，排尿不畅者。

薏苡仁赤豆秦艽粥

主料　薏苡仁30克，赤小豆30克，粳米100克，秦艽10克。

辅料　藠头（或薤白，四川俗称"苦藠"）10个，食盐或糖各适量。

烹饪与服法　薏苡仁、赤小豆、粳米、藠头或薤白分别洗净，秦艽装入纱布袋中，扎紧袋口，共入砂锅内，加足清水煮沸，撇去浮沫后改文火慢熬30分钟，弃纱布袋，再熬至粥稠，用盐或糖调味。空腹当主食，以早、晚餐服用为宜。7天为1个疗程。

功效　除湿利尿，祛风解毒，清热止痛。

适用人群 风湿热（病）伴痹痛者。

注释 薤头外形呈类锥形，薤白（苦薤）形似球形，同种属，功效相似。

薏苡仁泽泻冬瓜粥

主料 薏苡仁30克，泽泻15克（鲜品1个），冬瓜100克，粳米100克。

辅料 泡薤头100克。

烹饪与服法 薏苡仁、泽泻、粳米分别洗净，冬瓜去皮、瓤和籽，洗净切成小丁，共入锅内煮沸，撇去浮沫后改文火慢炖至粥稠。空腹当主食，用泡薤头当菜下粥。7天为1个疗程。

功效 清热利湿，祛风解毒，减肥消肿。

适用人群 风湿热（病）偏肥胖者。

薏苡仁赤豆牛膝粥

主料 薏苡仁、赤小豆各30克，粳米100克，川牛膝15克。

辅料 猪骨头500克，盐或糖各适量，莴笋叶100克。

烹饪与服法 将薏苡仁、赤小豆、粳米、川牛膝分别洗净，猪骨头剁成小块，入开水锅焯去血水，洗净后共入砂锅内，加足清水煮沸，撇去浮沫，改文火加盖熬至骨肉分离时，去骨后加入洗净切碎的莴笋叶，再煮5分钟，用盐或糖调味即成。空腹热食，7天为1个疗程。

功效 除湿利尿，通络止痛，调理气血，健骨强身。

适用人群 风湿热（病）伴高血压、关节疼痛者。

公英茯苓赤豆粥

主料 鲜蒲公英幼苗200克，茯苓10克，赤小豆30克，粳米100克。

辅料 鲜蒜泥20克，葱花、姜末、盐各3克，醋、糖各少许。

烹饪与服法 茯苓、赤小豆、粳米分别洗净，共入砂锅内加足清水熬成稠粥。鲜嫩蒲公英择洗干净后，入沸水锅中焯一下断生，捞出沥去水分盛于盘中，加辅料拌匀，码味5分钟后即可。空腹热食茯苓赤豆粥，用拌蒲公英下粥。5～7天为1个疗程。

功效 清热解毒，利尿除湿。

适用人群 风湿热伴咽喉肿痛者。

赤豆薤白薏苡仁粥

主料 赤小豆50克，薤白20个，薏苡仁30克，粳米50克。

辅料 猪骨500克，盐或糖各少许，生菜叶100克。

烹饪与服法 猪骨剁成小块，入沸水锅中焯去血水后洗净，赤小豆、薤白、薏苡仁、粳米分别洗净，共入砂锅内，加足清水共熬成稠粥时，取出猪骨，加入洗净、切碎的生菜叶，再煮5分钟，用盐或糖调味，空腹当主食服用。5～7天为1个疗程。

功效 利尿除湿，养胃健脾，调理气血，壮骨强身。

适用人群 风湿热（病）患者及亚健康人群。

防风百合菜粥

主料 鲜百合100克（干品30克），防风10克，粳米100克。

辅料 生菜叶100克，盐和白糖各少许。

烹饪与服法 将百合、防风、粳米分别洗净，同入砂锅内，加足清水，先用大火煮沸并撇去浮沫，改为文火加盖熬成稠粥，加入洗净、切碎的生菜叶，再煮沸5分钟，用盐或白糖调味。空腹当主食早餐或晚餐。10天为1个疗程。

功效 解表祛风，除湿止痛，养心清热。

适用人群 风湿热（病）伴关节炎、疼痛患者。

薏苡仁藁苓粥

主料 薏苡仁50克，藁本10克，土茯苓20克，粳米100克。

辅料 生菜叶100克，盐或白糖各少许。

烹饪与服法 将藁本、土茯苓洗去浮尘，加入纱布袋中，扎紧袋口，薏苡仁、粳米分别淘洗干净，共入砂锅内，加足清水，大火煮沸时撇去浮沫，改用文火熬成稠粥，弃纱布袋，加入洗净、切碎的生菜叶，再煮沸5分钟，用盐或白糖调味。空腹当主食早餐或晚餐。10天为1个疗程。

功效 除湿解毒，化痰消痹，通络止痛。

适用人群 风湿热（病）伴巅顶疼痛、风湿关节痹痛者。

威灵仙桃仁粥

主料 威灵仙、桃仁各10克，粳米100克。

辅料 莴笋叶100克，盐或白糖各少许。

烹饪与服法 将威灵仙洗去浮尘，装入纱布袋中后扎紧袋口，粳米淘洗干净，桃仁去皮洗净后捣烂如泥，共入砂锅中，加足清水共熬为稀粥，弃纱布袋，加入洗净、切碎的莴笋叶，再煮5分钟后加盐或糖调味，空腹当主食早餐或晚餐。10天为1个疗程。

功效 祛风除湿，活血祛瘀，通络止痛。

适用人群 风湿热（病）、痹痛者。

猪苓白薇粥

主料　猪苓、白薇各10克，粳米、芹菜各100克。

辅料　薤白、独蒜各5枚，盐或糖各少许。

烹饪与服法　将猪苓、白薇洗去浮尘，装入纱布袋中，扎紧袋口，粳米淘洗干净，薤白、独蒜去表皮后洗净，共入砂锅内加足清水，大火煮沸时撇去浮沫，改文火加盖熬成稠粥时，弃纱布袋，加入洗净、切碎的芹菜，再煮5分钟，加盐或糖调味。空腹当主食早餐或晚餐。

功效　利水渗湿，清热凉血，辅助降压、解毒。

适用人群　风湿热（病）伴高血压病者。

鸭舌冬瓜泽泻骨头汤

主料　鸭舌10个，冬瓜500克，鲜泽泻（干饮片30克）100克，猪骨500克。

辅料　薤白10个，独蒜10个，盐3克，葱花、姜末各5克。

烹饪与服法　鸭舌洗净，冬瓜去皮、瓤和籽，洗净后切块；鲜泽泻洗净、切片；猪骨剁成小块（段），在沸水锅中汆去血水后洗净；薤白、独蒜去表皮后洗净，上述处理过的材料共入砂锅内加足清水煮沸，撇去浮沫后，改文火，加盖炖至骨酥肉烂时，加盐、姜末、葱花稍沸即成。空腹或佐餐热食，细嚼慢咽，热汤送服。7～10天为1个疗程。

功效　清热解毒，祛湿利尿，祛风降压，降糖健骨。

适用人群　风湿热（病）伴高血压病、糖尿病患者。

鸭舌冬瓜烧荸荠

主料　鸭舌200克，冬瓜300克，荸荠200克，泽泻10克。

辅料　泡椒10克，泡姜10克，酱油5克、盐3克、味精1克，独蒜10个，水淀粉、料酒各10克，食用植物油适量。

烹饪与服法　鸭舌洗净，沥干水分后用料酒和盐1克拌匀，码味15分钟；冬瓜去皮、瓤和籽，洗净切块；荸荠去皮，洗净；独蒜去皮，洗净；待用。将泡椒、姜切成末，放入预热至六七成热的油锅中炒香，下码味过的鸭舌翻炒至变色，依次放入冬瓜、泽泻、荸荠、独蒜，加水（淹没）煮沸，加盖中火烧30分钟（其间翻匀2次），最后用酱油、盐和味精调味，水淀粉勾芡即成。空腹或佐餐热食，可常食。

功效　清热解毒，祛湿利尿，养胃健脾。

适用人群　风湿热（病）患者及亚健康人群。

威灵仙五味羊蹄汤

主料 威灵仙10克，白茅根20克，茯苓10克，黄芪20克，白芷10克，羊蹄500克。

辅料 薤白、独蒜各10个，盐（或糖）3克，姜末、花椒面、料酒各适量。

烹饪与服法 羊蹄去蹄甲，在火上烤一下减少膻味，洗净后剁成小块，用姜末、花椒面、料酒拌匀，码味20分钟；威灵仙、白茅根、黄芪洗去浮尘后装入纱布袋中，扎紧袋口；茯苓、白芷、薤白、独蒜（去皮）亦分别洗净，上述处理过的材料共入砂锅中，加水淹没煮沸，撇去浮沫，改文火加盖慢炖至骨肉易分离时，弃纱布袋中药渣后，加盐（或糖）调味。空腹或佐餐热食羊蹄、薤白、独蒜、茯苓、白芷，细嚼慢咽，热汤送服。

功效 祛风除湿，调理气血，健胃强身。

适用人群 风湿热（病）患者。

莲米蹄花汤

主料 莲子（去芯，芯可泡茶饮)30克，薏苡仁（薏米)50克，猪蹄1只（约300克)，鲜嫩车前草50克。

辅料 盐或糖各少许，薤白10个，独蒜10个，生姜末3克，葱花3克。

烹饪与服法 猪蹄去蹄甲、猪毛，在火上烤焦黄后刮洗干净，剖开剁成小块，莲子、薏米、薤白、独蒜（去皮）分别洗净，共入砂锅内，加足清水煮沸，撇去浮沫后改文火，加盖炖至酥软熟透，放入洗净的车前草，煮5分钟再用盐或糖调味，放入生姜末、葱花即可。空腹热食，5～7天为1个疗程。

功效 清热利水，健脾除湿，降血尿酸，壮骨强身。

适用人群 风湿热（病）患者及亚健康人群。

猪苓车前草蹄花汤

主料 猪苓10克，干品车前草10克（鲜品50克），猪蹄1只（约300克）。

辅料 盐或糖各少许，薤白10个，独蒜10个，生姜末、葱花各3克。

烹饪与服法 猪苓、干品车前草装入纱布袋中，扎紧袋口；猪蹄去蹄甲、余毛后在火上烤焦黄，刮洗干净后剖开剁成小块；薤白、独蒜（去皮）洗净，上述处理过的材料共入砂锅中，煮沸时撇去浮沫，改文火盖好后慢炖至酥软熟透，弃纱布袋中药渣，加辅料调味即成。空腹热食，5～7天为1个疗程。

功效 清热解毒，利尿除湿，壮骨强身。

适用人群 风湿热（病）患者及亚健康人群。

菱芡藕苓骨汤

主料　菱角肉50克，芡实50克，藕500克，茯苓20克，猪骨500克。

辅料　生姜20克，盐3克，葱节10克。

烹饪与服法　将菱角肉、芡实、藕、茯苓分别洗净，藕拍碎；猪骨洗净后入沸水锅中余去血水，再次洗净后剁成小块；生姜洗净后拍碎，上述处理过的材料共入砂锅内，加足清水，煮沸后撇去浮沫；加盖后改为小火慢炖至骨酥肉易分离时，加入葱节、盐再炖几分钟即成。空腹或佐餐食，细嚼慢咽，温汤送服。可常服。

功效　解热利湿，健脾壮骨。

适用人群　风湿热（病）患者及亚健康人群。

冬瓜薏苡仁骨汤

主料　冬瓜500克，薏苡仁50克，猪骨500克。

辅料　生姜20克，盐3克，葱花5克，花椒10粒。

烹饪与服法　冬瓜去皮、瓤和籽，洗净，切成小块；薏苡仁洗净；猪骨洗净后入沸水中余2分钟，再次洗净后剁成小块；生姜洗净、拍碎，上述处理过的材料共入砂锅内，煮沸时撇去浮沫；放入花椒，加盖后改文火慢炖至骨肉易分离时，加盐、葱花，稍沸即可。空腹或佐餐食，细嚼慢咽，热汤送服。可常食。

功效　清热利尿，除湿壮骨。

适用人群　风湿热（病）患者及亚健康人群。

百合丝瓜肉片汤

主料　干百合20克，丝瓜500克，猪瘦肉或鸡脯肉各100克。

辅料　盐3克，酱油5～10克，葱花5克，姜末5克，淀粉10克。

烹饪与服法　百合洗净，放入砂锅内用开水泡半小时，再加水至500毫升左右，小火煮半小时；丝瓜刮去表皮，去蒂、脐后洗净，滚刀斜切成小块，放入煮沸的百合汤中煮3～5分钟；猪瘦肉或鸡脯肉洗净切成薄片，加盐1克、酱油拌匀，再用淀粉上浆，放入煮沸的丝瓜百合汤中，再煮沸5分钟；放入盐2克、姜末、葱花稍沸即可。空腹或佐餐热食，温汤送服。可常食。

功效　清热祛湿，调理气血。

适用人群　风湿热（病）患者及亚健康人群。

百变搭配　鲜百合80～100克与干品20克相当。可加干黄花20克增强清热解毒之效。

鸡肉薏苡仁菜汤

主料　带骨鸡肉150克，薏苡仁50克，木耳菜300克。

辅料 盐3克，生姜片10片，薤白10枚，味精1克。

烹饪与服法 将带骨鸡肉洗净、剁切成小块，入沸水中汆去血腥味，薏苡仁去浮尘，共入锅内，加足清水，煮沸撇去浮沫，加入洗净的薤白和生姜片，盖盖后改文火炖至酥烂时，加盐和洗净的木耳菜，再沸5分钟，调入味精即可。空腹或佐餐热食。可常服。

功效 清热利湿，解毒壮骨，调理气血。

适用人群 风湿热（病）患者及亚健康人群。

四妙骨汤

主料 猪骨500克，黄柏（盐炒）10克，苍术10克，薏苡仁50克，牛膝10克。

辅料 盐或白糖各少许，蒜泥、酱油、味精各适量。

烹饪与服法 将猪骨入沸水中汆一下去腥味和血水，洗净，剁切成小块；黄柏、苍术置入纱布药袋中，扎紧袋口；薏苡仁和牛膝洗去浮尘，上述处理过的材料共入砂锅内加水煮沸，煮沸时撇去浮沫，盖好后用文火慢炖至骨肉易分离时，弃纱布袋中药渣，用盐或白糖调味即可。细嚼慢咽，食薏苡仁和牛膝，撕下骨头上的猪肉，用蒜泥、酱油、味精调成的味汁拌匀食用，热汤送服。7～10天为1个疗程。

功效 清热壮骨，利湿排毒。

适用人群 风湿热（病）症见湿下注痹病，足膝红肿，筋骨疼痛者。

秦艽牛膝黄花骨汤

主料 秦艽6～10克，牛膝7～10克，黄花菜50克，猪骨500克。

辅料 盐或白糖各少许；蒜泥、酱油、味精调成的味汁适量。

烹饪与服法 猪骨入沸水汆一下去腥味和血水，洗净、剁成小块；秦艽、牛膝、黄花菜分别洗去浮尘，上述处理过的材料共入砂锅内，加足清水煮沸，撇去浮沫，盖盖后用文火慢炖至骨肉易分离时，加盐或白糖调味。细嚼慢咽，吃秦艽、牛膝、黄花菜；撕下骨头上的猪肉，蘸味汁，热汤送服。7～10天为1个疗程。

功效 清热解毒，祛风除湿，壮骨强身。

适用人群 风湿热（病）患者。

泽泻秦艽藕骨汤

主料 鲜泽泻50～100克（干饮片10～20克），秦艽10克（鲜品50克），藕500克，猪骨500克。

辅料 薤白10个，盐3克，葱花少许，生菜或莴笋叶各100克。

烹饪与服法 鲜泽泻洗净，切片（干饮片洗去浮尘）；藕洗净后拍碎成小块；秦艽洗去浮尘；猪骨剁成小块，入沸水中焯去血水，洗净；上述处理过的材料共入砂锅内，加足清水和洗净的薤白，煮沸时撇去浮沫，加盖，改用文火炖至骨酥肉烂时，加入洗净、切碎的生菜或莴笋叶，再煮沸5分钟后加盐和葱花即可。空腹热食，细嚼慢咽，热汤送服。7天为1个疗程。

功效 祛风除湿，利尿消肿，养胃健脾，调理气血。

适用人群 风湿热（病）患者。

泽泻秦艽藕薏骨汤

主料 泽泻、秦艽各10克，薏苡仁50克，猪骨500克，藕500克。

辅料 薤白10个，盐3克，生菜或莴笋叶各100克。

烹饪与服法 将泽泻、秦艽、薏苡仁洗去浮尘；藕刮洗干净，拍碎成小块；猪骨入沸水锅中焯去血水后洗净，上述处理过的材料共入砂锅中，加足清水和洗净的薤白，煮沸撇去浮沫，改文火慢熬至骨酥肉烂时，加入洗净、切碎的生菜或莴笋叶，煮沸5分钟后加盐调味即可。空腹热食泽泻、薏苡仁、藕、薤白，细嚼慢咽，热汤送服（亦可食用秦艽）。5～7天为1个疗程。

功效 祛风除湿，健脾养胃，调理气血，壮骨祛毒。

适用人群 风湿病伴发热、关节炎患者。

泽泻赤豆藕骨汤

主料 泽泻10～15克，赤小豆100克，藕500克，猪骨500克。

辅料 盐3克或白糖适量，料酒、姜末各10克，味精1克，葱花少许。

烹饪与服法 泽泻、赤小豆分别洗净；藕洗净拍碎成小块；猪骨剁切成小块，入沸水锅中氽去血水，洗净后放入砂锅，与料酒、姜末拌匀，码味20分钟，放入泽泻、赤小豆、藕和足量清水，煮沸后加盖，用文火慢炖至骨酥肉烂时，加盐或白糖、味精调味，撒上葱花即可。空腹热食，细嚼慢咽，热汤送服。5～10天为1个疗程。

功效 利水渗湿，健脾养胃，壮骨。

适用人群 风湿病患者。

泽泻赤豆芡实汤

主料 泽泻10～15克，赤小豆50克，芡实50克。

辅料 盐或糖各少许。

烹饪与服法 将泽泻、赤小豆、芡实洗净，放入砂锅中，加足清水煮沸，撇去浮沫，加盖用文火炖至软酥熟透时，加盐或糖调味。空腹热食，细嚼慢咽，热汤送服。7天为1个疗程。

功效 清热利湿，调理气血，健脾养胃。

适用人群 风湿热（病）伴水肿患者。

泽泻绿豆芡实骨头汤

主料 泽泻10～15克，绿豆100克，芡实20克，猪骨500克。

辅料 料酒、姜末各10克，葱花3克，盐3克，味精1克。

烹饪与服法 泽泻、绿豆、芡实分别洗净；猪骨剁成小块，入沸水锅中汆去血水，洗净后放入砂锅中，与料酒、姜末拌匀，码味20分钟，放入泽泻、绿豆、芡实，加足清水煮沸，盖盖后改为文火炖至骨酥肉烂时，加盐、味精调味，撒上葱花即可。空腹热食，细嚼慢咽，热汤送服。7天为1个疗程，以夏天暑热季节发病者服食尤佳。

功效 清热利湿，消暑解渴，健骨强身。

适用人群 风湿热（病）患者。暑热季节时，用于亚健康人群。

泽泻扁豆藕骨汤

主料 泽泻10～15克，扁豆30克，藕500克，猪骨500克。

辅料 料酒、姜末各10克，盐3克，味精1克，葱花3克。

烹饪与服法 泽泻、扁豆分别洗净；藕刮洗干净后拍碎成小块；猪骨剁成小块，入沸水锅中汆去血水，洗净后放入砂锅内，与料酒、姜末拌匀，码味20分钟，加入泽泻、扁豆、藕和足量清水，煮沸后盖盖，用文火炖至骨酥肉烂时，放盐、葱花和味精调味即可。空腹热食，细嚼慢咽，热汤送服。5～7天为1个疗程。

功效 清热利湿，调理气血，壮骨强身。

适用人群 风湿热（病）患者及亚健康人群。

泽泻牛膝菱骨汤

主料 泽泻10～15克，扁豆10克，牛膝10克，菱角肉50克，猪骨500克。

辅料 薤白10个，盐3克，料酒、姜末各10克，味精1克，葱花3克。

烹饪与服法 泽泻、扁豆、牛膝、菱角肉、薤白分别洗净；猪骨剁成小块，入沸水中汆去血水，洗净后放入砂锅内，再加入料酒和姜末拌匀，码味20分钟，放入其余主料和薤白，加清水约1000毫升，大火煮沸后，改用文火并加盖，慢炖至骨酥肉烂时加盐、味精调味，撒上葱花即可。空腹热食，细嚼慢咽，热汤送服。5～7天为1个疗程。

功效 清热利湿，通络止痛，养胃健脾，壮骨强身。

适用人群 风湿热（病）伴关节炎、痹痛者。

泽泻牛膝骨豆汤

主料 泽泻10克，牛膝10克，赤小豆50克，猪骨500克。

辅料 薤白10个，姜末5克，料酒20克，盐3克，味精1克，莴笋叶200克。

烹饪与服法 泽泻、牛膝、赤小豆分别洗去浮尘，猪骨剁成小块，入沸水锅中氽去血水，洗净后与姜末、料酒拌匀，码味20分钟，共入砂锅中，加足清水，大火煮沸，撇去浮沫，改为文火，加盖并放入洗净的薤白，慢炖至骨酥肉烂时，放入洗净、切碎的莴笋叶，再煮沸5分钟后加盐和味精调味即成。空腹热食，细嚼慢咽，热汤送服。5～7天为1个疗程。

功效 祛风除湿，活络止痛，解毒壮骨，健体强身。

适用人群 风湿热（病）患者及亚健康人群。

泡苦藠泽泻骨菜汤

主料 泡苦藠（薤白）100克，泽泻10克，黄花菜20克，猪骨头500克。

辅料 盐、姜末各3克，料酒20克，葱花少许。

烹饪与服法 泽泻、黄花菜分别洗去浮尘，猪骨剁成小块，入沸水锅中氽去血水，洗净后用姜末、料酒拌匀，码味20分钟，共入砂锅中，加足清水煮沸，盖好锅盖后用文火炖至骨酥肉烂时，加盐调味，撇上葱花即可。空腹或佐餐，细嚼慢咽，泡苦藠下饭，热汤送服。5～7天为1个疗程。

功效 清热解毒，除湿利尿，健胃强身。

适用人群 风湿热（病）患者及亚健康人群。

泡藠芋泽泻骨菜汤

主料 泡藠头50克，泡姜芋（洋姜）50克，泽泻10克，黄花菜20克，猪骨500克，莴笋叶或生菜叶各200克。

辅料 盐、姜末各3克，料酒20克，葱花少许。

烹饪与服法 泽泻、黄花菜分别洗净，猪骨剁成小块，入沸水锅中氽去血水，洗净后用姜末、料酒拌匀，码味20分钟，共入砂锅内加水煮沸，盖好锅盖后用文火炖至骨酥肉烂，放入洗净、切碎的莴笋叶或生菜叶，再煮沸5分钟加盐调味，撇上葱花即可。空腹热食，细嚼慢咽，用泡藠头、泡姜芋（洋姜）下饭，热汤送服。

功效 祛风除湿，清热解毒，调理气血，养胃健脾，壮骨强身。

适用人群 风湿热（病）患者及亚健康人群。

【注释】回族同胞可用牛骨、羊骨代替猪骨。

泡藠头泽泻骨菜汤

主料 泡藠头100克，泽泻10～15克，黄花菜20克，木耳菜200克，猪骨500克。

辅料 料酒10克，姜末、盐各3克，味精1克，葱花少许。

烹饪与服法　猪骨剁切成小块，入沸水锅中汆去血水，洗净后放入砂锅内，用料酒、姜末拌匀，码味20分钟，加足清水、泡萝头和洗去浮尘的泽泻，加盖煮沸后，改用小火慢煨至骨酥肉烂时，加入洗净的黄花菜和木耳菜，再煮沸5分钟，放入盐和味精调味，撒上葱花即可。空腹或佐餐食用，细嚼慢咽，用泡萝头下饭，热汤送服。5～7天为1个疗程。

功效　清热解毒，养胃健脾，调理气血，壮骨强身。

适用人群　风湿热（病）患者及亚健康人群。

刺苋菜泽泻茅根骨头汤

主料　鲜嫩刺苋菜（叶）300克，泽泻10～20克，白茅根20克，猪骨500克。

辅料　鲜蒜泥20克，姜末10克，葱花10克，盐3克，酱油10克，味精2克，料酒20克，芝麻油少许。

烹饪与服法　鲜嫩刺苋菜（叶）择洗干净，入沸水锅焯至断生，捞出沥干后置于盘中，加入鲜蒜泥、姜末（8克）、葱花（8克）、盐（1克）、酱油拌匀，码味10分钟后再淋上少许芝麻油，餐时下饭。

另将猪骨剁成小块，入沸水锅中汆去血水，洗净后加入砂锅内，与料酒、姜末（2克）、盐（2克）拌匀，码味20分钟后，加足清水和洗净的泽泻、白茅根，煮沸并撇去浮沫后加盖，用小火炖至骨酥肉烂时，用味精调味，撒上余下的葱花即可。细嚼慢咽，空腹食用，热汤送服。5～7天为1个疗程。

功效　清热解毒，凉血利湿，治咽喉肿痛。

适用人群　风湿热（病）伴咽喉肿痛者。

马齿苋茯苓骨菜汤

主料　鲜马齿苋300克，茯苓15克，黄花菜20克，猪骨500克。

辅料　鲜蒜泥20克，姜末、葱末各适量，盐3克，白糖少许，料酒20克，味精1克，芝麻油5克，酱油5克。

烹饪与服法　鲜马齿苋择洗干净后，入沸水锅中焯至断生，捞出沥去水分，置于盘中放入鲜蒜泥、姜末、盐1克、酱油5克、白糖少许、味精拌匀，码味5分钟，浇上芝麻油待用。黄花菜、茯苓洗去浮尘；猪骨剁成小块，入沸水锅中汆去血水，洗净后放入砂锅内，用料酒、姜末拌匀，码味20分钟后，加入备好的茯苓和黄花菜，加足清水，煮沸后改为文火，加盖慢炖至骨酥肉烂时，加盐2克，撒上葱末即可。空腹或佐餐食凉拌的马齿苋、茯苓、黄花菜和猪骨上的猪肉，细嚼慢咽，热汤送服。7天为1个疗程。

功效　清热解毒，除湿利尿，调理气血，壮骨强身。

适用人群　风湿热（病）伴咽喉肿痛患者。

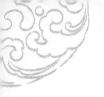

马兰头猪苓骨菜汤

主料 鲜马兰头幼苗（叶）300克，猪苓15克，秦艽10克，黄花菜20克，猪骨500克。

辅料 鲜蒜泥20克，姜末、葱末各适量，白糖少许，芝麻油5克，酱油5克，料酒20克，味精1克，盐3克。

烹饪与服法 将马兰头（江浙一带亦称路边菊）幼苗择洗干净，入沸水锅中焯至断生，捞出沥去水分，置于盘中，放入鲜蒜泥、姜末、盐1克、酱油5克、白糖少许、味精拌匀，码味5分钟，浇上芝麻油待用。猪苓、秦艽洗去浮尘，装入纱布袋中，扎紧袋口；猪骨剁成小块，入沸水锅中汆去血水，洗净后放入砂锅内，用料酒和姜末拌匀，码味20分钟，放入纱布药袋、洗去浮尘的黄花菜，加足清水煮沸，改为文火加盖煨至骨酥肉烂时，加盐2克，撒上葱末即可。空腹或佐餐食凉拌的马兰头、黄花菜、猪骨上的猪肉，细嚼慢咽，热汤送服。7天为1个疗程。

功效 清热解毒，祛风除湿，壮骨强身。

适用人群 风湿热（病）伴咽喉肿痛、关节炎患者。

黄花泽泻蹄花汤

主料 黄花菜、泽泻各20克，猪蹄1只（约300克），生菜叶200克。

辅料 薤白100克，生姜片10克，葱花10克，料酒20克，盐3克。

烹饪与服法 黄花菜、泽泻、薤白分别洗净；猪蹄去蹄甲、余毛后在火上烤至焦黄，刮洗干净后剖开，切成两块，斜划花刀后放入砂锅中，用料酒拌匀，码味20分钟，放入备好的黄花菜、泽泻和薤白，加足清水煮沸，改文火加盖炖至骨酥肉烂时，再放入姜片、葱花、洗净的生菜叶（切碎）、盐煮沸5～10分钟即可。空腹或佐餐热食，细嚼慢咽，热汤送服。7天为1个疗程。

功效 清热解毒，除湿利尿，壮骨强身。

适用人群 风湿热（病）患者及亚健康人群。

黄花苡仁杞骨菜汤

主料 干黄花菜20克，薏苡仁100克，枸杞子10克，猪骨500克，生菜叶或莴笋叶各200克。

辅料 生姜片10克，独蒜10个，盐3克，葱花3克，味精1克。

烹饪与服法 干黄花菜、薏苡仁、枸杞子分别洗净；猪骨剁成小块，入沸水锅中汆去血水，洗净后放砂锅中，加入备好的干黄花菜、薏苡仁、枸杞子和去皮洗净的独蒜，加足清水煮沸，撇去浮沫后盖上锅盖，改文火炖至骨酥肉烂时，放入洗净、切碎的生菜叶或莴笋叶和生姜片，再煮沸15～10分钟，撒上葱花即可。

风湿病 食疗用药看这本就够了

食时用盐和味精调味，空腹或佐餐热食，细嚼慢咽，热汤送服。7天为1个疗程。

功效 清热解毒，除湿利尿，滋骨壮骨。

适用人群 风湿热（病）伴有肾病者及亚健康人群。

木耳苡仁骨菜汤

主料 干木耳20克（鲜木耳或水发木耳各100克），薏苡仁100克，猪骨500克，荠菜或芹菜各100克。

辅料 盐3克，姜末少许，葱节10克，料酒20克，味精1克。

烹饪与服法 木耳洗净（去根蒂），撕成小朵；薏苡仁洗去浮尘；猪骨剁成小块，入沸水锅中氽去血水后，放入砂锅中用料酒、葱节和姜末拌匀，码味20分钟，放入薏苡仁加水煮沸，加盖用文火炖至骨肉易分离时，加入择洗干净的荠菜或芹菜（切成寸段）和木耳，再沸10分钟，用盐和味精调味即可。空腹或佐餐热食，细嚼慢咽，热汤送服。7天为1个疗程。

功效 利尿除湿，辅助除压，壮骨强身。

适用人群 风湿热（病）伴高血压病者。

木耳苡仁骨豆汤

主料 鲜木耳或水发木耳各100克，薏苡仁100克，赤小豆100克，猪骨500克，生菜或莴笋叶各200克。

辅料 姜片10克，葱节10克，盐3克，料酒20克，味精1克。

烹饪与服法 木耳去蒂，洗净，沥干水分备用；生菜或莴笋叶洗净，切碎备用；薏苡仁、赤小豆洗净；猪骨洗净切成小块，入沸水中焯一下再洗净，沥去水分后放入砂锅中，用料酒拌匀，码味20分钟；加入备好的薏苡仁、赤小豆和姜片，加入清水约1000克，煮沸后改用文火，加盖慢煨至骨肉易分离时，放葱节、木耳和菜叶，再煮沸10分钟，用盐和味精调味即可。空腹或佐餐用，细嚼慢咽，热汤送服。7天为1个疗程。

功效 除湿利尿，调理气血，降脂降糖，健骨强身。

适用人群 风湿热（病）伴有高脂血症、糖尿病者。

木耳骨豆菜汤

主料 鲜木耳或水发木耳各100克，赤小豆、绿豆、白扁豆各50克，黄花菜50克，猪骨500克。

辅料 姜片、葱节各10克，盐3克，料酒20克，味精1克。

烹饪与服法 木耳去蒂，洗净，沥干水分备用；黄花菜洗去浮尘，赤小豆、绿豆、白扁豆洗净；猪骨剁成小块，入沸水锅中氽去血水，洗净后放入砂锅中与料酒、葱节、姜片拌匀，码味20分钟，加洗净的赤小豆、绿豆和白扁豆，加水煮沸后改为文火，慢炖至骨酥肉烂时，再放入木耳、黄花菜煮沸10分钟，用盐和味精调味即可。当主食，空腹服，细嚼慢咽，热汤送服。可常服。

功效 祛风除湿，清热解毒，降脂利尿，健脾壮骨。

适用人群 风湿热（病）患者及亚健康人群。

黄花百合丝瓜汤

主料 干黄花菜20克，鲜百合100克，鲜嫩丝瓜500克。

辅料 姜片、蒜片各5克，高汤500毫升，盐3克，味精1克，花椒10粒，葱花3克，植物食用油（花生油）10克。

烹饪与服法 黄花菜泡发，百合择洗干净；鲜嫩丝瓜刮去表皮，去蒂、脐，洗净后滚刀斜切成小块备用。将油放入炒锅预热后，放入姜片、蒜片和花椒炒香，注入高汤煮沸，加入备好的主料，用中火煮沸5～10分钟，调入盐和味精盛于大碗中，撒上葱花即可。空腹或佐餐热食，细嚼慢咽，热汤送服。可常服。

功效 清热解毒，通络止痛，润肺祛痰，安神镇静。

适用人群 风湿热（病）患者及亚健康人群。

黄花芫舌鲫鱼汤

主料 干黄花菜20克，秦艽10克（鲜品50克），鸭舌5个，活鲫鱼1尾（约200克）。

辅料 泡椒末、姜末各10克，料酒适量，盐3克，味精1克，葱花3克，花生油15克，花椒10粒，高汤300毫升。

烹饪与服法 黄花菜、秦艽、鸭舌分别洗净；鲫鱼去鳞、鳃和内脏，洗净后在两侧划花刀，和鸭舌放入同一碗中，加料酒抹匀码味10分钟；将花生油放入炒锅中预热，下泡椒、姜和花椒炒香，放入鲫鱼和鸭舌稍煎至变色，注入高汤煮沸，加入黄花菜和秦艽煮沸15分钟，加盐和味精调味，盛于碗中，撒上葱花即可。空腹或佐餐热食。7天为1个疗程。

功效 祛风除湿，清热解毒，养胃健脾。

适用人群 风湿热（病）患者及亚健康人群。

薏苡仁鸭舌冬瓜汤

主料 薏苡仁50～100克，鸭舌5～10个，冬瓜500克。

辅料 猪骨200克，盐3克，薤白10个，姜片10克，料酒10克，葱花3克。

烹饪与服法 薏苡仁、鸭舌、薤白分别洗净；冬瓜去皮、瓤和籽，洗净，切块；猪骨剁成小块，入沸水中汆去血水，放入砂锅中与姜片、鸭舌、料酒和盐拌匀，码味20分钟后，放入薏苡仁、薤白和1000克清水，煮沸时撇去浮沫；改文火加盖，慢炖至酥软熟烂，撒上葱花即可。空腹或佐餐热食，细嚼慢咽，热汤送服。7天为1个疗程。

功效 渗湿利尿，清热排尿酸，化食健脾，壮骨强身。

适用人群 风湿热（病）患者及亚健康人群。

薏苡仁鸭舌骨豆汤

主料 薏苡仁50～100克，鸭舌5～10个，赤小豆50～100克，猪骨500克。

辅料 盐5克，薤白10个，姜片、葱节各10克，料酒20克，味精1克，生菜叶200克。

烹饪与服法 将主料分别洗净，猪骨剁成小块，入沸水锅中汆去血水，再洗净后放入砂锅中，加入鸭舌、盐、薤白、姜片、葱节、料酒拌匀，码味20分钟，放进薏苡仁和赤小豆，加清水1000克，煮沸撇去浮沫，改文火加盖，慢炖至骨酥肉烂时，加入洗净、切碎的生菜叶，再煮沸10分钟，调入味精即可。空腹热食，细嚼慢咽，热汤送服。7天为1个疗程。

功效 除湿利尿，清热解毒，化食健脾，壮骨强身。

适用人群 风湿热（病）患者。

泽泻鸭脚菜豆汤

主料 泽泻10克，鸭脚10个，干黄花菜20克，赤小豆50～100克。

辅料 盐3克，薤白10个，葱花、姜末各少许，料酒10克。

烹饪与服法 将泽泻、黄花菜、赤小豆、薤白分别洗净；鸭脚刮洗干净后，将其骨砸碎后放入砂锅内，再用料酒拌匀，码味20分钟，加入洗净的泽泻、赤小豆、薤白和清水500克煮沸，撇去浮沫，改文火加盖，慢炖至酥烂熟透，加入黄花菜再煮10分钟，加姜末和盐调味，撒上葱花即可。空腹或佐餐热食，细嚼慢咽，热汤送下。7天为1个疗程。

功效 除湿利尿，清热解毒，强筋止痛。

适用人群 风湿热（病）患者及亚健康人群。

茯苓牛膝骨豆汤

主料 牛膝10克，茯苓10克，赤小豆50～100克，猪骨500克。

辅料 薤白10个，盐3克，姜片、料酒各10克，味精1克。

烹饪与服法 将主料和薤白分别洗净；猪骨剁成小块，入沸水中汆去血水后再次洗净，放入砂锅内用姜片、薤白和料酒拌匀，码味20分钟，放入牛膝、茯苓、赤小豆和清水1000克，煮沸后撇去浮沫；改文火加盖慢煨至骨酥豆烂时，加盐和味精调味即可。空腹热食，细嚼慢咽，热汤送下。7天为1个疗程。

功效　除湿利尿，逐瘀通经，散结止痛，解毒清热，壮骨强身。

适用人群　风湿热（病）伴有关节痹痛者。

三花荞麦面

主料　金银花、金莲花、黄花菜各10克，荞麦面粉100克，豌豆尖100克。

辅料　鲜蒜泥20克，酱油10克，味精、葱末、姜末各少许，芝麻油5克。

烹饪与服法　将干净的金银花、金莲花、黄花菜烘（焙）干后捣（切）碎并研成末，与荞麦面粉混匀，加水揉团，擀成面皮，切成条，放入沸水锅中煮沸5分钟，加入洗净的豌豆尖再煮沸2分钟后捞出，盛于大碗中，加入用辅料调成的味汁拌匀热食。每7天为1个疗程。

功效　清热解毒，抗菌消炎，止痛消肿，健脾养胃。

适用人群　风湿热（风湿痛、风湿病）伴上呼吸道感染、咽炎、扁桃体炎、中耳炎、急性结膜炎、急性淋巴管炎等患者。

薤白鱼腥草拌蒜泥

主料　泡薤白10个，鱼腥草200克，鲜蒜泥50克。

辅料　姜末、葱花各5克，味精、花椒面各1克，芝麻油5克，盐、醋、酱油各适量。

烹饪与服法　将鱼腥草去老黄叶、须根，洗净后在沸水中汆一下，沥干后切段并放入盘内，加盐少许码味5分钟，再与鲜蒜泥和全部辅料拌匀，10个泡薤白摆放在拌好料的鱼腥草周围即成。空腹或佐餐食用，细嚼慢咽；每天服1～2剂，7天为1个疗程，直至热退。

功效　清热解毒，抗菌消炎，祛风除湿。

适用人群　风湿热等伴有炎性疾病患者、密切接触感染性疾病（环境）的人群。

百变搭配　泡藠头可代替泡薤白；去盐改用白糖，甜酸味亦可口。

蕺蜇拌莴笋

主料　蕺菜250克，海蜇皮100克，莴笋150克。

辅料　姜末5克，蒜泥50克，葱花5克，盐或白糖、醋、酱油、芝麻油各适量。

烹饪与服法　蕺菜择洗干净后，在开水锅内焯一下，沥干后切成段；莴笋去皮，洗净后切成长细丝；海蜇皮去外膜，洗净，漂去多余盐分，切丝；共入盘内，与全部辅料拌匀，码味10分钟左右即可。空腹或佐餐食用，细嚼慢咽；每天服1～2剂，7天为1个疗程，直至热退。

功效　清热解毒，利湿消炎，开胃健脾。

适用人群　风湿热、胃肠炎患者。

百变搭配　马齿苋代替荠菜；添加嫩蒲公英苗100克，或薤白、藠头等，清热解毒作用更强。

薤白马兰头刺苋菜蒜泥

主料　泡薤白10个，马兰头150克，刺苋菜幼苗150克，鲜蒜泥50克。

辅料　姜末、葱花各5克，味精、花椒面各1克，芝麻油5克，醋、酱油、食盐或白糖各适量。

烹饪与服法　将马兰头和刺苋菜分别择洗干净，并在开水锅内焯一下，沥干后切段，放入盘内，放入蒜泥和全部辅料拌匀，码味几分钟后，将泡薤白摆放在拌菜的周围即可。空腹或佐餐食用，细嚼慢咽；每天服1～2剂，7天为1个疗程，直至热退。

功效　清热解毒，抗菌消炎，祛风除湿。

适用人群　风湿热、胃肠炎等感染性疾病患者。

百变搭配　泡洋葱（丝）、泡藠头可代替泡薤白。

蒲公英韭菜蒜泥

主料　蒲公英150克，韭菜200克，泡薤白10个，鲜蒜泥50克。

辅料　姜末、葱花各5克，味精、花椒面各1克，芝麻油、醋、酱油、食盐或白糖各适量。

烹饪与服法　将鲜嫩的蒲公英、韭菜分别择洗干净，沥干切段，放入沸水锅内焯一下，沥干后放入盘内，加入蒜泥和全部辅料拌匀，码味几分钟后，在拌菜周围摆放好泡薤白即可。空腹或佐餐食用，细嚼慢咽；每日1～2剂，7天为1个疗程，直至热退。

功效　清热解毒，抑菌消炎，益气理血。

适用人群　风湿热等感染性疾病患者及亚健康人群预防感染者。

百变搭配　马兰头、马齿苋、刺苋菜等是具有抑（杀）菌消炎的低脂菜肴，可交替服食。

马齿苋洋葱蒜泥

主料　马齿苋250克，泡洋葱100克，泡薤白10个，鲜蒜泥50克。

辅料　姜末、葱花各5克，味精、花椒面各1克，芝麻油、醋、酱油、食盐或白糖各适量。

烹饪与服法　将鲜嫩马齿苋择洗干净，放入沸水锅中焯一下；泡洋葱放在凉开水中洗一下，切成细丝；备好的马齿苋放入盘中，加入鲜蒜泥和全部辅料拌匀，码味5分钟后再与洋葱丝拌匀；最后将泡薤白用凉开水洗一下后摆放在拌菜的周围即可。空腹或佐餐食用，细嚼慢咽；每天服1～2剂，7天为1个疗程，直至热退。

功效 清热解毒，祛风除湿，抑菌，降血脂。

适用人群 风湿热等感染性疾病患者及亚健康人群预防感染者。

苦瓜薤白蒜苗

主料 苦瓜300克，蒜苗300克，泡薤白10个，鲜蒜泥20克。

辅料 姜末、葱花各5克，味精、花椒面各1克，芝麻油、醋、食盐或白糖各适量。

烹饪与服法 将苦瓜去两头，剖开，去瓤和籽，洗净后在沸水锅中焯一下，捞出沥干后切成薄片，放入盘内；蒜苗择洗干净后放入沸水锅中氽一下，捞出沥干，滚刀切成寸段后亦放入盛苦瓜片的盘内，加入鲜蒜泥拌匀后再加入全部辅料拌匀，码味5分钟；把泡薤白（可用凉开水洗一下）摆放在拌菜的周围即可。空腹或佐餐食用，细嚼慢咽；每天1～2剂，7天为1个疗程，直至热退。

功效 解毒杀菌，清热消暑，祛风除湿，辅助降脂。

适用人群 风湿热及风心病伴高脂血症患者。

猪蹄赤小豆木耳菜汤

主料 猪蹄1只（约300克），赤小豆200克，木耳菜500克。

辅料 生姜20克，盐2克，味精1克，葱花3克。

烹饪与服法 将猪蹄放在火上烤至金黄色，刮洗干净后剖开，剁切成小块；赤小豆淘洗干净后共入砂锅内，加入洗净、拍碎的生姜，加足清水煮沸，撇去浮沫后加盖，改为文火煨至骨酥肉烂时，放入洗净的木耳菜，中火煮沸3～5分钟，加入盐、味精调味，再撒入葱花即可。空腹或佐餐食用，每天1剂，7天为1个疗程。

功效 清热解毒，祛风除湿，调理气血。

适用人群 风湿热伴手足关节风湿疼痛、腰膝酸软、便秘、皮肤干燥者。

茭白番茄鸡片

主料 茭白300克，番茄150克，鸡胸脯肉片100克，荸荠50克。

辅料 白糖25克，醋10克，淀粉20克，高汤、食盐和花生油各适量。

烹饪与服法 鸡胸脯肉片加盐2克拌匀，用水淀粉上浆后放入热油锅中滑散，出锅备用；番茄、茭白、荸荠（去皮）分别洗净，切成薄片，加入原油锅内（油少许）翻炒几下，加入适量高汤煮沸，用水淀粉勾芡，倒入鸡片，加入糖、醋、盐调味，煮至透熟。空腹或佐餐食用，每天1剂，7天为1个疗程。

功效 清热解毒，生津利尿，益气补血。

适用人群 风湿热等风湿性疾病康复期患者。

醋熘苦瓜莴笋

主料 苦瓜400克，莴笋200克，醋50克。

辅料 葱花、蒜片各5克，花椒10粒，白糖15克，酱油10克，淀粉20克，姜末3克，干辣椒2个，香油5克，味精少许，食盐和花生油各适量。

烹饪与服法 将苦瓜去瓤、蒂后洗净，切片；莴笋去皮，洗净，切片后均分别用盐少许拌一下。将糖、醋、酱油、味精、淀粉放入碗中调成味汁。将油放油锅内烧至六七成热时，下干辣椒炸出辣味，下花椒煸出香味，再将蒜、葱、姜、苦瓜、莴笋放入锅内翻炒至九成熟时，放入味汁勾芡翻炒均匀，淋上香油，起锅装盘，佐餐食用。可常食。

功效 清热利湿，和脾养血，滋肾利尿；β-胡萝卜素、维生素C、硒等含量丰富，抗氧化作用强。

适用人群 风湿热和风湿病患者，糖尿病患者及亚健康人群。

百变搭配 莴笋叶代替莴笋嫩茎，其营养素相同甚至含量略高，而且还含有一种味甘、微苦的乳状汁液，具有一定的镇静、安眠之效，故同食或交替食用均可。

耳瓜肉片

主料 水发木耳100克，木瓜200克，猪瘦肉片50克。

辅料 豆瓣酱、酱油各5克，鸡精1克，水淀粉、食盐、花生油各适量，葱花、姜末各少许。

烹饪与服法 将水发木耳去蒂，撕成小朵，清洗干净；木瓜去皮、瓤和籽，洗净后切成薄片；猪瘦肉洗净，切成薄片，拌盐少许，用水淀粉上浆；炒锅内将油烧至六七成热，下豆瓣煸香，加入肉片爆炒，再投入木瓜片炒至八成熟时，放入木耳翻炒均匀，加入鸡精、酱油、盐调味，水淀粉勾芡，撒入葱花、姜末后盛于盘中。空腹或佐餐食用。可常食。

功效 抗氧化、抗风湿，辅助降血糖、降血脂。

适用人群 风湿热和风湿病伴高血糖、高血脂者及亚健康人群。

百变搭配 鸡胸脯肉代猪瘦肉，含β-氨基丙酸丰富，有利于人体内肌肽（即天然二肽）的合成，可提高肌肉弹性。

丝瓜熘鸭蛋

主料 嫩丝瓜500克，鸭蛋1个。

辅料　葱花5克，姜末3克，味精1克，水淀粉、高汤、花生油、食盐各适量，绍酒少许。

烹饪与服法　将嫩丝瓜去蒂脐，刮去表皮后洗净，滚刀斜切成片；将油放在锅内烧至七成热时，下葱花、姜末煸香；将鸭蛋打入碗内，加盐少许，滴上绍酒数滴，顺一个方向搅匀后，均匀地放入爆香葱花的锅底并铺开，小心煎成两面黄后，用锅铲切成菱形小块出锅待用。然后将丝瓜倒入锅内，加高汤刚好漫过丝瓜，稍煮一会儿再倒入备好的蛋块，加味精调味，水淀粉勾芡后即可。空腹或佐餐食用，可经常服食。

功效　活络通经，调理气血。

适用人群　风湿热及风湿病患者。

百变搭配　鸡蛋、鹌鹑蛋等可代替鸭蛋。

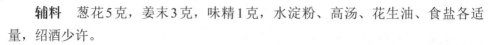

银耳莲子炖木瓜

主料　水发银耳100克，莲子50克，木瓜200克。

辅料　冰糖少许。

烹饪与服法　莲子洗去浮尘，放入砂锅内加水泡软；水发银耳去蒂，撕成小朵，清洗干净后亦放入砂锅内；木瓜去皮、瓤、籽后洗净，切成小块亦放入砂锅内，大火煮沸时撇去浮沫，改文火炖至羹汁状，用冰糖调味后服用。可常服。

功效　除湿利尿，调理气血。

适用人群　风湿热、风湿病患者。

丝瓜鱼头汤

主料　嫩丝瓜400克，鳙鱼头1个（约400克），番茄1个（约150克）。

辅料　葱节20克，姜片10克，料酒10克，蒜瓣8枚，淀粉10克，鸡精1克，花生油少许，高汤适量，盐5克。

烹饪与服法　嫩丝瓜去蒂、脐，刮去表皮，洗净后滚刀斜切成块；番茄洗净，切片；鳙鱼头去鳞、鳃和内脏残余物，洗净，用盐码味5分钟后用料酒抹匀，用淀粉上浆；将葱节、姜片放入七成热的油（少许）锅中煸出香味时，加入高汤（约800克）中火煮沸，放入鱼头、蒜瓣煮沸10分钟后才放入丝瓜、番茄片再用中火煮沸至熟透，汤汁呈乳白色，加鸡精调味，盛于大碗中。空腹或佐餐食用。可常服。

功效　通经疏络，利尿除湿，调理气血，健脑、营养神经。

适用人群　老年风湿热和风湿病患者恢复期。

百变搭配　鲢鱼头、草鱼头、鲤鱼头等均可代替鳙鱼头。

丝瓜泥鳅汤

主料　嫩丝瓜400克，泥鳅300克，番茄1个（约150克）。

辅料　泡椒、泡姜各10克，葱节20克，独蒜8枚，淀粉10克，味精1克，盐3克，花生油10克，高汤约600克，料酒10克。

烹饪与服法　将嫩丝瓜刮去表皮，去蒂、脐后洗净，滚刀斜切成块；番茄洗净，切片；泥鳅去内脏和头，洗净沥干后用盐和料酒码味5分钟，再加淀粉上浆；泡椒、泡姜分别切成末，与葱节一起放入烧至六七成热油锅煸出香味，加入高汤中火煮沸，放入泥鳅煮变色后加入丝瓜、番茄、蒜、葱节中火煮熟透，加味精，盛于大碗中。空腹或佐餐食用。可常服。

功效　通经疏络，除湿利尿，调理气血。

适用人群　风湿热等风湿病患者。

百变搭配　鳝鱼可代替泥鳅。

丝瓜烩鳝鱼

主料　嫩丝瓜500克，鳝鱼300克，独蒜10枚。

辅料　泡椒、泡姜各10克，葱节10克，料酒、食盐、淀粉各适量，花生油适量，味精1克。

烹饪与服法　嫩丝瓜刮去外皮，去蒂、脐后洗净，滚刀斜切成块，入沸水锅中焯至八成熟保持青色，沥干待用。泡椒、泡姜切成细末；鳝鱼去内脏、骨和头，斜切成菱形片，洗净、沥干后置于碗中，用盐、泡椒末、泡姜末抹匀码味5分钟，加料酒去腥，放5分钟后用淀粉上浆，放烧至七成热的油锅中煸炒出香味，置漏勺中滤去多余的油，再放原锅内，加入葱节和蒜片（独蒜切成片）煸炒出香味，倒入丝瓜，加盐、味精调味，炒匀至熟。空腹或佐餐食用，细嚼慢咽。可经常食用。

功效　活络通经，健脾除湿，调理气血。

适用人群　风湿热等风湿病患者。

百变搭配　泥鳅肉片可代替鳝鱼肉片。

鳝鱼片炒蒜薹

主料　鳝鱼300克，鲜嫩蒜薹500克。

辅料　泡椒、泡姜末、淀粉、料酒各10克，食盐、花生油各适量，味精1克。

烹饪与服法　鳝鱼去内脏、骨和头，斜切成菱形块，洗净后沥干，置于碗中，加入泡椒、泡姜末、料酒和盐抹匀，码味5分钟，用淀粉上浆；蒜薹择洗干净，切成寸段；油放入炒锅烧至七成热时，放入码味上浆的鳝鱼片，中火爆炒至八成熟时，撇去多余的油，加入蒜薹炒匀至熟，加味精、盐调味，翻匀后盛于盘中。空腹或佐餐食用。可常食。

功效 杀菌除湿，健脾开胃，调理气血。

适用人群 风湿热等风湿病患者。

百变搭配 泥鳅肉片可代替鳝鱼肉片。

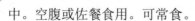
冬瓜鲫鱼汤

主料 冬瓜500克，鲫鱼2尾（约300克）。

辅料 泡椒末、泡姜末各10克，料酒10克，淀粉15克，花椒10粒，葱花5克，味精1克，水发木耳、生菜各50克，高汤500克，食盐3克。

烹饪与服法 冬瓜去皮、瓤和籽，洗净切块；鲫鱼去鳞、鳃和内脏及污物，洗净后放入砂锅内，加泡姜、泡椒、料酒、盐抹匀，码味5分钟，加淀粉上浆，加入滚沸的高汤，下入花椒煮沸，撇去浮沫，中火煮沸15分钟后加入洗净的木耳、生菜再煮至熟，放入葱花和味精调味即成。空腹或佐餐热食鱼肉、木耳、生菜和冬瓜，喝汤。可经常服食。

功效 除湿利尿，开胃健脾，益气补血。

适用人群 风湿热等风湿病患者。

百变搭配 泥鳅、鳝鱼可代替鲫鱼，交替常食。

菱角豆腐鲫鱼汤

主料 菱角300克，豆腐100克，鲫鱼1尾（约200克），嫩莴笋叶100克。

辅料 泡椒、姜末各5克，料酒10克，葱花、香菜末各3克，淀粉8克，味精、花椒末各1克，高汤500克，食盐3克。

烹饪与服法 将菱角洗净，上锅蒸熟，晾凉后剥去外壳；豆腐切块；莴笋叶洗净后切成寸段；鲫鱼去鳞、鳃、内脏及污物，洗净后沥干，置于碗中用泡椒、姜末、料酒抹匀码味5分钟后，用淀粉和盐1克再拌匀上浆待用。高汤加入砂锅，中火煮时放入上浆的鲫鱼，煮沸10分钟后放入菱角、豆腐块、莴笋叶大火煮沸5分钟，用盐、味精调味，撒上葱花、花椒末、香菜末即可。空腹或佐餐食用。可常食。

功效 解毒除湿，健脾益胃，调理气血，辅助抗癌。

适用人群 风湿热等风湿病患者。

百变搭配 泥鳅、鳝鱼可代替鲫鱼，交替常食。

菱角番茄鱼汤

主料 菱角300克，番茄1个（约200克），鳙鱼头1个（约400克），生菜叶100克。

辅料 泡椒、姜末各10克，料酒15克，葱花、香菜末各5克，淀粉15克，食盐5克，味精、花椒末各1克，高汤600克，薤白20个。

烹饪与服法 将菱角洗净，上锅蒸熟，晾凉后剥去外壳；生菜叶、薤白分别择洗干净；番茄洗净，切成片；鱼头去鳞、鳃和内脏残余污物，洗净，用泡椒、姜末、料酒和盐码味10分钟；再用淀粉上浆，放入盛高汤的砂锅（先用中火煮沸）中，煮沸20分钟后加番茄、薤白再煮10分钟，放入生菜叶煮沸2分钟，加入味精、盐、葱花、香菜末、花椒末等余下的辅料调味至可口。空腹或佐餐热食。宜常服。

功效 解毒除湿，益脑健脾，调理气血，辅助抗癌。

适用人群 风湿热等风湿病患者。

百变搭配 可配用豆腐100克。

薤白香菇泥鳅汤

主料 薤白100克，香菇100克，泥鳅300克。

辅料 泡椒末、泡姜末、葱末各10克，独头蒜10枚，淀粉10克，食盐3.5克，料酒10克，鸡精1克，高汤600克。

烹饪与服法 薤白、香菇、独头蒜（去皮）分别择洗干净，放入砂锅内，加高汤，用中火煮沸，撇去浮沫，改文火衡沸（加盖）半小时；泥鳅去内脏和鳃，洗净沥干，用泡椒、泡姜、葱末、料酒、食盐抹匀，码味15分钟，用淀粉上浆，散放入滚沸的砂锅中，中火煮10分钟，用鸡精调味即可。空腹或佐餐食用。可常食。

功效 舒经活血，通络止痛，排毒除湿，增强免疫力。

适用人群 风湿病（热）患者。

百变搭配 可在出锅前加番茄片和生菜叶等，煮熟食用。

藠头香菇鱼头汤

主料 藠头100克，香菇100克，鳙鱼头1个（约500克）。

辅料 泡椒末、泡姜末、葱末各10克，独蒜头10枚，淀粉20克，食盐5克，料酒20克，鸡精、花椒面各1克，高汤800克，莴笋叶150克。

烹饪与服法 薤白、香菇、独蒜头（去皮）、莴笋叶分别择洗干净；鳙鱼头去鳞、鳃及内脏残余污物，洗净后用泡姜、泡椒、葱花末、料酒、盐、花椒面抹匀，码味10分钟，用淀粉上浆后放入滚沸的高汤砂锅内，同时加入藠头、独蒜头和香菇，加盖煮沸半小时，加入切段的莴笋叶煮沸3分钟，加鸡精调味即可。空腹或佐餐热食。可常食。

功效 排毒除湿，通络止痛，健脑强身。

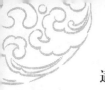

适用人群 风湿热（病）患者。

百变搭配 可用灵芝菌20克代替香菇100克，用鳅（鳝）鱼代替鳙鱼头。

薤白鸡爪烧魔芋

主料 薤白100克，鸡爪200克，水魔芋500克。

辅料 泡椒、姜末各10克，料酒15克，豆瓣酱8克，味精1克，食盐3克，高汤适量，葱节10克，花生油少许，香菜节5克。

烹饪与服法 将鸡爪去甲，清洗干净，拍碎趾骨，用泡椒、姜末、料酒和豆瓣酱（剁切成蓉）拌匀，码味15分钟；水魔芋切成长4厘米、宽3厘米、厚1厘米的小块，入沸水锅中氽一下去碱味，漂洗干净后沥去水分；薤白洗净。油放入砂锅中烧热后，下葱节爆炒几下，放入码味过的鸡爪爆炒出香味，加入高汤烧沸，放入薤白焖半小时，再放入魔芋焖20分钟，加食盐、味精调味，撒上香菜节后盛于大碗中。空腹或佐餐食用。每日1次，7天为1个疗程。可常服。

功效 杀菌除湿，祛风镇痛，降脂降糖，排毒养颜。

适用人群 风湿热等风湿病患者。

薤白鸡爪烧豆腐

主料 薤白、鸡爪、豆腐各200克。

辅料 泡椒、姜末、料酒、五香豆瓣酱各10克，葱节10克，食盐和菜花各适量，味精、花椒面各1克，花生油适量。

烹饪与服法 将鸡爪去趾甲，清洗（刮）净，拍碎趾骨，用剁成蓉的五香豆瓣酱、泡椒、姜末、料酒拌匀，码味15分钟；豆腐切成小块，在沸水锅中焯一下沥干水分；油放入炒锅中烧至七成热时，下葱节爆炒几下，放入码味过的鸡爪煸炒出香味，放入洗净的薤白，加入清水约500克，用中火烧沸，文火衡沸30分钟，加入洗净掰成小朵的菜花和豆腐块，中火烧熟，用盐、味精、花椒面调味。空腹或佐餐热食。可常食。

功效 祛风除湿，抑菌止痛，排毒养颜。

适用人群 风湿热（病）患者。

百变搭配 可用猪蹄、蹄筋等代替鸡爪，或交替烹饪。

洋葱猪蹄烧豆腐

主料 洋葱500克，猪蹄1只（约300克），豆腐300克。

辅料 姜片、豆瓣酱（剁成蓉）、料酒各10克，香菜节5克，盐和花生油各适量，味精1克。

烹饪与服法 洋葱去根、蒂，洗净，切成丝；猪蹄去毛，在火上烧烤至黄后刮洗干净，剖开剁成小块，用姜片、料酒、豆瓣酱拌匀，码味15分钟；豆腐切成小块，在沸水中汆一下去卤碱味，沥干；油放入锅内烧热后，放入洋葱丝约20克煸炒几下，放入码味过的猪蹄块，爆炒出香味后，加入清水约500克，加盖用文火炖至九成熟时，放入剩余洋葱丝和豆腐，中火烘至酥烂熟透，加盐和味精调味，再撒入香菜节。空腹或佐餐热食。可常食。

功效　祛风除湿，排毒降脂，健骨强身。

适用人群　风湿热（病）患者。

百变搭配　可加木耳或食用菌烹饪。可用牛羊蹄（筋）代替猪蹄。

赤小豆炖骨菜汤

主料　赤小豆200克，猪棒骨约500克，莴笋或生菜叶各300克。

辅料　姜片10克，独蒜10个，盐3克，味精1克，葱花3克。

烹饪与服法　猪棒骨洗净，入沸水锅中汆3分钟，捞出洗净，剁开、砸破后放入砂锅中，放入洗净的赤小豆、姜片、独蒜，加清水约800克，煮沸并撇去浮沫，加盖后文火炖至酥烂，骨肉易分离时，放入洗净、切段的莴笋或生菜叶，中火煮熟，加盐、味精调味，撒上葱花。空腹或佐餐食用。可常食。

功效　除湿利尿，抗菌祛风，健骨强身。

适用人群　风湿热（病）患者。

百变搭配　可加木耳或香菇等烹饪食用。

赤小豆藕骨汤

主料　赤小豆200克，甜藕500克，猪骨500克。

辅料　姜片10克，独蒜10个，盐3克，味精1克，葱花3克。

烹饪与服法　赤小豆淘洗干净；甜藕刮洗干净，拍碎；猪骨洗净后入沸水锅中汆去血水，剁成寸节后砸破，共入砂锅内煮沸，撇去浮沫，加入姜片和洗净的独蒜（去皮），文火炖至熟透酥烂，加盐、味精调味，撒上葱花。空腹或佐餐食用，亦可当主食。可常食。

功效　除湿利尿，调理气血，健脾壮骨。

适用人群　风湿热（病）患者。

百变搭配　出锅前10分钟可加入洗净、切段的刺苋菜幼苗、嫩叶，煮熟食用，可增强抗菌、解毒之效。

赤小豆藕芡骨汤

主料　赤小豆200克，甜藕100克，芡实100克，猪骨500克。

辅料　姜片10克，独蒜10个，盐3克，葱花3克，味精1克。

烹饪与服法 赤小豆、芡实分别淘洗干净；甜藕刮洗干净后拍碎成小块；猪骨洗净后入沸水锅中氽去血水，冲洗干净后剁切成寸节，再砸破，共入砂锅内，煮沸时撇去浮沫，加入去皮、洗净的独蒜、姜片，文火炖至酥软熟透时用盐和味精调味，撒上葱花即可。空腹或佐餐时食用，可当主食。

功效 除湿利尿，调理气血，健脾壮骨。

适用人群 风湿热（病）患者。

百变搭配 出锅前5～10分钟，加入洗净、切成段的绿色青菜叶，更有利于营养均衡。

赤小豆马齿苋肉片汤

主料 赤小豆200克，猪瘦肉片100克，鲜马齿苋400克。

辅料 鲜蒜泥20克，酱油5克，盐3克，味精1克，淀粉10克。

烹饪与服法 赤小豆淘洗干净，加水适量煮熟透；猪瘦肉片加盐1克拌匀，用淀粉上浆，加入滚沸的赤小豆汤中煮沸5分钟至熟，捞出盛于盘中；鲜马齿苋择洗干净，放入滚沸的赤小豆汤中焯熟捞出，亦盛于盘中；用1克盐加入赤小豆汤中，剩下的1克盐与鲜蒜泥、酱油、味精调成味汁，将肉片、马齿苋拌匀即可。空腹或佐餐吃赤小豆、肉片、马齿苋，细嚼慢咽，赤小豆汤送服，7天为1个疗程。

功效 清热解毒，祛风除湿，抗菌利尿。

适用人群 风湿热（病）患者及小便不畅者。

百变搭配 加薤白50克与赤小豆共煮熟食用，可增强疗效。

赤小豆鸭肉刺苋菜汤

主料 赤小豆200克，鸭肉200克，薤白50克，鲜嫩刺苋菜500克。

辅料 鲜蒜泥20克，酱油10克，味精1克，盐3克，泡酸萝卜100克，葱花3克，芝麻油3克。

烹饪与服法 鸭肉洗净，入沸水锅中氽去血水，洗净后剁切成小块；泡酸萝卜切成粗条；赤小豆、薤白分别洗净，共入砂锅内，加足水煮沸，撇去浮沫，改为小火炖至酥软熟透；加入择洗干净的鲜嫩刺苋菜再沸几分钟，捞出刺苋菜，沥去汤汁，盛于盘中，加入蒜泥、酱油、盐1克、味精、芝麻油拌匀；另将盐2克和葱花撒入赤小豆鸭肉薤白汤中。空腹或佐餐热食赤小豆、鸭肉、薤白、刺苋菜，热汤送服。7天为1个疗程，直至风湿热消退。

功效 清热解毒，祛风除湿，抗菌利尿，养胃健脾。

适用人群 风湿热（病）患者。

百变搭配 用鸭脚代替鸭肉，其疗效更好。

洋葱鸭脚烧魔芋

主料 洋葱200克，鸭脚200克，魔芋1块（约500克）。

辅料 泡姜末、泡椒末、五香豆瓣酱各10克，盐3克，料酒10克，葱花5克，味精、胡椒粉各1克，香菜节5克，花生油少许，高汤适量。

烹饪与服法 洋葱去皮、根须后洗净，切片（成丝）；鸭脚清洗干净后拍碎；魔芋切成小块，放入沸水锅中焯3分钟，漂洗净后沥干；鸭脚置于盘中加入料酒、泡姜末、泡椒末、五香豆瓣酱拌匀，码味10分钟后，放入烧至六七成热的油锅中，爆炒出香味后，加入高汤，中火烧30分钟；加入魔芋块再烧20分钟；然后加入洋葱烧10分钟，最后加入剩余的全部辅料翻匀。空腹或佐餐食用，7天为1个疗程。可常食。

功效 清热排毒，降脂降糖，调理气血。

适用人群 风湿热（病）伴有糖尿病者。

蒜薹烧带鱼

主料 蒜薹300克，带鱼300克。

辅料 泡椒、泡姜末各10克，盐3克，味精1克，酱油适量，料酒10克，白糖、香油、葱末、蒜末各少许，醋5克，花生油、高汤各适量。

烹饪与服法 将带鱼清洗干净，去头、尾和鳍，切成寸段再洗净，沥干水分，放入碗内，加姜、葱、蒜、料酒、少许盐码味30分钟；炒锅置旺火上，下油烧至六成热，放入带鱼炸酥，呈棕黄色起锅；锅内留油少许，放泡椒、姜末、蒜末爆香，放上带鱼，加入适量高汤、料酒、白糖、盐、酱油等，烧沸15分钟后，加入洗净并切寸节的蒜薹，改为小火慢烧，约10分钟后放入醋、味精烧至汁油亮，轻铲出锅装盘，滴入香油即成。空腹或佐餐食用，细嚼慢咽，7～10天为1个疗程。

功效 清热排毒，调理气血，养胃健脾，抗菌。

适用人群 风湿热（病）患者。

淡菜冬瓜汤

主料 淡菜50克，冬瓜500克，虾米10克。

辅料 料酒10克，姜末、葱花各5克，独蒜10枚，盐3克，化猪油5克。

烹饪与服法 将淡菜用开水发1小时，破开去沙，再用开水发1小时，虾米洗净；冬瓜去皮、瓤（籽），洗净切成块；用化猪油在锅内炒姜末、葱花、冬瓜块至断生，加用料酒码味半小时后的淡菜，下虾米和独蒜煮沸，改文火加盖炖至酥烂，加盐调味即可。空腹或佐餐食用。7～10天为1个疗程。

功效 利尿除湿，调理气血，抗菌。

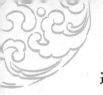

适用人群 风湿热（病）患者。

百变搭配 同食绿色菜肴。汤中加20克嫩车前草叶，有增加清热利尿之效。

蒜薹田螺

主料 蒜薹300克，田螺肉300克。

辅料 泡姜、泡椒末各10克，葱花、料酒各5克，高汤适量，盐3克，花生油10克，味精1克。

烹饪与服法 将蒜薹洗净，切成寸节；田螺肉洗净，与泡姜、泡椒末和料酒拌匀码味30分钟；将油放入锅内烧至六成热，下葱花爆香，加入码味过的田螺，煸炒去腥，加入高汤煮沸，改文火加盖慢烧40分钟仍有少许滋汁时，放入蒜薹翻炒至熟，加味精、盐调味即可。空腹或佐餐食用。7～10天为1个疗程。

功效 抗菌，解毒，除湿，补钙。

适用人群 风湿热（病）患者。

三花头艳

主料 干黄花菜20克，西蓝花100克，紫甘蓝100克。

辅料 鲜蒜泥20克，食盐3克，味精1克，香油5克。

烹饪与服法 将黄花菜洗净，切段；西蓝花洗净，切片；紫甘蓝洗净，切成斜方片备用。锅中烧开水，加西蓝花焯1分钟，然后加黄花菜和紫甘蓝一起焯几分钟，三样菜一起捞出，沥干水分盛于碗中，加入全部辅料拌匀，空腹或佐餐食用。宜常食。

功效 清热解毒，促胃肠蠕动，辅助抗癌。

适用人群 风湿热（病）患者，尤其是伴有乳腺癌等肿瘤患者。

黄花独蒜烧田螺

主料 干黄花菜20克，独蒜20枚，田螺肉300克。

辅料 泡姜、泡椒末各10克，花椒10粒，盐3克，葱节5克，高汤适量，味精1克，料酒10克，化猪油10克。

烹饪与服法 干黄花菜用清水洗去浮尘，沥干；独蒜去皮，洗净；田螺肉漂洗干净后沥干水分，盛于碗中加泡姜、泡椒末、花椒、料酒拌匀，码味30分钟备用。化猪油放锅内烧热熔化，加入葱节爆香，放入码味过的螺肉及拌料，煸香去腥味，加入高汤煮沸（加盖）半小时，再放入黄花菜和独蒜，改文火烧至酥烂，调入盐和味精，盛于碗中即可。空腹或佐餐热食。7～10天为1个疗程。

功效 清热解毒，抗菌消炎，补钙强身。

适用人群 风湿热（病）患者。

百变搭配 出锅前5～10分钟加入300克绿叶蔬菜，或同食绿色菜肴。

黄花芹菜拌木耳

主料 干黄花菜40克，西芹菜200克，水发木耳200克。

辅料 鲜蒜泥20克，香菜末、香葱末各5克，精盐3克，味精1克，香油5克，特级酱油适量。

烹饪与服法 黄花菜择洗干净泡发；西芹菜择洗干净，切成寸段；水发木耳去蒂，撕成小朵，洗净，均分别入沸水锅中焯至断生，捞出沥去水分，盛于盘中依次加入蒜泥、香菜末、香葱末、精盐拌匀，淋上香油并用特级酱油、味精调味即可。空腹或佐餐，细嚼慢咽，徐徐服下。可经常食用。

功效 清热，解毒，除湿，辅助降血脂、降血压。

适用人群 风湿热（病）患者，尤其是伴有高血压、高血脂及糖尿病的患者。

百变搭配 可配用猪瘦肉片或五香豆腐干50～100克。

黄花木耳烧鲳鱼

主料 干黄花菜20克，水发木耳200克，鲳鱼1尾（约500克），芹菜50克。

辅料 泡椒、泡姜末各10克，葱段15克，盐3克，酱油、花生油、高汤各适量，胡椒粉、花椒面、味精各少许，料酒10克。

烹饪与服法 将鲳鱼去鳞、鳃、内脏后洗净，用泡椒、泡姜末、盐、料酒、花椒面抹匀，码味15分钟；油放入锅内烧至六成热时，放入葱段爆香，放入码味过的鲳鱼，煎至两面黄时，注入高汤煮沸，加入洗净的木耳、黄花菜、芹菜（切成寸段）加盖烧熟，加入余下的全部辅料调味。空腹或佐餐食用。可常食。

功效 清热解毒，除湿健脾，辅助降血脂、降血压。

适用人群 风湿热（病）患者。

薤白煨田螺肉

主料 薤白200克，田螺肉300克。

辅料 生姜20克，花椒20粒，盐3克，香菜（切成节）10克，化猪油10克，高汤适量。

烹饪与服法 将化猪油放在锅内烧热，放入洗净、切成片的生姜和花椒爆香，加入洗净的薤白和田螺煸炒去腥，加入高汤煮沸，盖好后改文火煨至酥烂，加盐调味，撒上香菜节即可盛于碗中。空腹或佐餐，细嚼慢咽，可经常食用。

功效 清热解毒，利尿除湿，补钙、硒。

适用人群 风湿热（病）患者。

百变搭配 出锅前5～10分钟，可配200克左右的青菜叶，如豌豆尖（苗）

等煮熟食用。

牡蛎洋葱汤

主料 牡蛎肉100克，洋葱300克。

辅料 化猪油10克，葱节10克，生姜片10克，花椒10粒，味精1克，盐5克，高汤、料酒、淀粉各适量。

烹饪与服法 牡蛎肉漂洗干净，沥干，用料酒和盐拌匀，码味15分钟；化猪油放锅内烧热后，放入葱节炒香，再放入姜片和码味过的牡蛎肉翻炒去腥和水汽，加入花椒再翻炒几下，加入高汤（淹没）后煮沸，盖好后改文火煨至酥烂时，加入去皮、洗净、切成片的洋葱，再煮5分钟，加盐、味精调味，用淀粉勾芡即可。空腹或佐餐食用，细嚼慢咽，热汤送下。

功效 清热解毒，降脂补钙，壮骨强身。

适用人群 风湿热（病）患者。

百变搭配 出锅前5～10分钟加入洗净、切段的青菜叶同煮食用。

淡菜蛋花汤

主料 淡菜50克，生菜200克，鸡蛋1个。

辅料 生姜丝、洋葱丝各20克，盐3克，化猪油5克，花生油10克，高汤适量，味精1克。

烹饪与服法 淡菜用开水发涨，剖刀洗去沙；生菜洗净，切成段。油放入锅内烧至六七成热，放入生姜丝、洋葱丝炒香，加入淡菜、化猪油和高汤煮沸，盖好后改文火炖20分钟，加入生菜中火煮3分钟，磕入鸡蛋并打散，大火煮3分钟，调入盐、味精即可。空腹热食或佐餐食用。可常食。

功效 调理气血，补钙壮骨。

适用人群 风湿热（病）患者。

竹荪番茄蛋汤

主料 鲜竹荪100克（干品30克），番茄1个（约200克），鸡蛋1个。

辅料 姜片、蒜片、葱节各10克，盐3克，味精1克，花椒10粒，花生油10克。

烹饪与服法 竹荪清洗干净，备用；番茄洗净，切块备用。将油放锅内烧至六七成热时，下姜、蒜、葱和花椒炒香，下番茄、竹荪翻炒几下，加入清水煮沸10分钟，磕入鸡蛋搅散，再煮沸3分钟，加入盐和味精调味后盛于碗中即可。空腹或佐餐热食。可常服。

功效 调理气血，养胃健脾，辅助降血脂。

适用人群　风湿热（病）患者。

韭菜炒鸡蛋

主料　鲜鸡蛋1个，鲜嫩韭菜300克。

辅料　盐3克，花生油15克。

烹饪与服法　将鲜嫩韭菜择洗干净后沥干水分，切碎后盛于碗中，磕入鸡蛋，加盐拌匀，倒入烧至七成热的花生油锅中，煎熟食用。可常食。

功效　益气补血，健体强身。

适用人群　风湿热（病）患者。

百变搭配　鸭蛋、鸡蛋可交替烹饪服食。

青荷泥鳅

主料　泥鳅300克，鲜荷叶1张。

辅料　炒米粉50克，化猪油少许，鲜蒜泥20克，葱末、生姜末各10克，精盐、特级酱油、甜酱、白糖各适量，料酒20克。

烹饪与服法　泥鳅去头，内脏清洗干净后沥干；荷叶洗净，入沸水中烫软；分切成4小张；沥干的泥鳅盛于碗中，用全部辅料拌匀，码味半小时，分包于4小张荷叶中，置于蒸碗中入蒸锅（笼）蒸至酥软熟透即成。空腹或佐餐热食，细嚼慢咽，徐徐服食。每7～10天为1个疗程。

功效　清热祛湿，消暑止渴。

适用人群　风湿热（病）患者伴脾胃虚热、口渴饮水、暑湿泻泄等症者；伴有糖尿病者。

百变搭配　鳝鱼可代替泥鳅。

蜜汁木瓜

主料　木瓜500克，蜂蜜100克。

辅料　白糖50克，山楂片30克。

烹饪与服法　山楂片洗净，用纱布包好，加清水200克煎汤，每次煎沸30分钟，重复共煎2次，共滤取药液80～100毫升；木瓜去皮、瓤和籽，洗净，切条，入沸水中煮熟（煮木瓜的水可当茶饮）；净锅置大火上，加入山楂液、白糖用文火慢熬，待白糖化净时再加蜂蜜煮沸，放入煮熟的木瓜条拌匀收汁，装于有盖的保鲜盒中（放冷后置冰箱存放），分3天空腹食用。可连服15天。

功效　清热解毒，祛风除湿，润肠通便。

适用人群　风湿热（病）患者伴有便秘者。

百变搭配　黄瓜、西瓜皮可与木瓜交替烹饪食用。

人参果蜜汁

主料　人参果500克，蜂蜜100克。

辅料　白糖50克，山楂片30克，生姜片30克。

烹饪与服法　山楂片、生姜片加水煎汤2次，每次煎沸30分钟，共滤取汤汁80～100毫升；人参果去皮和核，洗净，切成条，入沸水锅中断生（煮果后的水可当茶饮）。净锅置火头上，加入山楂生姜液、白糖用文火慢熬，待白糖化净时再加入蜂蜜煮沸至流浸膏状，加入人参果拌匀收汁（果条里外甜味一致），盛于有盖的保鲜盒中，晾至室温后放入冰箱存放。分3天空腹食用，可连服15天。

功效　清热解毒，祛风除湿，养胃健脾，润肠通便。

适用人群　风湿热（病）患者。

黄花木耳骨菜汤

主料　干黄花菜50克，水发木耳150克，猪骨500克，生菜200克。

辅料　生姜片10克，葱节10节，独蒜10枚，盐3克，味精1克。

烹饪与服法　黄花菜、水发木耳（撕成小朵）分别清洗干净；生菜洗净、切段；猪骨入沸水锅中氽去血水，洗净后剁成寸段，砸破，放入砂锅中，加入姜、葱、蒜（去皮、洗净），加足水煮沸，撇去浮沫后慢炖至骨肉易分离时，加入黄花菜、木耳和生菜，中火煮沸5分钟，加入盐和味精调味。空腹或佐餐食用。细嚼慢咽，热汤送服，可连服7～10天。

功效　清热解毒，养胃健脾，辅助降脂，健骨强身。

适用人群　风湿热（病）患者。

百变搭配　配用灵芝20克，可改善患者睡眠状态。

银耳莲子羹

主料　银耳150克，莲子150克。

辅料　白糖适量。

烹饪与服法　将银耳洗净，去蒂后放入砂锅内，加入洗净、去莲心（另作泡茶，清热）的莲子，加入开水4000克发泡40分钟，煮沸后改文火慢炖成羹，加入白糖熬化调味，煮沸后盛于有盖的保鲜盒中，晾至室温后冰箱存放。1周内微温食用。可常服。

功效　既有清热之效，又富于营养。

适用人群　风湿热（病）患者。

百变搭配　配用适量蜂蜜，其效更好。

黄花木耳菜蒜泥

主料　干黄花菜50克，木耳菜200克，嫩蚕豆100克，鲜独蒜泥50克。

辅料　生姜末、葱末各10克，盐3克，味精、胡椒粉、花椒粉各1克，芝麻油5克。

烹饪与服法　将黄花菜、木耳菜分别洗净，入沸水锅焯至断生，捞出沥去水分后盛于盘中；将洗净的蚕豆放入焯过的黄花菜、木耳菜的锅中煮熟透，捞出亦盛于同一盘中，加鲜蒜泥和全部辅料拌匀，码味10分钟后空腹或佐餐食用。可连服7～10天。

功效　清热解毒，辅助降糖降脂，促胃肠正常蠕动。

适用人群　风湿热（病）患者。

百变搭配　大白雪豆、芸豆可代替嫩蚕豆。若加配鲜鱼腥草100克，则清热解毒之效更好。

赤小豆嫩玉米薤白骨粥

主料　赤小豆50克，嫩玉米100克，粳米100克，薤白20个，猪骨500克。

辅料　精盐或白糖各少许。

烹饪与服法　将赤小豆、嫩玉米、粳米、薤白分别洗净；猪骨放入沸水锅中汆去血水和腥气，洗净后剁成寸段，砸破，共入锅中，加足清水煮沸，撇去浮沫后改文火熬至骨肉易分离时，加盐或糖调味。空腹食豆、玉米、薤白、肉，稠粥送下，可连服10天，可当主食。

功效　清热利湿，杀毒，健脾，壮骨，养颜。

适用人群　风湿热（病）患者。

第六章　风心病食疗与用药

　　风湿性心脏病简称风心病，是风湿性炎症过程所致心脏瓣膜损害，主要累及40岁以下人群。临床风心病常见瓣膜损害主要累及心内膜、心包、心肌。慢性风湿性瓣膜病中至少有95%以上累及二尖瓣，其中单纯二尖瓣疾病占75%～90%，而表现为狭窄者占二尖瓣病变的半数以上。风心病迄今仍是主动脉关闭不全的最主要病因，在我国占主动脉关闭不全的60%～80%，常伴有不同程度的主动脉瓣狭窄。单纯累及三尖瓣或肺动脉瓣者很少见。临床上最常见为二尖瓣和主动脉瓣或其他瓣膜病变。瓣膜黏液样变性和老年人的瓣膜钙化在我国日渐增多。风心病是目前病因明确而且可以有效预防的一种心脏病，同时又是目前危害青少年和壮年的最常见的心脏瓣膜病。据估计，我国现有风心病患者200万～300万人。

一、风心病的简介

（一）发病原因

　　风心病与链球菌感染有关。当青少年感染链球菌后，常出现咽喉痛等表现，身体会产生对抗链球菌的抗体，这些抗体在攻击链球菌的同时也攻击人体自身的某些组织，导致"风湿热"，表现为发热、关节肿痛、心脏增大等，常发生于链球菌感染后2～3周。

　　风湿热常累及心脏和大关节，引起心脏瓣膜炎性损害和关节炎，还常引起炎症反复发作。骨关节炎治好后不会遗留任何后遗症，但心瓣膜发炎后会肿胀，炎症消退后瓣膜会变厚，甚至因粘在一起而变形，引起瓣膜的狭窄或关闭不全，即风心病。

　　此外，尚有人认为病毒感染也是风心病的病因之一。

（二）临床表现

1.发病区域

我国东北、华北、华东及西部气候寒冷、潮湿或较贫困的边远地区发病率较高。

2.常见症状

患者活动能力会逐渐受到限制，轻者在劳动、跑步、上楼、爬山后会感到心慌、气短，重者还会出现咯血，发展至卧床时仍有气短，或在夜间睡眠中被憋醒，不能平卧，下肢水肿，甚至出现心力衰竭。好发于5～8岁的学龄期儿童，患者多数在幼儿时有链球菌感染病史，初期反复出现上呼吸道感染，然后扁桃体反复出现炎症，甚至出现化脓性扁桃体炎。若治疗不及时，不能完全控制感染，可在2～3周后发展成为风湿热。患儿发热，关节疼痛和肿胀，出现心脏及肾脏的损害，分别导致风心病及肾小球肾炎，不同程度的心肌、心内膜、心包膜损伤。由于心内膜的急性炎症、充血、肿胀、增厚，使心脏瓣膜周围组织发生粘连、变形及变窄，这就为慢性风心病埋下隐患，当再次受凉、感冒等使机体抵抗力下降时就容易发病。

3.心脏瓣膜损害情况

慢性风心病各瓣膜病理解剖受损率分别为：二尖瓣100%，主动脉瓣48.5%，三尖瓣12.2%，肺动脉瓣6.5%。临床上以单纯二尖瓣病变最为常见，占70%～80%；二尖瓣合并主动脉瓣病变次之，占20%～30%；单纯主动脉瓣病变占2%～5%。

（1）**二尖瓣狭窄** 分为隔膜型和漏斗型两大类。按病理生理改变分期有下列相应症状。

① 代偿期：无或有轻微症状，但有明显体征。

② 左心衰竭期：表现为呼吸困难和发绀。前者多在劳累后发生，呈阵发性，端坐呼吸，甚至出现急性肺水肿（急性心功能不全症状）。发绀见于颧部和口唇，即"二尖瓣面容"。常见咳嗽，于夜间及劳动后加重，多为干咳，易并发支气管、肺部感染，出现咯血，痰中带血丝，急性肺水肿时咳粉红色泡沫样痰。其他少见症状有声音嘶哑、吞咽困难等。

③ 右心衰竭期：产生体循环静脉淤血、肝大压痛、皮下水肿和腹水等。患者两颧紫红，口唇发绀，心前区可隆起，收缩期抬举性冲动，心脏扩大。

（2）**二尖瓣关闭不全** 轻者可无自觉症状，较重患者可出现左心功能不全而感到疲乏、心悸、呼吸困难等。

（3）**主动脉瓣关闭不全** 早期常无症状，晚期可出现心绞痛或昏厥，最后发生心力衰竭。

（4）**主动脉瓣狭窄** 轻者多无症状，重者可有疲乏感、呼吸困难、心绞痛、眩晕或昏厥。收缩压降低,脉压变小,心率常缓慢。

（5）**三尖瓣病变** 三尖瓣关闭不全多系因严重二尖瓣病变或肺动脉高压时右心室扩大引起的功能性改变。三尖瓣狭窄以器质性瓣膜损害为主,常与二尖瓣或主动脉瓣病变合并存在；患者感疲乏、呼吸困难,常有腹水及水肿。

（6）**联合瓣膜病变** 二尖瓣狭窄和主动脉瓣关闭不全为常见的联合病变；也曾查见到二尖瓣、三尖瓣及主动脉瓣同时受累,其临床表现为上述不同损害的综合症状。

（7）**并发症** 充血性心力衰竭、心房颤动、亚急性细菌性心内膜炎、肺栓塞、急性肺水肿、肺部感染等。

（三）相关的辅助检查

1. X线检查

（1）**二尖瓣狭窄** X线可查见左心房增大,食管向后移位,右心室增大,肺动脉干突出,主动脉弓缩小,肺门阴影加重,重症患者肺野可见散在点状阴影（为含铁血黄素沉积）。

（2）**二尖瓣关闭不全** X线可查见左心室扩大,肺动脉段突出,左心房扩张。

（3）**主动脉瓣关闭不全** X线可查见左心室扩大,心影呈靴形,左动脉弓突出。

（4）**主动脉瓣狭窄** X线查见左心室扩大,主动脉扩张。

2. 心电图检查

（1）**二尖瓣狭窄** 心电图P波增宽且有切迹,电轴右偏,右心室肥大。

（2）**二尖瓣关闭不全** 心电图呈左心室肥厚和劳损。

（3）**主动脉瓣关闭不全** 心电图电轴左偏,左心室肥大及劳损。

（4）**主动脉瓣狭窄** 心电图左心室肥大及劳损。

此外,有条件时应进行超声心动图（M型）检查、心导管检查、放射性核素造影、左心室造影等及相关的生物化学检测（如血沉、抗"O"、C反应蛋白等）,有助于风心病（特别对瓣膜损伤程度判定）诊断和治疗。

二、风心病的西药治疗

（一）首次发现风湿性瓣膜病后青霉素的应用

经一般的体格检查发现或出现症状而确诊者,应查血沉、抗"O"、C反应蛋白,结合临床了解有无风湿活动,若有风湿活动,应给予正规抗风湿治疗,同时给予青霉素以消除链球菌感染。每天肌注青霉素80万～160万单位,疗程至少2

周，称Ⅰ级预防。以后每月肌内注射一次长效青霉素120万单位，至少持续5～10年，称Ⅱ级预防。若首次就诊无风湿活动证据，只需要给予Ⅱ级预防。若病程中出现新的链球菌感染，则应及时给予Ⅰ级预防。青霉素的预防治疗可以减少风湿活动，避免病情加重，防止多瓣膜损害的发生。目前，临床应用的新青霉素制剂约有40种，均须遵医嘱对症选用。对青霉素类过敏的患者，应改用新型大环内酯类，如红霉素、阿奇霉素、罗红霉素等，亦可选用克林霉素或米诺环素等对症治疗。

（二）反流性瓣膜病用的西药

由于血液反流量决定了病情的严重程度，反流量愈大，心排血量愈小，肺淤血愈重，亦表示跨瓣压差愈大。因此降低后负荷、避免增加前负荷可以减少反流量。一旦确诊反流性瓣膜病，就应该给予减轻后负荷为主的血管扩张药，包括钙通道阻滞药，如维拉帕米（用于心动过速而不宜用于心动过缓）、加洛帕米（同维拉帕米）、尼群地平、硝苯地平、氨氯地平、左旋氨氯地平、地尔硫䓬、非洛地平、拉西地平、乐卡地平、尼卡地平、依那地平、尼伐地平、贝尼地平等；或血管紧张素转换酶抑制药，如厄贝沙坦、厄贝沙坦氢氯噻嗪、坎地沙坦（康得沙坦）、氯沙坦钾（洛沙坦）、替米沙坦、缬沙坦；或作用于α受体的药物，如酚妥拉明（瑞支亭、利其丁）、酚苄明、特拉唑嗪（降压宁）、乌拉地尔；或中枢性抗高血压药，如可乐定、甲基多巴；或影响交感神经递质的药物，如利血平等。品种繁多，由于患者个体病情有差异，必须由有经验的专科医师对症选用。并定期随访，及时调整药物及其用法和用量。

（三）主动脉瓣狭窄比较严重的患者用药

为了预防晕厥、心绞痛和心力衰竭，必须适当限制体力活动。注意避免应用过强的利尿药和血管扩张药，以免导致急性失代偿，预防感染性心内膜炎，在拔牙等非心脏手术前后应选用敏感有效的抗菌药物，宜选如青霉素配合庆大霉素（链霉素）、依替米星（萘替米星）等氨基糖苷类；可选用苯唑西林＋庆大霉素等氨基糖苷类；或头孢噻吩（或头孢唑林）＋庆大霉素等氨基糖苷类。有青霉素过敏性休克者，不可用青霉素，可选用大环内酯类抗生素，如阿奇霉素等，必要时可慎用头孢菌素类。

（四）风心病心绞痛患者用药

服用硝酸甘油或单硝酸异山梨酯颇有效；风心病房颤应用美托洛尔（倍他乐克）或地高辛可抑制心率过快；若发生心衰时，应使用洋地黄治疗，尤其适用于气急、心慌、心脏扩大、水肿明显者，对症适当给予强心、利尿和扩张血管的药物。

（五）风湿活动期患者用药

可选用糖皮质激素、抗炎和免疫抑制药等抗风湿药治疗。常用抗风湿药举例如下。

1.甲氨蝶呤

本品的推荐剂量为每周 7.5 ～ 20 毫克。主要不良反应有胃肠道、肝功能异常及骨髓抑制等，合用叶酸可减少其不良反应的发生。

2.来氟米特

本品为人工合成的异噁唑衍生物类抗炎及免疫抑制药，可改善风湿性关节炎、类风湿关节炎等自身免疫性疾病的症状，延缓关节病变进展。成人口服负荷剂量为每天 100 毫克，服用 3 天后改为维持剂量，每天服 10 ～ 20 毫克。不良反应有剂量依赖性皮疹、可逆性脱发、转氨酶升高；较常见的胃肠道反应有厌食、腹痛、腹泻、恶心、呕吐、胃炎、肠炎等；其他尚有高血压、头晕、瘙痒、消瘦、贫血、致畸胎等不良反应。部分患者还会出现胆道梗阻性疾病、肝病、免疫缺陷。孕妇应忌用，或权衡利弊后慎用。

3.羟氯喹

本品主要用于防治疟疾，也用于类风湿关节炎和青少年类风湿关节炎以及盘状红斑狼疮和系统性红斑狼疮的治疗。治疗风湿性关节炎和红斑狼疮，成人开始每次服 200 毫克，每日服 2 次，维持量每日 200 ～ 400 毫克，每日剂量不超过每千克体重 6.5 毫克。青少年患者治疗 6 个月无效即应停药。偶见胃肠道反应、皮疹及头晕等。由于可能引起眼损伤，故使服药者心存疑虑；然而据临床观察，常规治疗剂量引发眼球损害者少见，为此在治疗期间应进行眼科的相关检查。合用地高辛、西咪替丁、抗酸药时应咨询医生，调整用法、用量。

4.柳氮磺吡啶

本品为溃疡性结肠炎用药；减缓关节破坏发生的疗效较肯定，是风心病伴有溃疡性结肠炎、类风湿关节炎的常用药物之一。成人目前推荐从 0.25 克开始，可酌情逐渐增加至 0.75 克，每日服 3 次；维持量则一次只需服 0.5 克。儿童则按每千克体重 5 ～ 10 毫克，每日服 6 次；维持量每千克体重 7.5 毫克，每日服 4 次。对磺胺过敏者及 2 岁以下儿童禁用；肝肾功能不全者慎用；用药期间应定期查血常规、尿常规、磺胺结晶，定期进行直肠镜检查。少数患者服药后可出现胃肠不适、转氨酶升高等不良反应，偶有血常规异常。

5.米诺环素

本品为四环素类抗生素。近年来发现它可抑制基质金属蛋白酶及磷脂酶 A2

的功能，抑制前列腺素合成，并具有清除氧自由基的作用，可显著改善类风湿关节炎患者的临床指标。成人一般首次服200毫克，以后每12小时服100毫克；或在首次量后，每6小时服用50毫克。服用米诺环素后可引起前庭功能失调（头晕、共济失调），但停药后可恢复；较易引起光感性皮炎，用药后应避免日晒；肝肾功能不全者慎用；8岁以下儿童、孕妇及哺乳期妇女一般应禁用。一般用药不宜超过7天。

6.环磷酰胺

本品为治疗血管炎的经典药物，分为每日使用和冲击治疗。成人每日每千克体重按1.5～2毫克口服；也可用200毫克，隔日1次。其不良反应有继发感染、骨髓抑制、出血性膀胱炎、肿瘤，需权衡利弊后使用。

7.硫唑嘌呤

本品为嘌呤类似物，有抗炎和免疫抑制的双重作用。成人用量为每天每千克体重1～4毫克，日总剂量不超过200毫克。一般认为硫唑嘌呤在病情缓解后替代环磷酰胺作为缓解期的治疗，其不良反应较环磷酰胺轻，主要为骨髓抑制和肝脏损害，需定期进行健康体检。

8.白芍总苷胶囊

本品为抗炎免疫调节药，能调节患者的免疫功能，减轻类风湿患者的症状和体征，改善患者的病情。用于风心病伴类风湿关节炎。成人一次服用0.6克，每天服用2～3次，或遵医嘱。少数患者用药后偶见大便稀或大便次数增多以及轻度腹痛、纳差，可自行缓解。

9.其他

缓解风湿性疾病症状的药物还有雷公藤制剂、青霉胺、环孢素、吗替麦考酚酯、咪唑立宾、他克莫司、西罗莫司等。

改善病情、缓解症状药物使用的原则是早期、联合（不是重复）、个体化。早期指在发病后3个月内使用。早期诊断后明确用药患者，其预后明显优于延迟3～6个月的用药者。值得注意的是，改善病情药物的起效时间多在4～6周甚至6周以上，过早放弃治疗可能导致治疗延误，影响疗效。

联合用药指联合应用改善病情药物以尽快控制症状，待完全缓解后，可减量或改为一种有效药物并规范治疗用量，个体化用药。

三、风心病的中药治疗

风心病在祖国医学中属"心痹""心悸""胸痹"等范畴。病机病因多为风、寒、湿邪侵入机体，由表入里，犯及血脉，累及心脏所致。心脉受侵，则主血失调，血循失度，致使心脉瘀阻，久之累及肺、脾、肾，产生复杂的病理和错综复杂的病症。现将中医辨证论治风心病简介如下。

（一）风心病合并上呼吸道感染用药

宜祛邪化瘀调营卫，选方如下。

金银花10～30克，黄芩10～15克，石膏20～30克，桂枝10克，白芍10克，防风8～10克，茯苓10～20克，泽泻10～15克，桃仁7～10克，红花7～10克，牡丹皮10克，栀子10克，白茅根15～30克。水煎服，每天1剂。7天为1个疗程。可随症加减，服2～3个疗程，使发热及咽喉肿痛、关节肿痛等症状消除，使血沉、抗"O"正常及风湿活动得到控制。本方具有扶正祛邪、散风活络、清热利湿、调和营卫的功能，适用于肺心病患者因天气变化不慎受凉而突发高热、咽喉肿痛，继则关节红肿（以双下肢尤甚）、心悸气喘、呼吸急促、舌红苔黄、脉滑数、时呈结代患者；风心病、风湿活动、二尖瓣狭窄合并轻度关闭不全、主动脉瓣轻度关闭不全、心功能Ⅱ级合并上呼吸道感染患者。本方控制风湿活动、维护心脏功能的效果是比较确切的。

（二）风心病合并肺淤血用药

宜肃肺化瘀调血脉。选方如下。

葶苈子15～30克，桔梗10～15克，紫苏子15～20克，丹参15～30克，白茅根20～50克，三七7～10克，茯苓15～20克，厚朴15～20克。水煎服，每天1剂，7天为1个疗程。可随症加减。服药3剂，可止轻度咯血，使心悸喘咳减轻；经治2周，可使心率接近正常，喘咳症状消失。本方具有宣肺平喘、活血化瘀、通调血脉之效。适用于风心病因劳累过度诱发呼吸困难，心悸喘咳，时有咯血，心下痞硬，脘闷纳呆，两颧紫暗，唇甲青紫，舌暗或有瘀点，脉细数兼结代；风心病、二尖瓣狭窄合并关闭不全、心房纤颤、心源性肝硬化、心功能Ⅲ～Ⅳ级、肺淤血、心界扩大等患者。本方肃肺化瘀调血脉的效果良好。

（三）风心病合并心力衰竭用药

宜行水化瘀通心阳。选方如下。

制附片10克，桂枝10～15克，丹参15～30克，桃仁7～10克，红花7～10克，赤芍10～15克，茯苓15～30克，白术10克，泽泻15～20克，猪苓15～20克，厚朴15～20克。水煎服，每天1剂。可随症加减。服药3剂可见水肿逐渐消退，尿量增多，服药3周，水肿减轻，心率接近正常，口唇青紫明显改善，能轻微活动。本方具有温阳化瘀、利水消肿的功能，适用于风心病过劳而心悸怔忡，喘咳倚息，动则加重，进而全身水肿，双下肢尤甚，面唇青紫，畏寒肢冷，腹水肝大，舌质淡嫩或见瘀斑，脉沉细兼结代患者；风心病、二尖瓣狭窄合并关闭不全、主动脉瓣关闭不全、肺淤血、心房纤颤、心功能Ⅲ～Ⅳ级患者。本方行水化瘀通阳效果良好。

（四）风心病合并心肌缺血用药

宜养血化瘀通心脉。选方如下。

三七10～15克，延胡索10～15克，丹参20～30克，川芎7～10克，当归10克，桂枝10克，甘草10克，薤白15～20克。水煎服，每天1剂，可随证加减。服药3剂，心绞痛明显减轻，可连服2周，使心肌缺血、心绞痛明显改善。本方具有养血活血、通调心脉的功能，适用于风心病心脉瘀阻、络脉不充所致的心肌缺血、失养，引起心胸刺痛，甚则累及肩背，烦躁不安，唇甲青紫，舌紫暗或有瘀斑，脉细涩或结代患者；风心病、二尖瓣狭窄、心功能Ⅱ级合并心绞痛、心肌缺血患者。本方养血活血、通调心脉效果良好。

（五）风心病合并脑梗死用药

宜息风化瘀、平冲降逆。选方如下。

水牛角粉（薄片）20～30克，白芍15～20克，丹参20～30克，赤芍15克，桃仁10克，红花7～10克，怀牛膝15～20克，当归15～20克，黄芪15克，胆南星10～15克，石菖蒲15～20克，竹茹15～20克，枳壳10克等。水煎服，每天1剂，可随症加减。服药1周，神志逐渐清醒，言语渐清晰；服药2周，偏瘫的肢体功能得到改善。本方有息风涤痰、活血化瘀的功效。适用于风心病、二尖瓣狭窄、心房纤颤、心功能Ⅲ级合并脑梗死患者，症见风心病突然昏迷，不省人事，肢体偏瘫，语言謇涩，舌暗或有瘀点，口眼㖞斜，脉弦滑而结代。本方纠正阴阳失衡、调理气血、恢复神志、缓解偏瘫的效果良好。

（六）风心病合并痹病、胸痹用药

宜祛风散寒，除湿化痰，活络止痛。选方如下。

大活络丸其药物组成为蕲蛇、乌梢蛇、全蝎、地龙、天麻、威灵仙、制草乌、肉桂、细辛、麻黄、羌活、防风、松香、广藿香、豆蔻、僵蚕（炒）、天南星（制）、牛黄、乌药、木香、沉香、丁香、青皮、香附（醋制）、麝香、安息香、冰片、两头尖、赤芍、没药（制）、乳香（制）、血竭、黄连、黄芩、绵马贯众、葛根、水牛角、大黄、玄参、红参、白术（麸炒）、甘草、熟地黄、当归、何首乌、骨碎补（烫、去毛）、龟甲（醋淬）、狗骨（油酥）。属蠲痹通络剂，具有祛风散寒、除湿化痰、活络止痛的功能；药理学研究证明其有抗动脉粥样硬化、增加胸血流量、抗凝血和抗风湿炎症等作用。适用于风痰瘀阻而致胸痹，症见心胸憋闷不舒，或心胸作痛，心悸神疲，喘息气短，舌暗淡或有瘀点，脉弱或涩；风心病、冠心病心绞痛见上述证候者。亦适用于由寒湿阻络所致风心病伴痹病，症见肢体关节疼痛，屈伸不利，筋脉拘急，麻木不仁，畏寒喜暖，腰腿沉重，行走不便，舌暗淡，苔白腻，脉沉弦或沉缓；风湿性关节炎、骨关节炎、坐骨神经痛见上述证候者。成人用温黄酒或温开水送服，一次1丸（每丸重3.5克），每日服1～2次。

（七）治疗风心病用中药注意事项

① 治疗风心病中药多偏燥烈，故阴虚火旺者慎用；出血性中风初期神志不清者忌用。

② 治疗风心病中药多含活血通络之品，有碍胎气，故孕妇忌服；必须用时需权衡利弊后遵医嘱服用。

③ 对方剂中有过敏反应史的患者应禁用（就诊时应主动告诉医生，医生亦需仔细问诊）。

四、风心病药膳调养方

风心病源于风湿病，因风湿而导致心瓣膜受损，从而形成瓣膜口狭窄或关闭不全，或二者同时并存，可累及主动脉瓣，也可能累及肺动脉瓣，导致血流动力学改变，就容易使心功能代偿不全，形成充血性心力衰竭。风心病属"心痹""心悸""胸痹"等病范畴，表现为心悸、气短、头晕、喘咳等，严重者出现肢体水肿、心悸喘促而不能安卧。下述的药膳调养分心血虚损型、心血瘀阻型、心肾阳虚型及综合活血化瘀辨证加减调养介绍，供参考。

（一）心血虚损型

此型多因久病体虚，外邪内扰，损伤心脾，既耗心血，又伤生化之源，表现为心悸气短，头晕目眩，面色无华，舌质淡红，苔白，脉细弱或结代。治法宜养血，安心神。选方如下。

风心病养心粥

主料 人参5～10克（或党参15～30克），麦冬10克，茯苓10克（布包），大枣10枚（去核），糯米或粳米各150克。

辅料 红糖适量。

烹饪与服法 将四味中药和米洗净后共入砂锅，加清水1500克，小火熬成稠粥，弃茯苓后用红糖调味。空腹早、晚餐热食，吃人参（党参）、麦冬、大枣，细嚼慢咽，热粥送服。10天为1个疗程。

参珀炖猪心

主料 党参粉、琥珀粉各5克，猪心1个。

烹饪与服法 先将猪心剖开洗净，切成薄片，砂锅内加入清水500克，用小火熬炖至熟烂，再加入党参粉、琥珀粉调匀即可。空腹热食，隔天1次。5～7天为1个疗程。

龙眼枸杞子粥

主料 龙眼肉15克，枸杞子10克，大枣4枚（去核），糯米或粳米100～150克。

烹饪与服法 将主料分别洗净后放入砂锅内，加水1000克，用小火熬成稠粥，空腹热食，每天1剂。10天为1个疗程。

（二）心血瘀阻型

此型多因风寒湿邪搏于血脉，内犯于心，以心脉痹阻，营卫运行不畅而成；表现为心悸不安，胸闷不舒，气短气喘，两颧紫红，唇甲青灰，心痛时发，舌紫暗或有瘀斑，脉细涩或结代。治法宜活血化瘀，理气通络。选方如下。

朱砂根炖猪心粥

主料 猪心1个，糯米100克，朱砂根10克，活血莲10克，皂角刺5克，川芎9克，白胡椒7粒。

辅料 蜂蜜或冰糖各适量。

烹饪与服法 将猪心剖开洗净，切成薄心片；其余几味中药洗净浮尘后，装入纱布袋中，扎紧袋口，与洗净的糯米100克共入砂锅中，大火烧开时撇去浮沫，改用小火熬成烂稠粥，弃纱布袋中药渣，加少许蜂蜜或冰糖调味。空腹细嚼慢咽猪心片，热粥送服。

昆布苡仁蛋汤

主料 昆布（发涨）50克，薏苡仁50克，鹌鹑蛋3～5个。

辅料 蜂蜜或冰糖各适量。

烹饪与服法 先将昆布刷洗干净，切成小块；将薏苡仁淘洗干净；鹌鹑蛋煮熟去壳，共入砂锅内加水800克，小火煮至鹌鹑蛋开裂、薏苡仁熟烂时，加蜂蜜或冰糖适量调味，空腹热食，每天1剂。10天为1个疗程。

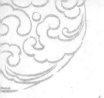

（三）心肾阳虚型

此型多因久病体虚，心阳不足，损及肾阳所致；表现为心悸气短，气喘，不能平卧，面色苍白，肢体水肿，尿少色白，舌质淡，脉沉细无力或结代。治法宜补益心肾，温阳利水。选方如下。

桂参粥

主料 人参3～5克（或党参15～30克），桂枝6克，大枣或大黑枣各10枚（去核），糯米或粳米100克。

辅料 糖适量。

烹饪与服法 桂枝去浮尘后用布包好；与洗净的人参（党参）、枣（去核）和米共入砂锅中，煮沸时撇去浮沫，改用小火熬成烂稠粥，弃布包中的桂枝后用糖调味。空腹细嚼慢咽人参（党参）、大枣，热粥送服。7～10天为1个疗程。

党参红茶饮

主料 党参30克，大枣10～15枚。

烹饪与服法 取党参、大枣（去核）洗去浮尘，加水煮沸2次，每次煮沸15分钟。吃党参、大枣，细嚼慢咽，温药汁送服。

百变搭配 体质虚弱者，尚可配用黄芪（布包）煎服，可提高免疫力，提升中气。

补肾养心核桃仁膏

主料 核桃仁300克，黑芝麻、女贞子（炙）、生地黄各250克，柏子仁、龟甲各100克。

辅料 黄酒4匙，冰糖、蜂蜜各500克。

烹饪与服法 女贞子、生地黄、柏子仁、龟甲倒入砂锅内，加冷水浸泡1小时，中火烧开后撇去浮沫，改小火煎沸半小时，滤取药汁，重复二煎再取药汁并浓缩至药汁约600克；核桃仁保留种皮，切成细粒；黑芝麻放入绸布袋中拣去杂质，淘洗干净，滤干后用中火炒至爆出小响声后离火出锅，冷却后与核桃仁细粒共研成细末（泥），与浓缩药汁共入砂锅，加入冰糖、蜂蜜搅匀溶化烧开后，再淋入黄酒搅匀，用小火熬至滴汁成珠，倒入有盖的食品盒或耐高温的瓶中，晾凉后置冰箱存放。砂锅中残留物用温开水冲洗并服用，外加刚熬好的膏1匙；以后每次空腹服1～2匙，用米汤或温开水送服，每1～2个月为1个疗程，以冬季或高寒地区患者服用效果较好。

（四）综合活血化瘀辨证加减调养

南杏桑白煲心肺

主料　南杏15～20克，桑白皮15克，猪心和猪肺各1副。

辅料　鲜蒜泥20克，精盐3克，葱白末10克，鸡精1克，芝麻油5克，姜末10克，蜂蜜适量。

烹饪与服法　将南杏与桑白皮洗去浮尘，装入纱布袋中，扎紧袋口；猪心剖开洗净，切成薄片；猪肺切成片状，用手搓去猪肺气泡中的泡沫。共入砂锅内，加清水约1000克，大火烧沸时撇去浮沫，改为小火煲至猪心、猪肺酥软熟透，弃纱布袋中药渣；捞出猪心、猪肺片，分成2份，每日空腹服1份（另1份冰箱存放），食前现用半份辅料拌匀，细嚼慢咽，用蜂蜜调味后的温汤送服。每2～3天1剂，7～10剂为1个疗程。

功效　养心肺，祛虚热，除湿毒；止咳化痰，滋阴润燥。

适用人群　肺心病伴阴虚潮热、大便结燥、咽干咳嗽或咯血等症者。

百变搭配　心肺有瘀血证患者可配用三七3～5克或川芎5克。宜常食蔬菜、五谷杂粮烹饪而成的佳肴；交替常食富含钾、钙、磷、铁、锌、硒等的食物。

乌梢蛇薤白汤

主料　饲养乌梢蛇肉100克，薤白50克。

辅料　蜂蜜适量，生姜末、料酒各5克。

烹饪与服法　将蛇肉洗净，剁切成短节，置于砂锅中用姜末、料酒拌匀，码味10分钟后，加入洗净的薤白和足量清水煮沸，用文火慢炖至蛇骨肉易分离时，去蛇骨，用蜂蜜调味，细嚼慢咽，热食蛇肉、薤白，热汤送服，每2天1剂，15天为1个疗程。

功效　祛风通络，除湿解毒，散结通阳，行气导滞。

适用人群　风心病、风湿病患者。

百变搭配　饲养南蛇肉、蕲蛇肉可代替乌梢蛇肉。

莲楂骨苓汤

主料　莲子15克，山楂15克，茯苓10克，猪骨500克，薤白10个。

辅料　料酒、生姜末各20克，蜂蜜适量。

烹饪与服法　猪骨剁成小块（节），入沸水中余一下洗净；捞出沥干放入砂锅中，用料酒、生姜末拌匀，码味20分钟，放入洗去浮尘的莲子、山楂、茯苓，加水约800克煮沸，撇去浮沫后加入洗净的薤白，改为文火慢炖至骨肉易分离时，用蜂蜜调味即可。空腹热食，细嚼慢咽主料，热汤送服。15天为1个疗程。

功效 补脾养心，除湿利尿，调理气血。

适用人群 风心病、风湿病伴轻度血瘀、小便不畅者。

百变搭配 可用牛骨、羊骨代替猪骨。

银海丹猪心汤

主料 银杏叶（鲜）50克，海风藤12克，丹参15克，猪心1个。

辅料 鲜蒜泥20克，生姜、葱末各5克，味精1克，酱油5克，食醋2克，白糖3克，芝麻油5克，盐2克，蜂蜜适量。

烹饪与服法 将三味主药洗去浮尘，装入纱布袋中，扎紧袋口，与洗净的猪心共入砂锅中，加水约600克，煮沸1小时，弃纱布袋中药渣；捞出猪心切成薄片，盛于盘中，用鲜蒜泥、生姜、葱末、味精、酱油、食醋、盐、白糖拌匀，淋上芝麻油食用；汤汁用蜂蜜调味后送服。每1～2天1剂，10～15天为1个疗程。

功效 祛风湿，通经络，化瘀血，止痹痛，养心肺。

适用人群 风心病、冠心病等患者。

百变搭配 宜常食胡萝卜、南瓜及绿色蔬菜等菜肴。

参麦骨豆汤

主料 党参10克，麦冬100克，赤小豆50克，猪骨500克，薤白10个。

辅料 姜末、料酒各10克，盐3克。

烹饪与服法 猪骨剁成小块（节），入沸水锅中汆一下洗净，放入砂锅中，用姜末、料酒拌匀，码味20分钟，放入洗净的党参、麦冬、赤小豆和薤白，加水约800克煮沸，撇去浮沫，改文火加盖炖至骨酥肉烂时，加盐调味后细嚼慢咽，热汤送服。每1～2天1剂，10～15剂为1个疗程。

功效 除湿利尿，补中益气，润肺养心。

适用人群 气血阴虚的风心病患者。

百变搭配 出锅前10分钟可放入洗净、切碎的绿色菜叶，蘸味汁食用。

丹赤骨豆汤

主料 川丹参10克，赤芍10克，赤小豆50克，刀豆10粒，猪骨500克。

辅料 白糖或蜂蜜各少许，生姜末、料酒各20克，花椒10粒。

烹饪与服法 猪骨剁成小块（节），入沸水锅中汆一下后洗净，放入砂锅内用生姜、料酒、花椒拌匀，码味20分钟，加入洗净的川丹参、赤芍、赤小豆、刀豆及清水约1000克，煮沸后撇去浮沫，加盖用文火炖至骨酥肉烂即可。空腹热食川丹参、赤芍、赤小豆、刀豆、猪骨上的肉，用白糖或蜂蜜调味的热汤送服。每1～2天1剂，10～15天为1个疗程。

功效　祛风除湿，顺气温中，活血通经，祛瘀止痛。

适用人群　风心病伴水肿、痹痛者。

百变搭配　出锅前10分钟加入洗净、切碎的菜叶，另配味汁供猪肉、菜叶蘸用。

丹赤络养心汤

主料　川丹参10克，赤芍10克，络石藤12克，猪心1个。

辅料　料酒、生姜末各15克，蜂蜜少许，酱油5克，盐2克，葱花3克，鲜蒜泥20克，味精1克，芝麻油5克，花椒面、胡椒粉各1克。

烹饪与服法　将川丹参、赤芍、猪心分别洗净；络石藤去浮尘后装入纱布袋中，扎紧袋口，共入砂锅中，加水500克煎沸1小时，弃络石藤；捞出川丹参、赤芍拌蜂蜜嚼服；猪心捞出切薄片，用其余辅料配成味汁拌匀，细嚼慢咽，热汤送服。10天为1个疗程。

功效　活血通络，祛瘀止痛，祛风除湿，凉血消肿。

适用人群　风心病伴瘀血、水肿的轻中度患者。

丹艽赤骨豆汤

主料　川芎3克，秦艽9克，川丹参10克，赤芍10克，赤小豆50克，猪骨500克。

辅料　生姜末、料酒各15克，蜂蜜少许，盐3克，鲜蒜泥15克，味精1克，葱花4克，酱油5克，芝麻油5克。

烹饪与服法　将猪骨剁成小块，入沸水中氽一下洗净；赤小豆、川丹参、赤芍洗净；川芎、秦艽去浮尘后装入纱布袋中，扎紧袋口，共入砂锅中，加水约800克，煎沸1小时，弃川芎、秦艽药渣。捞出川丹参、赤芍拌蜂蜜嚼服，服赤小豆，猪骨上的肉用其余辅料配成的味汁拌匀，佐餐食用，热汤送服。10天为1个疗程。

功效　祛风除湿，活络通经，化瘀止痛，消除肿胀。

适用人群　风心病伴轻中度瘀血、水肿患者。

百变搭配　可用牛骨、羊骨代替猪骨。

银丹泽泻骨头汤

主料　银杏叶（鲜）50克，泽泻10克，川丹参10克，猪骨500克。

辅料　薤白10个，生姜末、料酒各15克，盐3克，蜂蜜少许。

烹饪与服法　银杏叶洗净，装入纱布袋中，扎紧袋口；泽泻、川丹参去浮尘；猪骨剁成小块，入沸水中氽一下后洗净，放入砂锅内用料酒、生姜末拌匀，码味20分钟后加入全部主料，加水1000克煮沸，撇去浮沫；改文火后放入洗净的薤白，加盖慢炖至骨酥肉烂时，弃银杏叶，捞出泽泻、川丹参拌蜂蜜嚼服；用盐调味后食肉、薤白，热汤送服。10天为1个疗程。

功效 祛风除湿，活血化瘀，敛肺平喘，壮骨强身。

适用人群 风心病、肺心病、冠心病伴喘证、水肿的轻中度患者。

百变搭配 可用牛骨、羊骨代替猪骨。

红景天莲豆汤

主料 红景天、莲子各10克，赤小豆、刀豆、白扁各30克。

辅料 蜂蜜或白糖各少许，薤白10个。

烹饪与服法 将主料分别洗净，红景天装入纱布袋中，共入砂锅内，加水500克，煮沸撇去浮沫，加入洗净的薤白，加盖炖至三豆爆腰酥烂时，弃红景天，用蜂蜜或白糖调味。细嚼慢咽食莲豆，热汤送服。10天为1个疗程。

功效 祛风除湿，顺气消胀，消肿止痛。

适用人群 风心病伴胸闷、胸痛、痹痛、轻中度水肿者。

百变搭配 伴有高血压者同时服食芹菜、荠菜等绿色菜肴。

银丹艽海蹄花汤

主料 夏季鲜银杏叶50克，秦艽、川丹参各10克，海风藤9克，猪蹄1只（约300克）。

辅料 薤白10个，生姜末、料酒各15克，蜂蜜少许。

烹饪与服法 将银杏叶、秦艽、海风藤去浮尘，装入纱布袋中；川丹参洗净；猪蹄刮洗干净后剖开，划花刀后放入砂锅中，用生姜末、料酒拌匀，码味20分钟，放入4味主药和洗净的薤白，加水800克煮沸撇去浮沫，改文火加盖炖至猪蹄酥烂时，弃纱布袋中药渣，用蜂蜜调味。食肉、嚼服川丹参，热汤送服。10天为1个疗程。

功效 祛风除湿，通络止痛，理气通阳。

适用人群 风心病、冠心病伴血瘀、轻中度水肿者。

百变搭配 可用牛蹄、羊蹄（筋）代替猪蹄。

荷丹赤泽泻骨豆汤

主料 荷叶20克，赤芍、泽泻各9克，赤小豆50克，猪骨500克，川丹参10克。

辅料 薤白10个，生姜、料酒各15克，蜂蜜或白糖各少许，鹅卵石一块。

烹饪与服法 荷叶洗净，连同一干净的鹅卵石装入纱布袋中，扎紧袋口（便于沉锅底不上浮）；赤芍、泽泻、川丹参、薤白洗净；猪骨剁成小块，入沸水中汆一下，放入砂锅中与生姜末、料酒拌匀，码味20分钟，加洗净的赤小豆和中药及清水约1000克，煮沸撇去浮沫；加盖改用文火炖至骨酥肉（豆）熟烂时，弃荷叶，用蜂蜜或白糖调味，细嚼慢咽赤芍、泽泻、赤小豆、川丹参、薤白和肉，热汤送服。10天为1个疗程。

功效 祛风除湿，活络通经，化瘀消肿，理气通阳，降脂止痛。

适用人群 风心病、冠心病伴轻中度瘀血、水肿和高脂血症者。

百变搭配 可用牛骨、羊骨代替猪骨。

荷丹薤白鲫鱼汤

主料 荷叶20克，薤白20个，鲫鱼1尾（约200克），川丹参10克。

辅料 生姜、料酒各15克，盐3克，葱节10克，香菜节3克。

烹饪与服法 荷叶、薤白、川丹参分别洗净；鲫鱼去鳞、鳃、内脏后洗净，在两面划花刀后放入砂锅中，用生姜、料酒、葱节抹匀，码味20分钟，加入荷叶、薤白和丹参及清水600克，煮沸后撇去浮沫，中火煮沸半小时，弃荷叶，加盐调味后，放入香菜节即可。细嚼慢咽薤白、川丹参和鱼肉。热汤送服。10天为1个疗程。

功效 除湿祛瘀，健脾消肿，通络止痛，行气消胀，辅助降脂。

适用人群 风心病、冠心病伴血瘀、水肿、胸闷等轻中度患者。

百变搭配 伴有高血压者宜同时吃荠菜或芹菜、香蕉等辅助降压菜肴。

祖师麻银丹薤白汤

主料 祖师麻3～6克，银杏叶10克，川丹参10克，薤白6个，鸡心1个。

辅料 蜂蜜或白糖各少许。

烹饪与服法 将祖师麻、银杏叶去浮尘后装入纱布袋中，扎紧袋口，川丹参、薤白、鸡心分别洗净，共入砂锅内，加水煮沸，撇去浮沫后，改文火煎沸1小时，去祖师麻、银杏叶后，用蜂蜜或白糖调味。细嚼慢咽川丹参、薤白和鸡心。热汤送服。7天为1个疗程。

功效 祛风除湿，活血祛瘀，通络止痛，通阳理气，消肿祛痹。

适用人群 风心病、冠心病伴血瘀、痹痛、轻度水肿者。

银丹薏芍骨豆汤

主料 银杏叶10克，川丹参10克，白芍10克，薏苡仁20克，赤小豆20克，猪骨500克。

辅料 生姜末、料酒各20克，蜂蜜或白糖各少许。

烹饪与服法 银杏叶去浮尘后装入纱布袋中，扎紧袋口；川丹参、白芍、薏苡仁、赤小豆分别洗净；猪骨剁成小块，入沸水中汆一下洗净，用生姜末、料酒码味20分钟，共入砂锅内，加水约1000克煮沸，撇去浮沫后改文火，加盖炖至骨酥肉烂时，弃银杏叶，用蜂蜜或白糖调味后细嚼慢咽。空腹食用川丹参、白芍、薏苡仁、赤小豆和肉，热汤送服。10天为1个疗程。

功效 祛风除湿，活络通经，化瘀止痛、消肿。

适用人群 风心病、风湿病伴血瘀、水肿、关节痹痛等患者。

百变搭配 肢体麻木者可加祖师麻3～6克。

丹芍参麦骨豆汤

主料 丹参、白芍、党参、麦冬各10克，赤小豆50克，猪骨500克。

辅料 生姜末、料酒各15克，薤白10克，盐或白糖各少许。

烹饪与服法 猪骨剁成小块，入沸水锅中汆一下后洗净，放入砂锅中用生姜末、料酒拌匀，码味20分钟，放入洗净的其余主料和薤白，加足水，煮沸后撇去浮沫，改文火炖至骨酥豆烂时，用盐或白糖调味。空腹细嚼慢咽，热食。10天为1个疗程。

功效 祛风除湿，活血通络，养阴生津，通阳理气，化瘀止痛。

适用人群 风心病伴阴阳两虚、轻度水肿、痹痛患者。

百变搭配 出锅前10分钟可加洗净、切碎的菜叶煮熟蘸味汁食用。

银丹赤生脉汤

主料 银杏叶9克，川丹参9克，赤芍9克，党参6克，麦冬6克，五味子6克，赤小豆50克，猪骨200克。

辅料 生姜末、料酒各10克，盐或白糖各少许，薤白10个。

烹饪与服法 将猪骨剁成小块，入沸水中汆一下后洗净，放入砂锅中用生姜末、料酒拌匀，码味20分钟，加入洗净的银杏叶（纱布包好）、薤白和余下的全部主料，加足水煮沸，撇去浮沫，改文火炖至骨酥豆烂时，弃银杏叶，用盐或白糖调味后细嚼慢咽，热汤送服。10天为1个疗程。

功效 除湿祛瘀，通络止痛，益气养阴，通阳消痹，敛肺平喘。

适用人群 风心病伴血瘀、心悸、水肿、痹痛患者。

百变搭配 可用牛骨、羊骨代替猪骨。

银丹参麦骨豆汤

主料 银杏叶10克，川丹参10克，党参9克，麦冬9克，赤小豆50克，猪骨500克，薤白10个。

辅料 生姜末、料酒各20克，盐或白糖各少许。

烹饪与服法　银杏叶洗净后装入纱布袋中，扎紧袋口；猪骨剁成小块，入沸水锅中汆一下后洗净，放入砂锅中用生姜末、料酒拌匀，码味20分钟，放入银杏叶及洗净的其余全部主料加足水煮沸，撇去浮沫，改文火后加盖，炖至骨酥豆烂时，弃银杏叶，用盐或白糖调味后细嚼慢咽。空腹热食，温汤送服。10天为1个疗程。

功效　除湿祛瘀，活血通络，养阴生津，理气通阳。

适用人群　风心病伴血瘀、水肿等体虚者。

百变搭配　可用牛骨、羊骨代替猪骨。

银丹血藤泥鳅汤

主料　银杏叶9克，川丹参10克，大血藤9克，薤白10个，泥鳅200克。

辅料　生姜末、料酒各15克，盐3克，葱节10克，独蒜10个。

烹饪与服法　将银杏叶、大血藤去浮尘后装入纱布袋中，扎紧袋口；泥鳅去鳃、内脏后洗净，放入砂锅中用生姜末、料酒抹匀，码味20分钟，加入纱布袋和洗净的余下全部主料，加足水淹没煮沸，撇去浮沫后，改文火炖至泥鳅骨肉易分离时，弃纱布袋中药渣，加入葱节、独蒜（去皮洗净）再煮沸10分钟，调入盐。空腹热食，细嚼慢咽，温汤送服。10天为1个疗程。

功效　活血通络，敛肺平喘，祛风除湿，通阳理气。

适用人群　风心病伴水肿、喘息、血瘀等体虚患者。

百变搭配　可用鳝鱼、鲫鱼等淡水鱼代替泥鳅。

刀豆萝卜猪心汤

主料　刀豆20粒，萝卜500克，猪心1个。

辅料　鲜蒜泥20克，酱油10克，食醋2克，味精1克，葱末5克，盐2克，芝麻油5克，胡椒粉1克。

烹饪与服法　将刀豆洗净；萝卜洗净切块；猪心剖开洗净，切成4大块，共入砂锅内，加水约600克煮沸，撇去浮沫后改文火炖1小时，捞出猪心切薄片，用全部辅料拌匀，空腹细嚼慢咽刀豆、萝卜和猪心，热汤送服。每2天1剂，10天为1个疗程。

功效　温中下气，除湿消肿，健脾养心。

适用人群　风心病伴虚寒呃逆、心悸心烦、水肿等患者。

百变搭配　水肿明显者可加赤小豆、薏苡仁各10～20克炖服。

丹槲薤心汤

主料　川丹参10克，槲寄生10个，薤白10个，猪心1个。

辅料 生姜末、料酒各10克，鲜蒜泥10克，葱末5克，酱油10克，味精1克，盐2克，芝麻油5克。

烹饪与服法 猪心剖开洗净，用生姜末、料酒拌匀，码味20分钟；川丹参、薤白洗净；槲寄生去浮尘后装入小纱布袋中，扎紧袋口，共入砂锅中，加水约800克煮沸，撇去浮沫，改文火加盖炖沸1小时，弃槲寄生，捞出猪心切成薄片，用辅料调成的味汁拌匀。空腹细嚼慢咽川丹参、薤白和猪心，热汤送服。每2天1剂，10天为1个疗程。

功效 活血通络，祛风除湿，通阳理气，消肿止痛，健脾养心。

适用人群 风心病伴水肿、心悸心烦、胸腹胀满、消化功能低下者。

百变搭配 可用牛心或羊心各100克代替猪心1个。

银丹莲薏心汤

主料 银杏叶、川丹参、莲子各10克，薏苡仁20克，鸭心1个。

辅料 蜂蜜或白糖各少许。

烹饪与服法 将银杏叶洗净，装入纱布袋中，扎紧袋口；其余主料分别洗净，共入砂锅内，加水淹没煎沸1小时，去银杏叶后用蜂蜜或白糖调味。细嚼慢咽川丹参、莲子、薏苡仁和鸭心，热汤送服。10天为1个疗程。

功效 活血通络，敛肺平喘，养心安神，除湿利尿，益肾。

适用人群 风心病伴血瘀、水肿、心烦失眠者。

百变搭配 可用鸡心、鹅心代替鸭心。

银丹艽薏心汤

主料 银杏叶10克，秦艽9克，川丹参10克，薏苡仁20克，鸭心1个。

辅料 蜂蜜或白糖各少许。

烹饪与服法 银杏叶、秦艽分别洗净，装入纱布袋并扎紧袋口；川丹参、薏苡仁、鸭心分别洗净，共入砂锅内，加足水淹没煎沸1小时，去纱布袋中药渣，用蜂蜜或白糖调味后细嚼慢咽川丹参、薏苡仁、鸭心。热汤送服。10天为1个疗程。

功效 祛风除湿，活血通经，养心益肾。

适用人群 风心病伴水肿、血瘀及小便不畅者。

百变搭配 可用鸡心、鹅心、兔心代替鸭心。

豨银丹骨豆汤

主料 豨莶草10克，银杏叶10克，川丹参10克，赤小豆50克，猪骨500克。

辅料 生姜末、料酒各15克，盐3克，葱末5克，味精1克。

烹饪与服法 豨莶草、银杏叶去浮尘后装入纱布袋并扎紧袋口；川丹参、赤小豆洗去浮尘；猪骨剁成小块，入沸水中汆一下后洗净，放入砂锅内用生姜末、料酒拌匀，码味20分钟，加入其余备好的主料，加水淹没煮沸，撇去浮沫后，改文火加盖炖至骨酥肉烂时，弃纱布袋中药渣，用盐、味精、葱末调味。细嚼慢咽川丹参、赤小豆、猪骨上的肉，热汤送服。每2天1剂，10天为1个疗程。

功效 祛风除湿，活血通经，敛肺平喘，养心益肾。

适用人群 风心病伴血瘀、水肿，肾功能和胃肠功能低下者。

百变搭配 可用牛骨、羊骨代替猪骨。

海银丹豆骨汤

主料 海风藤12克，银杏叶9克，川丹参10克，赤小豆50克，猪骨500克。

辅料 生姜末、料酒各20克，薤白10个，蜂蜜或白糖各少许。

烹饪与服法 海风藤、银杏叶去浮尘后装入纱布袋中，扎紧袋口；川丹参、赤小豆、薤白分别洗净；猪骨剁成小块，入沸水锅中汆一下后洗净，用生姜末、料酒拌匀，码味20分钟；共入砂锅内，加水淹没煮沸，撇去浮沫后改为文火，炖至骨酥豆烂时，弃纱布袋中药渣，用蜂蜜或白糖调味后细嚼慢咽川丹参、赤小豆、肉和薤白，热汤送服。每2天1剂，10天为1个疗程。

功效 祛风除湿，通络活血，化瘀止痛，通阳理气。

适用人群 风心病伴血瘀、水肿等患者。

百变搭配 可用牛骨、羊骨等代替猪骨。

丹苓槲薤骨豆汤

主料 川丹参10克，槲寄生10克，薤白20个，赤小豆50克，猪骨500克，茯苓10克。

辅料 生姜末、料酒各20克，盐3克，葱花3克。

烹饪与服法 猪骨剁成小块，入沸水锅中汆一下洗净，放入砂锅中用生姜末、料酒码味20分钟，加入洗去浮尘的川丹参、槲寄生、薤白、赤小豆和茯苓，用水淹没煮沸，撇去浮沫，改文火炖至骨酥豆烂，弃槲寄生后加盐，撒上葱花即可。细嚼慢咽川丹参、薤白、赤小豆、茯苓、肉，热汤送服。10天为1个疗程。

功效 祛风除湿，活血通络，调理气血，化瘀止痛。

适用人群 风心病伴血瘀、水肿、小便不畅者。

百变搭配 可用牛骨、羊骨代替猪骨。

木耳山楂烩魔芋

主料 水发木耳100克，山楂（去籽）10克，水魔芋500克，鸡脯肉100克。

辅料 生姜末、料酒各10克，淀粉15克，花椒10粒，蒜苗50克，葱节

10克，味精1克，盐3克，花生油15克，高汤250毫升。

烹饪与服法 水发木耳择洗干净，撕成小朵；山楂洗去浮尘；水魔芋切成薄片，入沸水中余一下后洗净，沥干备用。鸡脯肉洗净，切成薄片用生姜末、料酒、花椒拌匀，码味10分钟后用淀粉上浆。将油在锅内烧至六七成热时，下鸡片翻炒至变色，放入木耳、山楂、水魔芋和高汤约250毫升，文火慢烧半小时，翻匀3次，加入葱节和蒜苗翻炒3分钟，用盐和味精调味即可。空腹或佐餐食用。10天为1个疗程。

功效 降脂降压，调理气血，健体强身。

适用人群 风心病伴高脂血症、高血压患者及亚健康人群。

魔芋泽泻烩蒜苗

主料 魔芋豆腐（水魔芋）500克，鲜泽泻2个（50～100克），蒜苗300克，鸡脯肉100克。

辅料 生姜末、料酒各10克，盐3克，花椒10粒，花生油20克，高汤300克，味精1克，淀粉10克。

烹饪与服法 魔芋切成薄片，入沸水中余一下后洗净沥干；鲜泽泻刮洗干净后切成薄片；蒜苗去根须、老叶后洗净，滚刀切段。鸡脯肉洗净、切片，用生姜末、料酒、花椒拌匀，码味10分钟，用淀粉上浆，放入烧至七成热的油锅中炒至变色，加入泽泻片、魔芋块、高汤300克，用文火烧半小时，翻匀3次，再放入蒜苗翻匀3分钟，调入盐和味精即可。空腹或佐餐食用。10天为1个疗程。

功效 除湿利尿，降脂降压，调理气血，健体强身。

适用人群 风心病伴高脂血症、高血压、小便不畅者。

百变搭配 中度以上高血压患者可用芹菜、荠菜代替蒜苗，其效更好。

山芋菜烧鸭

主料 山楂（去籽）10克，梅花山芋（又名槟榔芋头）500克，鸭肉200克，芹菜（切成节）200克。

辅料 生姜末、料酒各15克，姜片、葱节各10克，盐3克，味精1克。

烹饪与服法 山楂洗去浮尘；芋头刮去表皮、洗净；将鸭肉洗净、切成小块，用生姜、料酒拌匀，码味20分钟，放入热锅中爆出鸭油和香味，加入姜片、葱节翻炒几下，下芋头小块、山楂，加清水淹没煮沸，小火烧50分钟后放入洗净的芹菜节，翻炒5分钟后用盐和味精调味即可。空腹热食。10天为1个疗程。

功效 利湿健脾，降脂降压，促进胃肠蠕动。

适用人群 风心病伴高脂血症、高血压患者及亚健康人群。

百变搭配 可用荠菜代替芹菜，加配洋葱100克，在出锅前10分钟入锅。

木耳山楂烧土豆牛肉

主料　水发木耳100克，去籽山楂10克，土豆500克，牛肉50克，芹菜100克。

辅料　姜末、葱节各10克，盐3克，料酒10克，淀粉10克，味精1克，花生油15克。

烹饪与服法　水发木耳择洗干净，撕成小朵，山楂洗去浮尘；土豆洗净，滚刀切块；芹菜洗净后切碎备用。牛肉洗净后切成薄片，用姜末、葱节、料酒拌匀，淀粉上浆，放入烧至七成热的油锅中炒香至变色，加入木耳、山楂、土豆翻匀，加入清水（淹没）慢烧至酥烂时，加入芹菜翻匀3分钟，调入盐和味精即可。空腹热食。10天为1个疗程。

功效　除湿健脾，降脂降压，调理气血。

适用人群　风心病伴高脂血症、高血压患者及亚健康人群。

百变搭配　可配白芍10克，用鲜山药代替土豆，其疗效更好。

山药魔芋烧蹄筋

主料　鲜山药200克，水魔芋500克，牛蹄筋300克，芹菜100克，去籽山楂10克。

辅料　生姜片、蒜片、葱节各15克，高汤适量，盐3克，味精1克，豆瓣酱10克，花生油20克。

烹饪与服法　鲜山药刮洗干净后，切成小块；水魔芋切小块后入沸水锅中氽一下，洗净，沥干；牛蹄筋洗净，切条；山楂洗去浮尘；芹菜择洗干净，切段备用。将油放入锅内烧至七成热，下姜、葱、蒜、豆瓣酱炒香，放入牛蹄筋翻炒均匀，加高汤约1000克煮沸，慢烧半小时，再放入山药、魔芋慢烧40分钟，放入芹菜烧10分钟，放入盐、味精调味即可。空腹热食，10天为1个疗程。

功效　健脾除湿，降脂降压，调理气血，强筋健骨。

适用人群　风心病伴高脂血症、高血压等体虚者及亚健康人群。

百变搭配　可用洋葱、荠菜代替芹菜；可用猪蹄筋代替牛蹄筋。

白芍泽泻冬瓜烧排骨

主料　白芍10克，泽泻10克，冬瓜块500克，猪排骨300克。

辅料　生姜片、葱节、豆瓣酱各10克，盐3克，味精1克，花椒3克，高汤适量。

烹饪与服法　将猪排骨剁成短节，入沸水中氽一下洗净，放入预热的炒锅中收水汽，爆出油和香味时放入姜、葱、花椒和豆瓣酱翻炒均匀，加入高汤淹没，放入备好的白芍、泽泻和冬瓜块，文火慢烧至酥熟烂透，用盐和味精调味即可。

功效　祛风除湿，利尿益肾，调理气血，辅助降压。

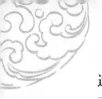

适用人群 风心病伴高血压、肾功能低下等患者及亚健康人群。

百变搭配 荠菜、洋葱可与芹菜交替食用。

白芍泽泻焖泥鳅

主料 白芍10克，泽泻（鲜）1个（50～80克），芹菜（切成节）100克，泥鳅200克。

辅料 生姜末、料酒各15克，泡椒末10克，花椒10粒，花生油15克，味精1克，葱花3克，盐2克，高汤适量。

烹饪与服法 将泥鳅去鳃和内脏，洗净沥干，用生姜末、料酒、泡椒末、花椒抹匀，码味10分钟，放入烧至七成热的油锅中收水汽，炒出香味时，放入洗净的白芍片、泽泻（切成薄片）和高汤（或清水）淹没煮沸，改文火加盖焖至酥烂熟透，加入芹菜节翻匀焖5分钟，用盐、味精调味，撒上葱花即成。空腹或佐餐热食。每天1剂，10天为1个疗程。

功效 祛风除湿，利尿降压，健脾养心。

适用人群 风心病伴高血压、小便不畅者。

百变搭配 可选用荠菜、洋葱、大葱等代替芹菜。

白芍防己泽泻炖猪骨

主料 白芍、汉防己、泽泻各9克，猪骨500克，芹菜节150克。

辅料 生姜末、料酒各20克，盐或蜂蜜各少许，花椒末1克，味精1克。

烹饪与服法 猪骨剁成小块，入沸水中氽一下洗净，沥干后放入砂锅内用料酒、生姜末、花椒末拌匀，码味20分钟，加入洗去浮尘的白芍、汉防己、泽泻和清水约800克，煮沸时撇去浮沫，改为文火加盖炖至酥烂熟透，放入芹菜节再煮5分钟，用盐或蜂蜜、味精调味即可。空腹或佐餐细嚼慢咽服下。每天1剂，10天为1个疗程。

功效 祛风除湿，降压止痛，调理气血。

适用人群 风心病伴高血压、痹痛者。

百变搭配 可用牛骨、羊骨代替猪骨。

香菇芍药番茄汤

主料 香菇200克，白芍10克，山药50克，番茄1个（约200个），鸡脯肉50克。

辅料 料酒、生姜末各10克，淀粉10克，盐3克，大蒜20克，葱花5克，高汤适量。

烹饪与服法 香菇去根、蒂，洗净，切片；白芍、山药洗去浮尘；鸡脯肉洗净，切成薄片，用生姜末、料酒拌匀，码味20分钟；加入煮沸的砂锅高汤中，放入香菇片、白芍片、山药片和大蒜，用文火炖1小时，加入洗净、切成薄片的番茄，再煮5分钟，用淀粉勾芡，盐调味，撒上葱花即可。空腹热食，10天为1个疗程。

功效 增强和调节免疫功能，祛风除湿，保肝益心，养胃滋肾。

适用人群 风心病患者、免疫力低下者及亚健康人群。

百变搭配 出锅前尚可放入绿色菜叶同煮。

番茄香菇芍药骨头汤

主料 番茄1个（约200克），香菇200克，赤芍10克，白芍10克，山药10克，泽泻10克，薤白10个，猪骨500克。

辅料 生姜末、料酒各20克，盐3克，味精1克，葱花少许。

烹饪与服法 将猪骨剁成小块，入沸水锅中氽一下后洗净，放入砂锅中与生姜末、料酒拌匀，码味20分钟，加入洗净的香菇、赤芍、白芍、山药、泽泻、薤白煮沸，撇去浮沫，改文火加盖炖至酥烂熟透时，加入洗净、切成片的番茄再煮沸10分钟，加盐和味精调味，撒上葱花，热食番茄、香菇、赤芍、白芍、山药、泽泻、薤白、猪骨上的肉，细嚼慢咽，热汤送服。每2天1剂，15天为1个疗程。

功效 祛风除湿，活血通络，调理气血，保肝养心。

适用人群 风心病伴血瘀、痹痛、高脂血症者。

百变搭配 伴有高血压患者可常食洋葱、芹菜、荠菜等菜肴以及香蕉等。

罗布麻菊花饮

主料 罗布麻5～9克，菊花5～9克，白茅根5克。

辅料 蜂蜜或白糖各少许。

烹饪与服法 将三味主药放入砂锅中，加水煎汤，用蜂蜜或白糖调味当茶饮。可用沸水反复冲泡2次饮用，每天1剂，10天为1个疗程。

功效 清热凉血，降血压，镇头风。

适用人群 风心病伴冠心病、前额头痛者。

藁菊山楂钩藤饮

主料 藁本5～9克，山楂10克，菊花5～9克，钩藤5～9克。

辅料 蜂蜜或白糖各少许。

烹饪与服法 将四味主药放入砂锅中，加水煎汤，用蜂蜜或白糖调味后当茶饮。可复用沸水冲泡2次饮用。每天1剂，10天为1个疗程。

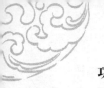
功效　祛风除湿，降脂降压，散瘀治巅顶头痛。

适用人群　风心病伴高脂血症、高血压、头痛（尤其是巅顶头痛）者。

药菊山楂钩藤饮

主料　白芍10克，山楂10克，钩藤10克，杭菊花5克。

辅料　蜂蜜或白糖各适量。

烹饪与服法　将四味主药放入砂锅中，加水煎汤，用蜂蜜或白糖调味后当茶饮；尚可用沸水反复冲泡2次饮用。每天1剂，10天为1个疗程。

功效　祛风除湿，降脂降压，治高血压引起的头晕头痛。

适用人群　风心病伴高脂血症、高血压病所致的头痛。

菊花杜仲山楂饮

主料　杭菊花5～10克，杜仲10克，山楂10克。

辅料　白糖或蜂蜜各适量。

烹饪与服法　将三味主药放入砂锅内，加水煎汤，用蜂蜜或白糖调味当茶饮；尚可用沸水冲泡2次饮用。每天1剂，10天为1个疗程。

功效　祛风，止痛，降压。

适用人群　风心病伴高血压、痹痛者。

马蹄泽泻杞菊饮

主料　马蹄50克，泽泻10克，枸杞子10克，杭菊花5克。

辅料　蜂蜜或白糖各少许。

烹饪与服法　将马蹄（即荸荠）、泽泻（去坏芽、残叶柄和根）洗净后切薄片；去浮尘的枸杞子、杭菊花共入砂锅内，加水煎汤，用蜂蜜或白糖调味当茶饮，可嚼服煮熟的马蹄、泽泻和枸杞子。每天1剂，10天为1个疗程。

功效　祛风除湿，降脂降压，辅助降血糖，养胃益肾。

适用人群　风心病伴高血压、高脂血症、糖尿病及胃、肾功能低下者。

五、风心病食疗

风心病为慢性疾病，患者由于瓣膜病变，导致右心衰竭，可引起消化道出血，出现食欲减退、纳差、消化不良等现象。故宜选择营养丰富、易消化、低盐、低脂肪、富含维生素、高钾的食物，如米饭（粉）、果酱、柑橘、香蕉、桂圆、椰子、坚果仁、蘑菇、苹果、新鲜蔬菜等；有水肿（浮肿）或心功能不全者应限制钠盐（碱馒头、碱面条等及咸味食品）的摄入，少食盐腌腊肉、咸菜等。

（一）风心病患者的饮食注意事项

风心病患者有发热症状时，应多饮水，并给予高蛋白、富含维生素饮食，以维持足够的营养，满足机体的需要，不宜进食过量，不可进食太甜、太油腻，应适当注意卧床休息，以减少因体力活动造成的心脏负荷加重，并在发热和有明显症状时将机体代谢的需要降至最低程度，有利于控制冠心病、风心病的症状。

如果有严重的心肌炎或心力衰竭者，应进食低盐、富含维生素食物，少量多餐，多食新鲜蔬菜，保持大便通畅，禁烟、酒、浓茶、咖啡及其他刺激性食物。严重水肿者应限制摄水量、钠盐及含钠量丰富的食物。关于钠盐的摄入量，Ⅰ度心功能不全者应限制每天食盐5克以下，Ⅱ度心功能不全者应限制每天食盐2.5克以下，Ⅲ度心功能不全者应限制每天食盐1克以下。对于应用利尿药和伴有心力衰竭持久患者，可适当放宽钠盐的限制摄入量，以免发生稀释性低钠血症。

（二）风心病食疗方

小米龙眼心肺粥

主料 龙眼（桂圆）肉10～30克，猪心、猪肺各100克，小米100克。

辅料 红糖或蜂蜜各适量。

烹饪与服法 将猪心剖开洗净，猪肺充分洗净，挤掉肺泡中泡沫，均分别切成薄片；龙眼（桂圆）肉洗去浮尘；小米淘洗干净。共入砂锅内，加入清水约1000克，大火煮沸时撇去泡沫，改为小火熬炖至熟烂稠粥，加红糖或蜂蜜调味即成。空腹热食，每天1剂。7～10天为1个疗程。

功效 养心血，安心神。

适用人群 心血虚损型风心病患者。

百变搭配 可用糯米、粳米代替小米；可用鸡、鸭的心、肺各两副代替猪心、肺各100克；常食鲜菜。

大枣猪心糯米粥

主料 大枣10枚（去核），猪心1个，糯米100克，薤白10个。

辅料 红糖或蜂蜜各少许。

烹饪与服法 将大枣洗去浮尘，去核；猪心剖开洗净，切成薄片；糯米淘洗干净；薤白洗净；共入砂锅内，加水约1000克，大火煮沸后撇去浮沫；改为小火熬成熟烂稠粥，加红糖或蜂蜜调味即成。空腹热食，每天1剂，7～10天为1个疗程。

功效 养心血，安心神，祛风湿。

适用人群 心血虚损型风心病患者。

百变搭配 可用粳米、小米等代替糯米；可用鸡心、鸭心各两副代替猪心1个。常食鲜菜、水果。

赤豆龙眼大枣心肺汤

主料 赤小豆50～100克，大枣10枚（黑的，去核），龙眼20枚，鸡心肺两副。

辅料 独头大蒜10枚，红糖或蜂蜜各适量。

烹饪与服法 将赤小豆淘洗干净；去核大枣洗去浮尘；龙眼（桂圆）去壳后再去核；鸡心肺洗净后均切成薄片；独头大蒜去皮后洗净。上料入锅加清水共煮，将熟时以红糖或蜂蜜调味。空腹热食，每日1剂，7～10天为1个疗程。

功效 活血化瘀，理气通络，祛风除湿。

适用人群 心血瘀阻型风心病患者。

百变搭配 可用黑大豆、白扁豆、黄大豆、芸豆等代替赤小豆，交替烹饪服食；可用猪心、肺各50～100克代替鸡心肺。

栗子桂圆心肺汤

主料 栗子10个，桂圆10个，雄鸡心肺各一副，薤白10个。

辅料 红糖或蜂蜜各适量。

烹饪与服法 将栗子去壳、洗净；桂圆去壳、去核；雄鸡心肺充分清洗干净；薤白洗净；共入砂锅内；注入清水约500克，大火煮沸时撇去浮沫，改为小火熬至酥软熟烂，盛于大碗中。微温时加红糖或蜂蜜调味。空腹热食栗子、桂圆肉（去核）、雄鸡心肺和薤白，温药汁送服。每天1剂，10天为1个疗程。

功效 补益心肺，温肾利水，祛风除湿。

适用人群 心肾阳虚型风心病患者。

百变搭配 可用鸭、鹅的心肺代替鸡心肺。常食新鲜绿叶蔬菜和鲜果。

白果橘络炖猪心

主料 白果仁10枚，橘络10克，猪心1个。

辅料 蜂蜜适量，鲜大蒜泥10克，葱末5克，鸡精1克，芝麻油5克，生姜末5克。

烹饪与服法 将猪心剖开洗净，切成薄片，与白果仁、橘络共入砂锅内，加水约500克，小火熬炖至酥软熟透；捞出猪心片盛于盘中，加入鲜蒜泥、葱末、姜末、鸡精、芝麻油拌匀后细嚼慢咽空腹食用，同时吃白果仁和橘络，用蜂蜜调味的汤汁送服。每天1剂，10天为1个疗程。

功效　理气通络，养心益肺，定悸平喘。

适用人群　风心病患者。

百变搭配　有轻度水肿者可配用薏苡仁30～50克，共熬成粥食用，其疗效颇佳。

黄豆煲猪心

主料　黄花菜（金针菜）150克（鲜品），黄豆60克，猪心1个。

辅料　生蒜泥10克，生姜末5克，葱白末5克，鸡精1克，芝麻油3克，盐1克。

烹饪与服法　黄豆淘洗干净，放入砂锅中加水500克泡涨1小时；猪心剖开洗净，切成薄片，放入砂锅中，用小火煲沸1小时，加入洗净的黄花菜，再煲沸10分钟即成。取出猪心片盛于盘中，加入生姜末、葱白末、生蒜泥、鸡精、芝麻油和盐拌匀；空腹热食猪心、黄花菜、黄豆，细嚼慢咽，热汤送服。每1～2天1剂，每10剂为1个疗程。

功效　养心益血，调中下气，利水除湿。

适用人群　风心病、肺心病、冠心病患者。

百变搭配　可用黑大豆代替黄豆，尚可用赤小豆代替黄豆，交替烹饪服食。

红枣煲鲜蚶

主料　大枣（红的）10枚，鲜毛蚶500克（带壳），薤白20个。

辅料　生蒜泥10克，葱白末、生姜末各3克，芝麻油、酱油各3克，鸡精1克。

烹饪与服法　将大枣洗净，放入砂锅中煮沸半小时；鲜毛蚶洗净，连壳放入煮沸半小时的砂锅烫熟透；将全部辅料放入盘中拌匀调成滋味汁。细嚼慢咽食大枣（去核），以蚶肉蘸滋味汁服食，热汤送服。每天1剂，10天为1个疗程。有条件可常服。

功效　养心益血，温中利关节。

适用人群　风心病患者，高龄体虚者。

百变搭配　可用黑枣代替大枣；可用鲜蛤蜊代替鲜毛蚶；宜同食、常食鲜菜水果、五谷杂粮。

枣芪煲蛇肉

主料　大枣（红的）10枚，北黄芪20克，饲养南蛇肉（蟒蛇肉）200克。

辅料　生姜片10克，盐3克。

烹饪与服法　将饲养南蛇肉洗净，切成小块；大枣洗去浮尘；北黄芪饮片装入纱布袋中，扎紧袋口。与生姜片共入砂锅中，加水约800克，煮沸时撇去浮沫，改用小火煲至南蛇肉酥软熟透，弃纱布袋中黄芪后，加盐调味即成。空腹热食大枣（去核）、南蛇肉，细嚼慢咽，热汤送服。每天1剂，10天为1个疗程。

功效　补气养血，益心舒脉，祛风除湿。

适用人群　风心病患者。

百变搭配　可用饲养乌梢蛇肉、饲养菜花蛇（王锦蛇）肉等代替南蛇（蟒蛇）肉。

大枣桃仁炖羊心

主料　大枣10枚，核桃仁2个，羊心1个。

辅料　薤白20个，盐2克，葱花少许。

烹饪与服法　将大枣、核桃仁、薤白分别洗净；羊心剖开洗净，切成薄片，共入砂锅中，加水约800克，大火煮时撇去浮沫，改为小火炖至羊心酥软熟透后盛于碗中，加盐调味，撒上葱花即成。空腹热食枣（去核）、核桃仁、薤白和羊心片，细嚼慢咽，热汤送服。每1～2天1剂，10剂为1个疗程。

功效　补血养心，温肾壮阳，安神定悸，祛风除湿。

适用人群　风心病患者及伴有血虚肾虚的神经衰弱患者。

生牡蛎猪心汤

主料　新鲜牡蛎肉50～100克，猪心1个。

辅料　薤白20个，盐2克，葱花少许。

烹饪与服法　将新鲜牡蛎肉洗净；猪心剖开洗净，切成小块；薤白洗净；共入砂锅内，加水约800克，中火煮沸时撇去浮沫，改文火熬炖至酥软熟透时，盛于碗中，加盐调味，撒上葱花，空腹热食牡蛎肉、猪心，细嚼慢咽，热汤送下。每1～2天1剂，10剂为1个疗程。

功效　养心益血，温中散结，宁心定悸。

适用人群　风心病、慢性冠心病心绞痛患者。

百变搭配　可用河蚌肉、田螺肉、蛤蜊肉、毛蚶肉代替牡蛎肉。缺钙者每天可冲服乌贼骨粉或牡蛎壳细粉1克。

注释　①牡蛎软组织中有一种含糖类脂物，其中主要成分为右旋葡萄糖、左旋岩藻糖及维生素A、B族维生素、维生素C、维生素D、维生素E等，为营养佳品；②薤白含有大蒜糖；③本汤天然硒的含量高。

鹌鹑荠菜粥

主料　鹌鹑1只，粳米100克，薏苡仁（薏米）10克，荠菜200克。

辅料　生姜末10克，食盐或红糖各少许，料酒10克。

烹饪与服法　鹌鹑宰杀后，用70℃温水烫一下，去尽毛，剖腹将内脏收拾干净，洗净后剁成小块，与生姜末、料酒和食盐拌匀，码味20分钟，与淘洗干净的粳米、薏苡仁（薏米）共入砂锅中，加入清水煮沸，撇去浮沫后改为文火，加盖炖至骨酥肉烂时，加入洗净切碎的荠菜，再煮沸5分钟，放盐或红糖调味即可。空腹当主食热服，7天为1个疗程。

功效　益气健脾，除湿利尿，滋肾降压。

适用人群　风心病伴高血压患者及亚健康人群。

百变搭配　可用芹菜代替荠菜。

鹌鹑洋葱芹菜粥

主料　鹌鹑肉、洋葱各100克，芹菜150克，粳米100克，薏苡仁10克。

辅料　生姜末10克，料酒10克，盐或红糖各少许。

烹饪与服法　将鹌鹑肉洗净，剁切成小块，与生姜末、料酒和盐少许拌匀，码味20分钟；粳米、薏苡仁淘洗干净后共入砂锅内，加足清水煮沸，撇去浮沫，改文火加盖，慢炖至骨酥肉烂时，加入洗净、切碎的洋葱、芹菜，再煮沸5分钟，用盐或红糖调味即可。空腹当主食热服。7天为1个疗程。

功效　益气健脾，除湿利尿，滋肾降压。

适用人群　风心病伴高血压、肾病患者及亚健康人群。

泥鳅薤白粥

主料　泥鳅250克，薤白20个，粳米100克，生菜叶200克。

辅料　生姜末、料酒各10克，盐或红糖各少许。

烹饪与服法　泥鳅去头和内脏，清洗干净，用姜末和料酒抹匀，码味20分钟；薤白、粳米分别淘洗干净，共入砂锅内，加足清水约1000克，煮沸后撇去浮沫，改文火炖至粥稠时，加入洗净、切碎的生菜叶，再煮沸5分钟，用盐或红糖调味即可。空腹当主食热服。7天为1个疗程。

功效　除湿解毒，健脾益心。

适用人群　风心病患者及亚健康人群。

百变搭配　可用藠头代替薤白。

泥鳅荠菜薤白粥

主料　泥鳅250克，薤白10个，荠菜200克，粳米100克。

辅料　生姜末、料酒各10克，盐或红糖各少许。

烹饪与服法　泥鳅去内脏和头，清洗干净后放入砂锅内，用姜末和料酒抹匀，码味20分钟；加入洗净的薤白、粳米和清水约1000克，煮沸后撇去浮沫，改文火加盖炖成稠粥时，放入洗净、切碎的荠菜，再煮5分钟，用盐或红糖调味即可。空腹当主食热食。7天为1个疗程。

功效　除湿利尿，清热解毒，降压益心。

适用人群　风心病患者及亚健康人群。

百变搭配　可用芹菜代替荠菜，用藠头代替薤白。

泥鳅芹菜蒜粥

主料　泥鳅250克，独蒜10个，芹菜200克，粳米100克，薏米10克。

辅料　生姜末、料酒各10克，葱花3克，盐或红糖各少许，味精1克。

烹饪与服法　泥鳅去内脏和头，冲洗干净后放在砂锅内，用生姜末、料酒、盐抹匀，码味20分钟，放入洗净的粳米、薏米和去皮独蒜，加水1000克煮沸，撇去浮沫后改为文火，慢熬至骨肉易分离时，去鱼骨，加入洗净、切碎的芹菜，再煮沸5分钟，用盐或红糖、味精调味，撒上葱花即可。空腹当主食热服，7天为1个疗程。

功效　清热解毒，除湿利尿，养胃益心。

适用人群　风心病伴高血压、高脂血症、水肿者及亚健康人群。

百变搭配　可用白皮蒜瓣、洋葱头、薤白代替独蒜。

灵芝猪心芹薏粥

主料　灵芝10克，猪心100克，芹菜150克，粳米100克，薏米10克。

辅料　薤白10个，盐或红糖各少许，生姜末3克，料酒10克。

烹饪与服法　灵芝洗去浮尘；猪心洗净，剖开，去瘀血，入沸水锅中焯去血水，洗净后切成薄片，放于砂锅中，与姜末、料酒和盐1.5克拌匀，码味20分钟，加入洗净的薤白和清水1000克煮沸，撇去浮沫后加入洗净的粳米、薏米，改文火加盖，慢炖成稠粥时，加入洗净、切碎的芹菜，再煮沸5分钟，用盐或红糖调味即可。空腹当主食服用。7天为1个疗程。

功效　养心安神，祛毒降压，活络利湿。

适用人群　风心病伴高血压、痹痛心烦患者及亚健康人群。

百变搭配　可用5个鸡心或鸭心、兔心代替猪心。

赤豆骨菜汤

主料　赤小豆100克，猪骨500克，生菜叶200克，薤白10个。

辅料　生姜末、料酒各10克，盐或红糖各少许，味精1克。

烹饪与服法　赤小豆、薤白分别洗净；猪骨剁成小块，入沸水锅中汆去血水，洗净后放砂锅中，加入生姜末和料酒拌匀，码味20分钟，加入赤小豆和薤白及清水800克，煮沸并撇去浮沫，改文火加盖，慢炖至骨酥肉烂时，放入洗净、切碎的生菜叶再煮沸5分钟，用盐或红糖、味精调味即可。空腹热食或佐餐下饭。7天为1个疗程。

功效　利尿除湿，调理气血，壮骨强身。

适用人群　风心病患者及亚健康人群。

百变搭配　可用莴笋菜叶、飘儿白菜叶代替生菜叶。

赤豆骨头荠菜汤

主料　赤豆100克，薏米10克，猪骨500克，鲜荠菜200克，薤白10个。

辅料　生姜末和料酒各10克，盐或红糖各少许，花椒10粒，味精1克。

烹饪与服法　猪骨剁成小块，入沸水锅中焯去血水，洗净后放入砂锅中，用生姜末、料酒及花椒拌匀，码味20分钟，放入洗净的赤豆、薏米和薤白，注入清水1000克煮沸并撇去浮沫，改为文火加盖，慢炖至骨酥肉烂时，加入洗净、切碎的荠菜再煮沸5分钟，用盐或红糖、味精即可。空腹或佐餐热食。7天为1个疗程。

功效　除湿利尿，降压益心，调理气血，壮骨强身。

适用人群　风心病伴高血压、水肿患者及亚健康人群。

百变搭配　芹菜可代替荠菜；牛骨、羊骨可代替猪骨。

赤豆蹄花菇芹汤

主料　赤小豆100克，猪蹄1只（约300克），香菇100克，芹菜200克。

辅料　生姜末10克，料酒10克，花椒10粒，盐或红糖各少许。

烹饪与服法　赤小豆洗净；香菇去根蒂、洗净；猪蹄去蹄甲和余毛，在火头上烤黄后刮洗干净，剖开成两块，斜划花刀后放入砂锅中，用生姜末、料酒、花椒拌匀，码味20分钟，加入赤小豆、香菇和清水1000克煮沸，撇去浮沫，改文火加盖，慢炖至酥烂时，加入洗净、切碎的芹菜再煮5分钟，用盐或红糖调味即可。

功效　除湿利尿，强筋健骨，辅助降压。

适用人群　风心病伴高血压、水肿患者及亚健康人群。

百变搭配　可用鸡爪、鸭脚、牛蹄、羊蹄代替猪蹄。

赤豆藕骨汤

主料　赤豆100克，藕500克，猪骨500克，芹菜200克。

辅料　生姜末、料酒各100克，花椒10粒，薤白10个，盐或糖各少许。

烹饪与服法　薤白和赤豆洗净；藕刮洗干净，拍碎成小块；猪骨剁成小块，入沸水锅中焯去血水后，放入砂锅中，与生姜末、料酒、花椒拌匀，码味20分钟，加入赤豆、薤白、藕块及清水1000克煮沸，撇去浮沫后改为文火，加盖炖至骨酥肉烂时，加入洗净、切碎的芹菜，再煮5分钟，用盐或糖调味即可。空腹或佐餐热食。7天为1个疗程。

功效 除湿利尿，养胃健脾，调理气血，辅助降压。

适用人群 风心病伴高血压、水肿，以及慢性胃肠疾病患者和亚健康人群。

百变搭配 荠菜可代替芹菜；牛骨、羊骨可代替猪骨。

赤豆芡实骨菜汤

主料 赤小豆100克，芡实20克，猪骨500克，木耳菜200克。

辅料 姜末、料酒各10克，盐或糖各少许，味精1克，花椒10粒。

烹饪与服法 猪骨剁成小块，入沸水锅余去血水，洗净后放入砂锅中，与姜末、料酒、花椒拌匀，码味20分钟，加入洗净的赤小豆、芡实及清水1000克，煮沸并撇去浮沫，改文火加盖，炖至骨酥肉烂时，放入择洗干净的木耳菜，再煮沸5分钟，用糖或盐、味精调味即可。空腹或佐餐热食，热汤送服。可常服。

功效 除湿利尿，养胃健脾，调理气血，壮骨强身。

适用人群 风心病患者及亚健康人群。

百变搭配 各种绿色嫩菜叶均可代替木耳菜。

绿豆藕骨菜汤

主料 绿豆100克，藕500克，猪骨500克，荠菜200克。

辅料 生姜10克，料酒10克，花椒10粒，味精1克，盐或糖各少许。

烹饪与服法 猪骨剁成小块，入沸水锅中余去血水，洗净后放入砂锅内，与姜末、料酒、花椒拌匀，码味20分钟；藕刮洗干净，拍碎成小块，与洗净的绿豆共入砂锅内，加入清水约1000克，煮沸时撇去浮沫，改为文火加盖，慢炖至骨酥肉烂，放入洗净、切碎的荠菜，再煮沸5分钟，用盐或糖、味精调味即可。空腹热食，热汤送服，暑热天气食用尤佳。7～10天为1个疗程。

功效 清热解毒，调理气血，健脾养胃，辅助降压。

适用人群 风心病伴高血压患者及亚健康人群。

百变搭配 可用芹菜代替荠菜；可配蒜泥味汁蘸服。

香菇骨菜汤

主料 香菇200克，西蓝花200克，芹菜100克，猪骨500克。

辅料 生姜末10克，料酒10克，盐3克，花椒10粒，味精1克。

烹饪与服法 香菇去根蒂、洗净；猪骨剁成小块，入沸水锅中余去血水，洗净后放入砂锅内，与生姜末、花椒和料酒拌匀，码味20分钟，放入香菇煮沸，撇去浮沫，改文火加盖炖40分钟，加入洗净、掰成小朵的西蓝花翻匀，煮10分钟，加入洗净、切碎的芹菜，再煮5分钟，加盐和味精调味即可。空腹热食，热汤送服。可常食。

功效　调理气血，辅助降脂降血压。

适用人群　风心病伴高脂血症、高血压患者。

百变搭配　可用牛骨、羊骨代替猪骨。

扁豆荷叶芡实汤

主料　扁豆50克，芡实50克，荷叶50克。

辅料　蜂蜜适量。

烹饪与服法　将扁豆、芡实分别洗净，荷叶洗净、切碎，共入砂锅中，加水将扁豆、芡实煮至酥软熟透，去荷叶后用蜂蜜调味，细嚼慢咽，热汤送服。以暑热天气服用为佳。

功效　消暑、清热、健脾、和血。

适用人群　风心病伴轻度发热、消化功能低下者。

桃仁骨菜汤

主料　桃仁10克，猪骨500克，鲜荠菜500克。

辅料　生姜末10克，料酒10克，鲜蒜泥20克，酱油10克，味精1克，葱花3克，花椒面3克，芝麻油5克。

烹饪与服法　桃仁去皮洗净，研成泥；鲜荠菜择洗干净后切成寸段；猪骨剁成小块，入沸水锅中焯去血水，洗净后放入砂锅内与生姜末、料酒拌匀，码味20分钟，加水800克煮沸，撇去浮沫后放入桃仁泥，改文火炖至骨酥肉烂时，放入荠菜寸再煮5分钟即可。另将鲜蒜泥、酱油、味精、葱花、花椒面和芝麻油调成味汁。空腹热食猪骨上的肉、荠菜和桃仁，蘸味汁细嚼慢咽，热汤送下。7天为1个疗程。

功效　活血通络，调理气血，解毒降压。

适用人群　风心病伴高血压、血瘀证患者。

百变搭配　牛骨、羊骨可代替猪骨。

芡实桃仁骨菜汤

主料　芡实50克，赤小豆50克，桃仁10克，猪骨500克，鲜荠菜500克。

辅料　生姜末、料酒、酱油各10克，鲜蒜泥20克，葱花、花椒面各3克，芝麻油5克，味精1克。

烹饪与服法 芡实、赤小豆分别淘洗干净与备好的猪骨同入砂锅慢炖至酥软熟透；余烹饪与服法同"桃仁骨菜汤"。

功效 活血通络，调理气血，除湿解毒，健脾降压。

适用人群 风心病伴高血压、血瘀症、水肿者。

百变搭配 可用牛骨、羊骨代替猪骨。

冬瓜骨豆菜汤

主料 冬瓜300克，猪骨300克，赤小豆100克，芹菜100克。

辅料 生姜末10克，料酒10克，盐3克，花椒10粒，味精1克。

烹饪与服法 冬瓜去皮、瓤和籽，洗净切块；赤小豆洗净；猪骨剁成小块，入沸水锅中汆去血水，洗净后放入砂锅内，用生姜末、料酒和花椒拌匀，码味20分钟，加入赤小豆和清水约800克煮沸，撇去浮沫后用文火炖30分钟，加入冬瓜块煮20分钟，最后再将芹菜放入煮沸5～10分钟，用盐和味精调味即可。空腹或佐餐食用，细嚼慢咽，热汤送服。

功效 除湿利尿，调理气血，辅助降压。

适用人群 风心病伴高血压、水肿者。

百变搭配 可用牛骨、羊骨代替猪骨。

冬瓜鸭舌菜汤

主料 冬瓜500克，鸭舌100克，黄花菜100克。

辅料 生姜末、料酒各5克，花椒10粒，盐3克，味精1克，薤白10个，高汤适量。

烹饪与服法 冬瓜去皮、瓤和籽；黄花菜洗净；鸭舌入沸水中汆一下去腥味，洗净后放入砂锅中，与生姜末、料酒和花椒拌匀。码味20分钟，加入洗净的薤白和高汤约800克，煮沸20分钟，加入冬瓜和黄花菜再煮沸至熟透，用盐和味精调味即可。空腹或佐餐热食，细嚼慢咽，热汤送服。

功效 除湿利尿，清热解毒，健脾化食。

适用人群 风心病伴有发热、水肿和消化不良者。

百变搭配 有瘀血者可加用川丹参10克，气虚者配党参10克。

冬瓜绿豆骨菜汤

主料 冬瓜300克，绿豆100克，猪骨500克，黄花菜100克。

辅料 生姜末、料酒各10克，味精1克，盐3克，薤白10个，花椒10粒。

烹饪与服法 冬瓜去皮、瓤和籽，洗净、切块；绿豆、黄花菜分别洗净；猪骨剁成小块，入沸水锅中汆去血水。洗净后放入砂锅内，与生姜末、料酒和花椒拌匀，码味20分钟，加入绿豆煮沸，撇去浮沫后加盖用文火炖半小时，加入薤白和冬瓜煮沸20分钟，放入黄花菜再煮沸5分钟，用盐和味精调味即可。空腹热食，细嚼慢咽，热汤送服。

功效 除湿利尿，清热解毒，壮骨强身。

适用人群 风心病伴发热、水肿、咽喉肿痛者。

百变搭配 可用牛骨、羊骨代替猪骨。

冬瓜木耳烧田螺

主料 冬瓜块400克，水发木耳100克，田螺肉200克。

辅料 泡椒、姜末及料酒各10克，盐3克，味精1克，花生油适量。

烹饪与服法 田螺肉洗净、切片，用泡椒、姜末和料酒拌匀，码味10分钟，放入预热至七成热的油锅中炒香至变色，加入清水适量焖半小时，再加入备好的冬瓜块和水发木耳翻匀烧熟，最后用盐和味精调味即可。空腹热食，7天为1个疗程。

功效 除湿利尿，健脾益肾，辅助降脂。

适用人群 风心病伴高脂血症、慢性肾病者及亚健康人群。

百变搭配 可用淡水河（田）蚌肉代替田螺肉。

香菇冬瓜焖蚌肉

主料 香菇250克，冬瓜300克，蚌肉150克，薤白10个。

辅料 料酒10克，生姜末10克，泡椒末10克，生淀粉适量，盐3克，花生油适量，味精1克，高汤适量，独蒜头10个。

烹饪与服法 香菇去根蒂，洗净；冬瓜去皮、瓢和籽洗净，切成小块；将油放锅内烧至六七成热时，放入生姜末、泡椒末炒香，放入香菇翻匀，加入高汤约300克，中火加盖焖20分钟，加入冬瓜再焖10分钟；蚌肉洗净，切片用料酒拌匀，码味20分钟，加生淀粉浆拌匀上浆，与洗净（去表皮）的薤白和独蒜头共入香菇冬瓜锅内烧至酥软熟透，用盐和味精调味即可。空腹或佐餐热食，细嚼慢咽，徐徐服下，10天为1个疗程。

功效 除湿利尿，调养气血，辅助降脂降压。

适用人群 风心病患者及亚健康人群。

鲫鱼焖冬瓜木耳

主料 鲫鱼1尾（200～300克），冬瓜300克，水发木耳100克，独蒜头10个。

辅料 葱节10克，薤白10个，生姜片10克，盐3克，味精1克，花椒10粒，花生油适量，料酒10克，泡椒10克。

烹饪与服法　鲫鱼去鳞、鳃和内脏，洗净后在鱼身两面划花刀，用料酒抹匀去腥，码味10分钟；冬瓜去皮、瓤和籽，洗净切成小块；独蒜、薤白去表皮后洗净；泡椒切碎，与姜片、葱节一起放入烧至六七成热的油锅中炒香，下鱼稍煎至两面黄，放入蒜和薤白、花椒、水发木耳（去根、蒂洗净后撕成小朵）、冬瓜，加入清水约300克烧熟，调入盐和味精即可。空腹热食。每10天为1个疗程。

功效　除湿利尿，养胃健脾，调理气血，辅助降脂。

适用人群　风心病患者及亚健康人群。

竹笋冬瓜焖鲫鱼

主料　鲜竹笋片100克，冬瓜片300克，鲫鱼1尾（200～300克）。

辅料　料酒、生姜末、泡椒末各10克，花椒10粒，盐3克，高汤300克，味精1克，花生油适量。

烹饪与服法　将鲫鱼去鳞、鳃和内脏，洗净后两面划花刀，用料酒、生姜末、泡椒末和花椒抹匀，码味10分钟，放入预热至六七成的油锅中，煎至两面发黄时，放入竹笋片和冬瓜片，下高汤约300克烧至熟透，调入盐和味精即可。空腹或佐餐热食。10天为1个疗程。

功效　除湿利尿，健脾养胃，益肾降脂。

适用人群　风心病伴高脂血症、慢性肾病、胃肠功能低下者及亚健康人群。

香菇冬瓜焖鲫鱼

主料　鲜香菇200克，冬瓜片300克，鲫鱼1尾（200～300克）。

辅料　料酒、生姜末、泡椒末各10克，独蒜头10个，花椒10粒，盐3克，味精1克，花生油适量，高汤300克（毫升），葱节10克。

烹饪与服法　香菇去根蒂后洗净；鲫鱼去鳞、鳃、内脏，洗净后在两面划花刀，用料酒、生姜末、泡椒末、花椒抹匀，码味10分钟，放入预热至六七成的油锅中煎至两面发黄时，放香菇、蒜、葱节和冬瓜，加入高汤淹没烧熟透，调入盐和味精调味即可。空腹热食。10天为1个疗程。

功效　除湿利尿，健脾养胃，保肝降脂，理气益心。

适用人群　风心病患者及亚健康人群。

香菇芹菜烧排骨

主料　香菇300克，芹菜150克，排骨300克。

辅料　大蒜瓣50克，盐3克，生姜片10克，葱节10克，味精1克，高汤适量。

烹饪与服法　香菇去根蒂后洗净；芹菜洗净，切成寸段；排骨剁成寸段后入沸水中汆去血水，洗净；大蒜瓣去皮洗净。将备好的排骨、香菇、大蒜瓣、生姜片和葱节共入砂锅中，加入高汤约300克，煮沸慢烧至40分钟后，放入芹菜段烧10分钟，用盐和味精调味即可。空腹热食。10天为1个疗程。

功效 调理气血，保肝降脂，降压益心。

适用人群 风心病伴高脂血症、高血压患者及亚健康人群。

百变搭配 可用洋葱代替大蒜，用荠菜代替芹菜。

鱼头香菇焖豆腐

主料 大鱼头1个（约500克）、香菇250克，豆腐250克，芹菜100克。

辅料 料酒、泡椒末、泡姜末、五香豆瓣酱各20克，葱节、葱花各10克，五香豆腐10克，味精1克，盐3克，高汤适量，花生油适量。

烹饪与服法 香菇先泡发，洗净；豆腐切成小块，入沸水中汆一下降低碱味；芹菜择洗干净，切成寸段；大鱼头去鳞、鳃和内脏残留物，清洗干净后放入砂锅中，用料酒、泡椒末、泡姜末、五香豆瓣酱、葱节抹匀，码味20分钟，放入预热至六七成的油炒锅中煎至微黄时转入砂锅中，加入香菇、豆腐和高汤淹没慢烧半小时，加入芹菜煮5分钟，用盐、味精和葱花调味即成。空腹佐餐热食。7～10天为1个疗程。

功效 除湿，健脾益脑，降脂降压。

适用人群 风心病伴高脂血症、高血压患者。

百变搭配 若用魔芋代替豆腐，还用于风心病伴糖尿病患者。

香菇芹菜烧排骨

主料 香菇300克，芹菜100克，猪排骨300克。

辅料 生姜片、葱节各10克，盐3克，大蒜瓣20粒，味精1克。

烹饪与服法 香菇去根蒂，洗净；芹菜择洗干净，切成寸段；猪排骨剁成短节，入沸水锅汆去血水，洗净后放入锅内，加入姜片、葱节、蒜瓣，注入清水淹没慢烧40分钟，再放芹菜段翻匀烧10分钟，用盐和味精调味即可。空腹佐餐热食。10天为1个疗程。

功效 解毒，降脂降压，调理气血。

适用人群 风心病伴高脂血症、高血压患者及亚健康人群。

百变搭配 嗜辣味者可配用适量五香豆瓣酱、泡辣椒烹饪。

魔芋芹菜烧排骨

主料 魔芋500克，芹菜250克，猪排骨300克。

辅料 生姜片、葱节、料酒、泡椒末各10克，五香豆瓣酱10克，盐3克，味精1克，葱花3克，香菜（切成段）3克，高汤适量，花生油15克。

烹饪与服法 魔芋切成小块，入沸水锅中余去碱（异）味，洗净后沥去水分；芹菜择洗干净，切成寸段；猪排骨剁成小块，入沸水锅中余去血水，洗净后用料酒拌匀，码味20分钟；将油放入炒锅中烧至六七成热，下姜片、葱节、泡椒末、五香豆瓣酱炒出香味，下备好的排骨炒匀，加入高汤淹没慢烧半小时，放入魔芋块翻25分钟，再放入芹菜段翻烧5分钟，用盐、味精调味，撒上葱花、香菜段即可。空腹佐餐热食。10天为1个疗程。

功效 解毒，降脂，降压，健脾，调理气血。

适用人群 风心病伴高脂血症、高血压、糖尿病者及亚健康人群。

百变搭配 可用荠菜代替芹菜；可用牛骨、羊骨代替猪骨。

牛肝蕈芹菜烧排骨

主料 牛肝蕈（鲜）200克，芹菜200克，排骨300克。

辅料 独蒜10个，料酒20克，盐3克，生姜片10克，高汤适量，味精1克。

烹饪与服法 牛肝蕈去根蒂，洗净，切成薄片；芹菜择洗干净后切成寸段；排骨剁成小块，入沸水锅中余一下去血水，洗净后用料酒拌匀，码味20分钟后放入砂锅内，加入洗净的独蒜（去外皮）、生姜片和牛肝蕈，加入高汤淹没慢烧50分钟，加入芹菜段再烧10分钟，用盐和味精调味即可。空腹佐餐热食。10天为1个疗程。

功效 解毒、降脂、降压、调理气血，壮骨强身。

适用人群 风心病伴高血压、高脂血症、脂肪肝患者及亚健康人群。

百变搭配 可用口蘑、草菇等其他食用蕈代替牛肝蕈。

冬芹桃仁烧猪心

主料 冬瓜400克，芹菜100克，核桃仁1个，猪心1个。

辅料 独头蒜10个，料酒、生姜末各10克，豆瓣酱10克，盐3克，淀粉适量，花生油15克，葱节10克，高汤适量，味精1克。

烹饪与服法 冬瓜去皮、瓤和籽，洗净后切成小块；芹菜择洗干净后切成短节；独头蒜去皮，洗净；猪心去筋膜和残留脂肪，剖开洗净，切成薄片后用料酒、生姜末拌匀，码味10分钟用淀粉上浆备用。将食用油放锅内烧至六七成热时，放入豆瓣酱（剁成蓉）、独蒜头和葱节炒香，下冬瓜块和核桃仁（洗净切片），翻匀后加高汤淹没煮沸，再把上浆猪心片分散、轻放在煮沸的冬瓜核桃仁锅内，加盖烧10分钟，放入芹菜节再烧5分钟至熟，用盐和味精调味即可。空腹佐餐热食冬瓜、芹菜、核桃仁、猪心、独头蒜等。7天为1个疗程。

功效 除湿利尿，健脑降压，抑制前列腺增生。

适用人群 老年性风心病伴前列腺增生、高血压、神经衰弱者。

百变搭配 可用荠菜代替芹菜。

草菇荠菜烧猪心

主料 草菇300克，荠菜300克，猪心1个。

辅料 生姜末、料酒各20克，葱节10克，独蒜头10个，盐3克，高汤、淀粉各适量，味精1克，花椒10粒，花生油15克。

烹饪与服法 将草菇去根蒂，洗净；将油放锅中烧至六七成热后，下葱节和去皮洗净的独蒜头，爆香后放入草菇，加高汤煮沸慢烧；猪心清洗干净，切成薄片用生姜末、料酒、花椒拌匀，码味20分钟后，加淀粉上浆，分散轻放入煮沸的草菇锅中烧10分钟，翻炒均匀后放入择洗干净并切成寸段的荠菜，再烧5分钟，用盐和味精调味即可。空腹热食，7天为1个疗程。

功效 降脂降压，调理气血，益心安神。

适用人群 风心病伴高血压、高血脂患者及亚健康人群。

百变搭配 可用凤尾菇、小白蘑菇等食用蕈代替草菇。

耳瓜烩鸡心

主料 水发木耳200克，木瓜300克，鸡肉100克，鸡心1个。

辅料 蒜片、葱节、生姜片各10克，酱油15克，盐3克，味精1克，淀粉适量，葱末、姜末各1克，花椒10粒，料酒5克，花生油15克，高汤适量。

烹饪与服法 将水发木耳择洗干净，撕成小朵；木瓜去皮、瓤和籽，洗净切片；鸡肉、鸡心分别洗净、切片，用葱末、姜末、花椒、料酒和酱油拌匀，码味10分钟，加淀粉上浆备用。将油放锅内预热后，下蒜片、葱节、生姜片炒香，放入上浆的鸡肉、鸡心炒至变色时下木耳、木瓜翻匀，加高汤适量烧熟，用盐和味精调味即可。空腹或佐餐热食。7～10天为1个疗程。

功效 祛风除热，辅助降脂，养心安神。

适用人群 风心病患者及亚健康人群。

耳瓜香菇烩鸭心

主料 水发木耳100克，香菇300克，木瓜200克，鸭脯肉100克，芹菜50克，鸭心1个。

辅料 独头蒜10个，泡姜末、泡椒末、葱节各10克，葱末3克，味精1克，盐3克，酱油5克，淀粉10克，料酒10克，花生油15克，高汤适量。

烹饪与服法 水发木耳去根蒂，洗净，撕成小朵；香菇洗净（去根蒂），切片；木瓜去皮、瓤、籽，洗净，切片；芹菜择洗干净，切成短节；鸭脯肉洗净，切片；鸭心洗净，切片，用泡椒末、泡姜末、葱末、酱油和料酒拌匀，码味10

分钟，加淀粉上浆备用。独头蒜去皮洗净，切片，与葱节一起加入预热的油锅中炒香，下上浆鸭肉、鸭心片翻炒至变色，放入木耳、香菇、木瓜翻匀，加适量高汤盖好烩熟；放盐和味精调味，撒上芹菜节即可。空腹热食。7～10天为1个疗程。

功效　祛风除湿，调理气血，益心养肝，健脾化食，辅助降脂。

适用人群　风心病伴血脂异常者及亚健康人群。

百变搭配　可用草菇、茶树菇、牛肝菌、松茸、口蘑等替换香菇。

耳瓜兔心菜

主料　木耳（鲜）100克，木瓜200克，兔肉100克，兔心1个，荠菜200克。

辅料　蒜瓣20粒，生姜末、泡椒末、葱节、料酒各10克，酱油5克，味精1克，盐3克，葱末3克，淀粉10克，花椒10粒，花生油15克，高汤适量。

烹饪与服法　木耳择洗干净，撕成小朵；木瓜去皮、瓤、籽，洗净，切片；荠菜择洗干净后切段；兔肉、兔心分别洗净、切片后用生姜末、泡椒末、葱末、花椒、酱油、料酒拌匀，码味10分钟，加淀粉上浆备用。油放锅内预热后，下葱节、蒜瓣炒香，放入上浆的兔肉、兔心片炒变色，下木耳、木瓜和高汤适量烧20分钟，加入荠菜再烧10分钟，调入盐和味精即可。空腹热食。

功效　祛风除湿，调理气血，健脾益心，降脂降压。

适用人群　风心病伴高血压、高脂血症者及亚健康人群。

百变搭配　可用芹菜替换荠菜。

鱼腥草芋芹烧鸭

主料　鲜鱼腥草500克，水魔芋500克，芹菜100克，鸭肉200克。

辅料　鲜蒜泥50克，生姜末20克，葱末10克，葱节10克，料酒10克，酱油10克，芝麻油5克，盐3克，味精2克，花生油15克。

烹饪与服法　鱼腥草择洗干净，切段，入沸水焯一下断生，捞出沥干后置于盘中，用鲜蒜泥30克、生姜末10克、葱末5克、酱油5克、芝麻油5克、盐2克、味精1克拌匀。水魔芋切成小块，入沸水中汆一下淡化碱味，捞出洗净，沥干；芹菜择洗干净，切成寸段；鸭肉切成小块，入沸水焯一下洗净，用料酒、酱油5克、生姜末10克、蒜泥20克、葱末5克拌匀，码味10分钟；将葱节放入预热的油锅中爆香，放入备好的鸭块翻炒至变色后，放入魔芋块慢烧半小时，翻匀后再烧20分钟，加入芹菜节再烧10分钟，调入盐和味精即可。空腹热食魔芋、芹菜，用凉拌鱼腥草佐餐。7～10天为1个疗程。

功效　清热解毒，滋阴健脾，降脂降压。

适用人群　风心病伴高血压、高脂血症患者及亚健康人群。

百变搭配　可用仔鸡肉、鸡心等代替鸭肉等。

番茄木耳菜焖鸭舌

主料 番茄1个（约200克），水发木耳150克，荠菜150克，鸭舌100克。

辅料 生姜片、独蒜片、葱节各10克，盐3克，味精1克，花生油15克，高汤适量。

烹饪与服法 番茄洗净，切片；水发木耳择洗干净，撕成小朵；荠菜择洗干净，切段；鸭舌洗净。将油放入锅内烧至六七成热时，下姜、蒜、葱炒香，放入鸭舌炒变色，加入番茄片、木耳和适量高汤焖20分钟，放入荠菜再烧5分钟，调入盐和味精，翻匀即可。空腹佐餐热食。可常服。

功效 除湿健胃，辅助降脂降压。

适用人群 风心病伴高血压、高脂血症患者，以及胃肠功能低下者和亚健康人群。

百变搭配 可用芹菜代替荠菜；高血压伴便秘者可每天食一根香蕉。

核桃仁番茄焖鱼头

主料 新疆纸壳核桃1个，番茄1个（约200克），水发木耳100克，鳙鱼头1个（约500克），芹菜100克，料酒20克，高汤500克。

辅料 泡椒末、姜末各20克，独蒜头10个，盐5克，味精1克，香菜节5克。

烹饪与服法 取核桃仁，洗去浮尘，切成片；木耳择洗干净，撕成小朵；番茄洗净，切片；芹菜择洗干净，切寸段；鳙鱼去鳞、鳃和残余的内脏，洗净后剖开放进砂锅内，用料酒、泡椒末、姜末拌均匀，码味20分钟，注入高汤煮沸，加入蒜、核桃仁和番茄用文火加盖焖20分钟，放入木耳再焖10分钟，再放入芹菜烧5分钟，调入盐和味精，撒上香菜节即可。空腹热食。可常食。

功效 解毒除湿，健脾补心，益智安神，抗氧化，降血压。

适用人群 老年风心病患者及亚健康人群。

百变搭配 可用其他地区的核桃代替新疆核桃，只是新疆核桃壳薄如纸，仁大而滋润。

桃仁番茄芹菜蜜汁

主料 新疆核桃1个，番茄1个（约300克），芹菜300克。

辅料 蜂蜜适量。

烹饪与服法 取新疆鲜核桃仁细嚼慢咽生食。番茄洗净切块，芹菜择洗干净后切碎，加入果汁机中取汁，加蜂蜜调味，空腹服用。番茄、芹菜残渣烹菜肴或做成包子（饺子）馅热食。有条件者每日常服。

功效 降脂降压，补脑安神，抑制前列腺增生。

适用人群 老年风心病患者及亚健康人群。

百变搭配 可用其他地区核桃代替新疆核桃。

桃仁苦瓜芹菜蜜汁

主料 新疆核桃1个，鲜苦瓜500克，芹菜300克。

辅料 蜂蜜适量，高锰酸钾溶液适量。

烹饪与服法 将新鲜苦瓜、芹菜分别打整干净，用1 ： 5000高锰酸钾溶液浸泡5分钟，再用清水洗净，最后用温开水冲洗2次后切碎，置果汁机中取汁（苦瓜、芹菜渣另烹饪成菜肴食用），加蜂蜜调味。空腹，生吃核桃仁，用苦瓜芹菜蜜汁送服。可常服。

功效 清热润肠，降脂降压，补脑安神。

适用人群 风心病伴高脂血症、高血压、便秘患者及亚健康人群。

百变搭配 取汁后的苦瓜、芹菜残渣与适量肉泥、蒜泥、盐、酱油拌匀作馅，做包子、饺子、馅饼食用。

苦瓜荠菜菊花茶

主料 苦瓜、荠菜、菊花各适量。

辅料 蜂蜜或白糖各适量。

烹饪与服法 取新鲜苦瓜洗净，切成薄片，晒（焙或烘）干备用；取新鲜荠菜择洗干净，切成寸段晒（焙或烘）干备用；菊花晒干备用。用时可分别取备好的干苦瓜片、荠菜节、菊花各5～10克煎汤或用煮沸开水泡10分钟，加少许蜂蜜或白糖调味当茶饮。7～10天为1个疗程。

功效 清热解毒，驱头风，辅助降脂降压。

适用人群 风心病伴高血压、高脂血症及轻度便秘者。

第七章 风湿性关节炎食疗与用药

风湿性关节炎是溶血性链球菌所致上呼吸道感染后引起的一种反复发作的急性或慢性全身结缔组织的炎症疾病，以大关节受累最为显著。由于本病发病急，病初多以全身发热和显著的关节红肿热痛为主要表现，若不及时采取有效的治疗方法，不但会给患者身心造成极大的痛苦，还会延误病情，使之成迁延难愈之势，造成慢性风湿性关节炎，一些患者从而丧失劳动能力和生活自理能力。

一、风湿性关节炎的简介

（一）发病原因

风湿性关节炎是一种以非感染性炎症为主的全身性疾病，很多学者认为与遗传因素、自身免疫反应有关，目前西医对病因、病理亦尚未明确。中医认为发病原因和发病过程的机制大体有四种：脏腑阴阳内伤、外感六淫之邪、痰浊瘀血内生、营气卫血失调。

（二）临床表现与诊断要点

风湿性关节炎起病较急，受累关节以大关节为主。开始侵及下肢关节者占85%，膝关节和踝关节最为常见；侵及肩、肘、腕、手和足的小关节少见。关节病变呈多发性和游走性，关节局部炎症明显，表现为红、肿、热、痛、压痛及活动受限，持续时间不长，常在数日内自行消退。关节炎症消退后不留残疾，复发者少见。在关节炎急性期，患者可伴发热、咽痛、心慌、血沉增快及C反应蛋白增高等表现，病情好转后可恢复至正常。

1.血液检查

外周血白细胞计数升高，多在 10×10^9/升（即10000/毫米^3）以上，中性粒细胞比例也明显上升，高达80%～90%，有的出现核左移现象；血沉和C反应蛋白通常是各种炎症的指标，在风湿性关节炎患者的急性期，血沉可达90毫米/小时以上，C反应蛋白也在30毫克/升以上，急性期过后（1～2个月后）渐渐恢复正常；抗链球菌溶血素"O"是人体被A组溶血性链球菌感染后血清中出现的一种抗体。将近85%的风湿性关节炎患者都有抗"O"增高的情况，通常在1：800以上。当然，风湿性关节炎恢复后这种抗体可逐渐下降。类风湿因子和抗核抗体均为阴性。

2.影像学检查

影像学检查是本病诊断的重要手段。如X线平片、CT、MRI等检查。

3.滑液检查

关节液检查，常为渗出液，轻者白细胞计数可接近正常，重者可达80×10^9升（80000/毫米³）以上，多数为中性粒细胞，细菌培养阴性。

风湿性关节炎的诊断主要依据发病前1～4周有溶血性链球菌感染史，急性游走性大关节炎，常伴有风湿热的其他表现，如心肌炎、环形红斑、皮下结节等，血清中抗链球菌溶血素"O"凝集效价明显升高，咽拭子培养阳性和血白细胞增多等。

二、风湿性关节炎用西药

患者在发病初期有发热和明显的关节肿痛，应强调卧床休息，加强营养，补充足够的液体和多种维生素，保持精神愉快，要有充分的睡眠时间。

阿司匹林对风湿性关节炎有迅速而神奇的疗效，剂量每次0.9～1.2克，每日3次，饭后服。为了减少药物对胃的刺激，可将药片咬碎后咽下。疗程4～6周。服药过程中要定期查凝血酶原时间及转氨酶，有出血倾向者可加用维生素K。

不能耐受阿司匹林者可选用双氯芬酸（扶他林）25～50毫克，每日3次，或萘普生0.375克，每日2次，或其他非甾体抗炎药。

为了清除链球菌感染的影响，发病初期主张并用青霉素80万单位，肌注，每日2～3次，疗程10～14天。对青霉素过敏者，可改用红霉素或乙酰螺旋霉素。皮质激素不是治疗风湿性关节炎的必要药物，只有在关节炎患者伴有心脏炎的证据时，才考虑使用。

三、风湿性关节炎用中药

（一）中药方剂

风湿性关节炎的传统治疗方法是益气养血、祛风除湿、搜风通络、化痰祛瘀，即"治风先治血，血行风自灭"。

1. 五藤汤

五藤汤的药物组成为海风藤15～20克，宽筋藤10～20克，忍冬藤15～30克，石南藤10～20克，鸡血藤30～50克。水煎3次，每次煎沸20～30分钟，合并煎液，分3次于早、中、晚餐前温服。每天1剂，可随症加减。适用于血瘀互结证的风湿性关节炎治疗。

2. 四妙汤

四妙汤的药物组成为苍术10～15克，黄柏15～20克，川牛膝10～15克，薏苡仁20～30克。水煎3次，每次煎沸20～30分钟，合并煎液，分3次于早、中、晚餐前温服。每天1剂，可随症加减。适用于湿热蕴结证的风湿性关节炎治疗。

3. 桂枝芍药知母汤

桂枝芍药知母汤的基本药物组成为桂枝10～15克，白芍15～30克，知母10～15克，甘草5～6克，热盛者加生石膏15～30克。水煎3次，每次煎沸20～30分钟，合并煎液，分3次于早、中、晚餐前温服。每天1剂，可随症加减。适用于寒热错杂证的风湿性关节炎治疗。

4. 身痛逐瘀汤

身痛逐瘀汤的药物组成为秦艽10～15克，川芎15～20克，桃仁10～15克，红花10～15克，甘草5克，羌活10～15克，没药10～15克，当归10～15克，五灵脂10～15克，香附15～20克，牛膝10～15克，地龙10～15克。水煎3次，每次煎沸20～30分钟，合并煎液，分3次于早、中、晚餐前服。每天1剂，可随症加减。适用于痰瘀互结证的风湿性关节炎治疗。

5. 青蒿追风汤

青蒿追风汤的药物组成为青蒿10～15克，地枫皮10～15克，牛膝10～15克，千年健15～20克，炙黄芪15～30克，威灵仙10～15克，徐长卿10～15克。水煎3次，每次煎沸20～30分钟，合并煎液，分3次于早、中、晚餐前温服。每天1剂，可随症加减。适用于热瘀互结证的风湿性关节炎治疗。

6. 乌头汤

乌头汤的药物组成为制川乌15～20克（先煎半小时），麻黄6～10克，白芍15～20克，黄芪15～30克，炙甘草5～10克，白蜜15～30克（兑服），可加桂枝10～15克，苍术15～30克，川芎10～15克，当归10～15克，红花10～15克，海桐皮15～20克。水煎3次，每次煎沸20～30分钟，合并煎液，分3次于早、中、晚餐前温服。每天1剂，可随症加减。适用于寒湿蕴结证的风湿性关节炎治疗。

7.风湿液

其药物组成为桑寄生5～10克，牛膝9～12克，鹿角胶3～6克，鳖甲胶3～6克，羌活6～9克，独活6～9克，秦艽6～9克，防风6～9克，当归9～12克，白芍6～9克，川芎6～9克，红花3～6克，白术9～12克，红曲3～6克，木瓜15克，甘草6克。具有补益肝肾、养血通络、祛风除湿的功能。适用于肝肾血亏、风寒湿邪所致风湿性关节炎、类风湿关节炎，症见骨关节疼痛、四肢麻木、屈伸不利等。水煎3次，每次煎沸20～30分钟，合并煎液，分3次于早、中、晚餐前温服。每日1剂，可随症加减。

（二）中成药

除参阅第一章中"风湿性关节炎"可选用的"中成药"外，临床常选用风湿痹康胶囊、风湿马钱片、骨筋丸胶囊、独一味胶囊、木瓜丸、天麻丸等用于风湿性关节炎的治疗。此外，还常选用丹参注射液、木瓜注射液等对症辅助治疗。为节省篇幅，风湿性关节炎用中成药临床举例如下。

1.寒热痹颗粒

其药物组成为桂枝、麻黄、附子、知母、防风、地龙、白芍、干姜、白术、甘草。具有散寒清热、和营定痛的功能。用于风湿性关节炎和类风湿关节炎，症见肌肉关节疼痛，局部触之发热，但自觉怕冷畏寒，或触之不热但自觉发热，全身热象不显著者。开水冲服，一次服10克，每日3次。

2.寒湿痹颗粒（片）

其药物组成为制附子、制川乌、麻黄、桂枝、细辛、威灵仙、木瓜、炒白术、黄芪、当归、白芍、制甘草。用于风寒湿闭阻所致的风湿性关节炎，症见肢体关节疼痛、困重或肿胀，局部畏寒。颗粒剂用开水冲服1袋，每日3次；或口服片剂，每次4片，每日3次。

3.祖师麻片（膏药）

祖师麻有祛风除湿、活血止痛的功能。用于风寒湿邪闭阻经络关节，凝滞气血、阻遏经脉的风湿性关节炎、类风湿关节炎，症见四肢关节冷痛，关节肿痛，屈伸不利，夜间痛甚，遇寒加重，得热则减，恶风畏寒，舌质暗淡红，或有瘀斑，舌苔薄白，脉弦紧或细涩者。口服片剂，每次3片，每日3次。或外用膏药，温热软化后贴于患处。

四、风湿性关节炎药膳调养方

祛风除湿酒

主料 白术、杜仲、淫羊藿、威灵仙各12克，全蝎、秦艽、防风、川乌、草乌、木瓜、牛膝、当归、川芎、金银花、麻黄、乌梅各9克，蜈蚣3条。

辅料 白酒250毫升，红糖250克。

烹饪与服法 将药、酒一同放入陶罐内，布封口，泥糊紧，文火煎2小时后，埋地下或放进井水中，去火毒，一昼夜后滤渣取液备用。每饭后服35毫升，每日3次，10天为1个疗程。

功效 清热解毒，活血化瘀。

适用人群 风湿性关节炎慢性缓解期。

冬瓜薏苡仁汤

主料 冬瓜500克，薏苡仁50克。

辅料 食盐适量。

烹饪与服法 冬瓜连皮切片，与薏苡仁加适量水共煮，小火煮至冬瓜烂熟为度，食时酌加食盐调味。每日1剂，随意食之。

功效 健脾，清热利湿。

适用人群 风湿性关节炎急性发作期属湿热内蕴而湿邪偏盛者。

丝瓜竹叶粥

主料 丝瓜100克，薏苡仁60克，淡竹叶20克。

辅料 大米适量。

烹饪与服法 将丝瓜洗净，连皮切片，与淡竹叶共放入锅内，加适量水共煎煮取汁备用；再将薏苡仁与大米加水煮粥，待粥成时加入药汁。随意服用，每日1剂。

功效 健脾祛湿，清热通络。

适用人群 风湿性关节炎急性发作期属风湿痹阻而热邪偏胜者。

附子牛膝蒸羊肉

主料 附子（制附片）30克，牛膝15克，鲜羊腿肉1000克。

辅料 肉清汤250克，熟猪油30克，葱白两根（切成节段），姜片、料酒、葱花、味精、胡椒粉各适量。

烹饪与服法 附子洗净，放入锅内，加适量水，先煎1小时，去渣取药汁。将羊腿肉煮熟，捞出，切成中等大小的肉块，牛膝洗净，与附子药汁、羊肉同放入大碗中，并放料酒、熟猪油、葱节、姜片、肉清汤，隔水蒸3小时。吃时撒上葱花、味精、胡椒粉即可。患者可佐餐食用。

功效 蠲痹散寒，益气活血。

适用人群 风湿性关节炎急性发作期属风湿痹阻而寒邪偏胜者。

羊骨木瓜酒

主料 羊骨10克（油炙酥），木瓜9克，白术30克，桑枝12克，五加皮3克，当归3克，天麻3克，川牛膝3克，红花3克，川芎3克，秦艽2克，防风2克。

辅料 冰糖（捣碎）100克，白酒1000克。

烹饪与服法 将上述药物和冰糖一同浸入酒中，待密封浸泡3～4个月后即可服用。每日2次，每次温服10～20毫升。

功效 温经蠲痹，强筋健骨。

适用人群 风湿性关节炎慢性缓解期属寒湿阻滞者。

薏苡仁五味粥

主料 薏苡仁150克，薄荷15克，荆芥15克，葱白15克，豆豉50克。

辅料 粳米适量。

烹饪与服法 将薄荷、荆芥、葱白、豆豉和清水1500毫升放入锅内，烧开后文火煎10分钟，滤取原汁盛于碗内，倒去药渣，将锅洗净，将薏苡仁和粳米洗净后倒入锅内，注入药汁，置火上煮至薏苡仁开裂酥烂即可食用。

功效 补益肝肾，祛风除湿通络。

适用人群 适用于风湿性关节炎慢性缓解期属肝肾阴虚兼风湿阻络者。

百变搭配 可用糯米代替粳米，口感更佳。

木瓜荷叶粥

主料 木瓜100克，薏苡仁50克，茯苓30克，鲜荷叶适量。

辅料 粳米适量。

烹饪与服法 将木瓜、茯苓和清水1500毫升放入锅内，烧开后文火煎10分钟，滤取原汁盛于碗内，倒去药渣，将锅洗净，将鲜荷叶、薏苡仁和粳米洗净后倒入锅内，注入药汁，置火上煮至薏苡仁开裂酥烂即可食用。

功效 补益肝肾，祛风除湿通络。

适用人群 适用于风湿性关节炎慢性缓解期属脾虚湿盛者。

木瓜薏苡仁粥

主料 木瓜100克，薏苡仁50克，绿豆适量。

辅料 粳米适量。

烹饪与服法 将木瓜、薏苡仁和清水1500毫升放入锅内，烧开后文火煎10分钟，滤取原汁盛于碗内，倒去药渣，将锅洗净，将绿豆和粳米洗净后倒入锅内，注入药汁，置火上煮至绿豆开裂酥烂即可食用。

功效 补益肝肾，祛风除湿通络。

适用人群 适用于风湿性关节炎慢性缓解期属脾虚湿盛者。

木瓜茯苓粥

主料 木瓜100克，茯苓30克，绿豆适量。

辅料 粳米适量。

烹饪与服法 将木瓜、茯苓和清水1500毫升放入锅内，烧开后文火煎10分钟，滤取原汁盛于碗内，倒去药渣，将锅洗净，将绿豆和粳米洗净后倒入锅内，注入药汁，置火上煮至绿豆开裂酥烂即可食用。

功效 补益肝肾，祛风除湿通络。

适用人群 适用于风湿性关节炎慢性缓解期属脾胃虚弱者。

雪花鸡汤

主料 党参150克，雪莲花30克，峨参15克，薏苡仁100克，光鸡500克。

辅料 生姜50克，葱白50克，食盐适量。

烹饪与服法 把鸡宰杀后，去毛及内脏，洗净，掺入清水1000克。将党参、雪莲花洗净切成4厘米长的段，峨参切成1毫米厚的片，用纱布包好，放入锅中。薏苡仁洗净用纱布另包亦放入锅中，同时加入生姜、葱白，先用旺火将汤煮沸，改用文火炖2～3小时即可。捞出鸡肉砍成2～3厘米见方的块，按定量放入碗中，再把煮沸的薏苡仁捞出，分撒入碗中，加入药汤，用食盐略调味，5天内分次热服。

功效 温补脾肾，除湿通络。

适用人群 适用于风湿性关节炎慢性缓解期属脾肾阳虚兼风湿阻络者。

猪腰粥

主料 猪腰1对，人参6克，核桃肉10克。

辅料 粳米200克。

烹饪与服法 取猪腰洗净，去臊腺、脂膜，切片；人参、核桃肉洗去浮尘，与粳米加适量水共煮成粥。随意服用，每日1剂。

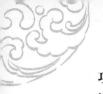
功效 祛风除湿，补益肾气。

适用人群 风湿性关节炎慢性缓解期属肾气不足者。

杜仲核桃粥

主料 杜仲30克，核桃肉10克。

辅料 粳米200克。

烹饪与服法 将杜仲和清水1000毫升放入锅内，烧开后文火煮10分钟，滤取原汁盛于碗内，倒去药渣，将锅洗净，将核桃肉和粳米洗净后倒入锅内，注入药汁，置火上煮至稠即可食用。

功效 补肾散寒止痛。

适用人群 风湿性关节炎慢性缓解期属肾气不足者。

青蒿山药粥

主料 青蒿15克，赤芍30克，山药30克。

辅料 粳米300克。

烹饪与服法 将青蒿、赤芍、山药洗净，和适量清水一同放入锅内，煎煮取浓汁；再把粳米加水煮粥，待粥将成时加入药汁，共煮片刻即成。每次随意食用，每日1剂。

功效 活血化瘀，清热通络。

适用人群 风湿性关节炎急性发作期。

双藤罗汉肚

主料 雷公藤50克，青风藤50克，猪肚1个。

辅料 味精10克，葱末10克，姜末10克，醋各少许，精盐、明矾、花椒各适量。

烹饪与服法 将猪肚去油，用盐、醋、明矾搓洗干净，放入开水锅中烫一下捞出，洗净待用；雷公藤、青风藤洗净，装入纱布袋，塞入猪肚（不能装得太满），开口处用线缝或竹签别都可以。然后放入开水锅中烫一下，用筷子扎上几个孔，将猪肚放在盆中，撒上葱、姜、花椒、盐、味精，上锅蒸半小时左右后，开锅放气，用筷子再扎几个孔（以免肚子爆裂），再蒸。这样经过几次反复蒸制，3～4小时以后取出药袋，猪肚切片装盘即可。

功效 清热通络止痛。

适用人群 风湿性关节炎急性发作期。

三七丹参粥

主料 三七10～15克，丹参15～20克，鸡血藤30克。

辅料 粳米300克。

烹饪与服法 将三七、丹参、鸡血藤洗净，和适量清水一起放入锅内，煎煮取浓汁，再把粳米加水煮粥，待粥将成时加入药汁，共煮片刻即成。每次随意食用，每日1剂。

功效 活血化瘀，通络止痛。

适用人群 风湿性关节炎急性发作期。

桃仁粥

主料 桃仁10～15克，薏苡仁30克。

辅料 粳米50～100克。

烹饪与服法 取桃仁洗净，捣烂如泥，加水研去渣，与薏苡仁、粳米同煮为粥。随意服用，每日1剂。

功效 益气活血，通利关节。

适用人群 风湿性关节炎急性发作期属气虚血瘀、阻滞关节者。

白芷羊肉汤

主料 白芷20克，羊腿肉100克。

辅料 黄酒、姜、葱、精盐各适量。

烹饪与服法 白芷洗净备用；羊腿肉洗净，切小块，开水浸泡2小时，捞起再洗净，置锅中，加黄酒、姜、葱、精盐，加水煮开，去浮沫；再加白芷，急火煮开5分钟，改文火煮30分钟，分次食用。

功效 温阳补血，祛寒通络。

适用人群 风湿性关节炎慢性缓解期属寒凝血瘀、阻滞关节者。

三七炖鸡

主料 三七6克，黄芪10克（横切片），雄乌鸡1只。

辅料 黄酒10毫升，酱油少许。

烹饪与服法 将雄乌鸡宰杀，去毛及内脏，洗净。将三七、黄芪共纳入鸡腹内，加入黄酒，隔水小火炖至鸡肉熟。用酱油随意蘸食鸡肉，嚼服三七，热汤送服。每3天1次。寒冬服食为宜。

功效 温阳，益气，定痛。

适用人群 风湿性关节炎慢性缓解期属阳气不足者。

韭菜桃仁汤

主料 韭菜子20克，桃仁20克。

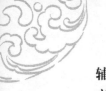

辅料　精盐适量。

烹饪与服法　韭菜子、桃仁分别洗净，置锅中，加清水200毫升，急火煮开3分钟，文火煮30分钟，用盐调味，分次饮用。

功效　壮阳暖肾，活血化瘀。

适用人群　风湿性关节炎慢性缓解期属肾阳亏虚、寒凝血瘀者。

松花蛋拌薏苡仁

主料　薏苡仁100克，松花蛋2个。

辅料　精盐5克，小葱1根，白糖、味精、香油各适量。

烹饪与服法　将松花蛋去皮，切成方丁；薏苡仁洗净，加水煮熟烂，与松花蛋丁放同一盘内。小葱洗净，切成葱花，放在松花蛋丁上，加入精盐、白糖、味精、香油拌匀即可。

功效　除湿通络止痛。

适用人群　风湿性关节炎慢性缓解期属脾虚湿盛者。

咸鸭蛋拌木瓜

主料　咸鸭蛋1个，木瓜1个。

辅料　香菜两小棵，香油5克，味精少许。

烹饪与服法　咸鸭蛋洗净，放锅中加水煮熟，捞出，晾凉，剥去蛋壳，将蛋白和蛋黄分开；木瓜蒸熟，去皮，切片，装盘。蛋白切成碎末，均匀地撒在木瓜上，蛋黄切成小丁，均匀地撒在木瓜周围。香菜洗净，去根，切成碎末，撒在蛋白上，加少许味精，淋上香油，拌匀即可食用。

功效　除湿通络止痛。

适用人群　风湿性关节炎慢性缓解期属脾虚湿盛者。

雄乌鸡粥

主料　羌活15克，独活15克，丹参20克，雄乌鸡1只。

辅料　糯米300克，葱白3根，花椒、食盐各适量。

烹饪与服法　将羌活、独活、丹参洗净，加入适量清水煎煮取浓汁；雄乌鸡宰杀，去毛及内脏，洗净，切块，煮烂，加入糯米、葱白、花椒、食盐，加水煮粥，待粥将成时加入药汁，共煮片刻即成。每次随意食用，每日1剂。

功效　活血化瘀，祛风通络止痛。

适用人群　风湿性关节炎急性发作期。

羊骨血藤粥

主料　川牛膝15克，鸡血藤30克，羊骨1千克。

辅料 粳米100克，细盐、生姜、葱白各适量。

烹饪与服法 将羊骨打碎，将川牛膝、鸡血藤洗净，加入适量清水煎煮取浓汁，加入粳米、葱白、姜、细盐，待粥将成即可。每次随意食用，每日1剂。

功效 活血化瘀，通络止痛。

适用人群 风湿性关节炎慢性缓解期属气血虚弱者。

茯苓全虫饼

主料 茯苓细粉100克，全虫粉10克。

辅料 米粉100克，白糖100克。

烹饪与服法 将茯苓、全虫、米粉、白糖混匀，加水适量，调成糊，以微火在平锅里摊烙成极薄的煎饼。可经常随量服用。

功效 健脾除湿，通络止痛。

适用人群 风湿性关节炎慢性缓解期属于脾虚血瘀者。

青鸭羹

主料 羌活20克，赤小豆250克，鸡血藤50克，青头鸭1只。

辅料 草果1个，生姜、食盐各适量。

烹饪与服法 将青头鸭宰杀，去毛及内脏，洗净。将羌活、赤小豆、鸡血藤、草果洗净，共纳入鸭腹内，加入生姜、食盐，隔水小火炖至鸭肉熟即可。喝汤食肉，隔日1次。

功效 祛风除湿，消肿止痛。

适用人群 风湿性关节炎急性发作期属湿热蕴结者。

茅根灵仙速溶饮

主料 鲜茅根250克，威灵仙150克。

辅料 鲜菠萝汁500克，白糖粉500克。

烹饪与服法 鲜茅根、威灵仙加水适量，煎煮30分钟，去渣，继续以小火煎煮浓缩至将要干锅时，加入鲜菠萝汁，再加热至黏稠时，停火，待温，拌入干燥的白糖粉把煎液吸净，混匀，晒干，压碎，装瓶备用。每次10克，以沸水冲化，顿服。每日3次。

功效 清热除湿，消肿止痛。

适用人群 风湿性关节炎急性发作期属湿热蕴结者。

山药杜仲炖甲鱼

主料 山药片30克，杜仲50克，甲鱼1只（约500克）。

辅料 生姜、食盐各适量。

烹饪与服法 先将甲鱼宰杀，洗净去内脏，连甲带细肉加适量水，与山药片、杜仲、生姜、食盐清炖，炖熟。食用时，吃肉喝汤。

功效 祛风通络止痛。

适用人群 风湿性关节炎慢性缓解期属肾虚寒瘀者。

羌活拨粥

主料 羌活15克，薤白10～15克（鲜者30～60克），葱白2根。

辅料 粳米50～100克（或白面粉100～150克）。

烹饪与服法 先把薤白、羌活、葱白洗净切碎，与白面粉用冷水和匀后，调入沸水中煮熟即可。或用粳米一同煮为稀粥。可间断温热服用，3～5天为1个疗程，每日2～3次温热服。

功效 祛风散寒止痛。

适用人群 风湿性关节炎慢性缓解期属寒凝血瘀者。

独活猪腰

主料 独活20克，杜仲15克，猪腰250克。

辅料 生姜、葱、花椒、白糖、食盐、味精、香油各适量。

烹饪与服法 将独活、杜仲洗净，切成节，用水稍润，煎熬2次，收取药液1000毫升；猪腰剖开，洗净血水，与清水、生姜、葱、花椒同置锅内，在火上煮到猪腰六成熟时，将它捞出晾凉，再将猪腰放在药汁锅内，用文火煮熟捞起，撇净浮沫。在锅内加药汁适量，放入食盐、白糖、味精和香油，加热成浓汁，将其均匀地涂在猪腰里外即成。

功效 补肾祛风，除湿止痛。

适用人群 风湿性关节炎慢性缓解期属肾虚寒瘀者。

木瓜豆浆粥

主料 木瓜15克，赤芍30克，豆浆汁500克。

辅料 粳米50克，砂糖或细盐各适量。

烹饪与服法 将木瓜、赤芍洗净，加水煎取浓药汁；将豆浆汁、粳米同入砂锅内，加入药汁，煮至粥稠，以表面有粥油为度，加入砂糖或细盐即可食用。每日早晚餐温热食。

功效 活血通络，除湿止痛。

适用人群 风湿性关节炎急性发作期属湿热蕴结者。

枸杞羊腰粥

主料 枸杞叶20克，川牛膝15克，羊肉250克，羊腰2对。

辅料 粳米250克，葱白5克。

烹饪与服法 将羊腰洗净，去臊腺、脂膜，切成细丁；葱白洗净，切成细节；羊肉洗净；枸杞叶、川牛膝洗净，用纱布装好，扎紧；粳米淘净。再将它们一同放入锅内，加水适量熬粥，待肉熟、米烂成粥时即成。吃羊腰、羊肉，喝粥。

功效 补肾活血止痛。

适用人群 风湿性关节炎慢性缓解期属肾虚寒凝者。

灵仙龟

主料 威灵仙20克，川牛膝15克，龟1只（500克以上）。

辅料 味精、生姜、食盐各适量。

烹饪与服法 将龟放入盆中，倒入热水，使其排尽尿，洗净，剁去头、足，除去内脏，与威灵仙、川牛膝、生姜一起放入瓦锅内，加水适量，先用武火煮开，再用文火慢煮至熟透，加盐、味精调味即成。吃龟肉，饮汤。

功效 温肾散寒，活血止痛。

适用人群 风湿性关节炎慢性缓解期属肾虚血瘀者。

千年健煨肘

主料 千年健15克，丹参20克，猪肘1000克，猪骨3～5小块。

辅料 肉汤1500克，冰糖150克，大枣100克。

烹饪与服法 将猪肘以常法处理；大枣洗净；冰糖30克炒成深黄色糖汁；在砂锅底上垫几块猪骨，加肉汤1500克，放入猪肘烧开，打去浮沫，再将千年健、丹参、大枣、冰糖汁及其余冰糖放入，用微火慢慢煨，待猪肘煨至熟烂、黏稠、汁浓即成。分次单食或佐餐。

功效 补脾益胃，祛风止痛。

适用人群 风湿性关节炎慢性缓解期属脾虚血瘀者。

羊蜜膏

主料 威灵仙汁200克，熟羊脂250克，熟羊髓250克。

辅料 白蜂蜜250克，生姜汁25克。

烹饪与服法 将铁锅置武火上，倒入熟羊脂熬开，先后分别下熟羊髓、白蜂蜜、威灵仙汁、生姜汁，依次逐个烧开，并用铁锅铲不断搅拌。将锅移文火上煎熬，至膏成黏状时停火，稍凉后，盛入瓷罐中备用。每天空腹温酒冲服1汤匙，也可做成粥食。

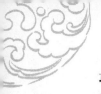

功效 清热除湿止痛。

适用人群 风湿性关节炎慢性缓解期属湿热蕴结者。

薏苡仁泥

主料 薏苡仁200克。

辅料 豆沙150克，京糕100克，水淀粉50克，白糖375克，猪油100克。

烹饪与服法 将薏苡仁粉碎成细末，加入白糖50克，加水少许，搅成细泥，置一碗中：京糕加工成细泥，另置一碗内，加白糖250克，拌匀；豆沙另置一碗中，3个碗均上笼蒸熟透后，取出待用。将炒锅烧热，下猪油，倒入薏苡仁泥，炒至浓稠时，盛在盘子的中间，将猪油下炒锅，依次再炒京糕泥和豆沙，分别盛在薏苡仁泥的两边。将手勺置武火上，加清水少许，白糖75克，烧沸去沫，用水淀粉勾成芡汁，浇在三泥上面即成。可供早、晚作点心食用。

功效 健脾除湿。

适用人群 风湿性关节炎慢性缓解期属脾虚湿盛者。

木瓜面

主料 木瓜粉1500克，豆粉200克，白面粉3000克，鸡蛋10个。

辅料 生姜5克，食盐、味精、胡椒粉、猪油、葱各适量。

烹饪与服法 将白面粉、木瓜粉、豆粉放入盆中，加鸡蛋和适量的水、食盐，揉成面团，擀成薄面片，切成面条；在锅内加适量水，放入猪油、葱、生姜烧开，再将适量面条下入，煮熟，放入味精、食盐、胡椒粉即成。食用时当饭吃，吃饱，常服有效。

功效 健脾和胃，除湿通络。

适用人群 风湿性关节炎慢性缓解期属脾虚湿阻者。

秦皮醴

主料 秦皮粉500克，糯米500克。

辅料 酒曲适量。

烹饪与服法 将秦皮粉和糯米共同烧煮，做成糯米干饭，待冷却后，将酒曲打碎，加入糯米饭内，拌匀，加入瓷盆内，加盖盖好，放置发酵数日，即成酒酿。可随量服食。

功效 清热除湿通络。

适用人群 风湿性关节炎慢性缓解期属湿热阻络者。

壮阳狗肉汤

主料 狗肉250克，附片15克，独活20克，牛膝15克，菟丝子10克。

辅料　食盐、味精、生姜、葱、料酒、清汤各适量。

烹饪与服法　将狗肉洗净，整块放入开水锅内煮至二分熟，捞出，放入凉水内洗净血沫，切成3厘米×3厘米长的方块；姜、葱切好备用。将狗肉放入锅内，同姜片煸炒，加入料酒，然后将狗肉、姜片一起倒入砂锅内；同时将附片、独活、牛膝、菟丝子用纱布袋装好扎紧，与食盐、葱一起放入砂锅内，加清汤适量，用武火烧沸，文火煨炖，待肉熟烂后即成。服用时，拣去药包不用，加入味精，吃肉喝汤。每日2次，佐餐食。

功效　温肾壮阳，散寒止痛。

适用人群　风湿性关节炎慢性缓解期属肾虚寒凝者。

补肾鹿肉汤

主料　人参、黄芪、枸杞各5克，白术、茯苓、熟地黄、肉苁蓉、肉桂、仙茅、菟丝子、怀牛膝、独活、羌活、千年健各3克，鹿肉（带骨）250克。

辅料　生姜3克，葱、胡椒面、食盐各适量。

烹饪与服法　将鹿肉除去筋膜，洗净，入沸水泡一会儿，捞出切成小块，骨头拍破；将上述中药用袋装好，扎袋口。将鹿肉、鹿骨放入砂锅内，再放入药袋，加水适量，放入葱、生姜、胡椒粉、食盐，置武火上烧沸，撇去浮沫，改用文火煨炖2～3小时，待鹿肉熟烂即成。佐餐食，每日2次。

功效　初肾壮阳，散寒止痛。

适用人群　风湿性关节炎慢性缓解期属肾虚寒凝者。

杜仲猪腰

主料　杜仲15克，秦皮15克。

辅料　猪腰4个。

烹饪与服法　将生杜仲、秦皮分别切成3厘米×3厘米的段片。用竹片将猪腰剖开，呈钱包形。然后把切好的杜仲片、秦皮片装入猪腰内，外用铝箔将猪腰包裹数层，再放入柴火灰中慢慢烧烤，烧熟后取出，除去铝箔即成。分次吃猪腰，不放盐。每2～3天1剂。

功效　补肾散寒止痛。

适用人群　风湿性关节炎慢性缓解期属肾虚寒凝者。

蛇牛胶冻

主料　白花蛇肉30克，牛肉500克。

辅料　黄酒250克。

烹饪与服法　将白花蛇肉、牛肉洗净，分别切成小块，放入砂锅内，加水适量，煎煮，每小时取肉汁1次，加水再煮，共取肉汁4次，连同残肉合并肉汁，以文火继续煎熬，至黏稠时停火。将黏稠液倒入盆内冷藏。每次取牛肉胶冻20克，用黄酒20克送服，每日3次。

功效 祛风活络止痛。

适用人群 风湿性关节炎慢性缓解期属经络阻塞者。

海桐皮蒸鸡

主料 海桐皮30克，赤芍30克，仔母鸡1只。

辅料 葱、姜、味精、料酒、食盐、胡椒面、清汤各适量。

烹饪与服法 将仔母鸡洗净，用开水煮至两分熟，捞出，放在凉水内冲洗干净，沥净水分。海桐皮、赤芍洗净，切片；姜、葱洗净，姜切大片，葱切长段。将海桐皮、赤芍装入鸡腹内，然后放入盆内（腹部向上），摆上葱、生姜，加入清汤、食盐、料酒、胡椒面，加盖盖好，用铝箔将盆口封严，上笼蒸约2小时取出，揭去铝箔，拣出生姜、葱，加味精调好味即成。分次佐餐食。

功效 祛风活络止痛。

适用人群 风湿性关节炎急性发作期属经络阻塞者。

松节汤圆

主料 松节粉15克，赤芍粉30克，糯米粉500克。

辅料 玫瑰蜜15克，樱桃蜜、黑芝麻各30克，白糖150克，鸡油30克，面粉15克。

烹饪与服法 将鸡油熬熟，滤渣晾凉；面粉放干锅内炒黄；黑芝麻炒香捣碎；将玫瑰蜜、樱桃蜜压成泥状，加入白糖，撒入松节粉、赤芍粉和匀，做成心子，将糯米粉和匀，包上心子做成汤圆。等锅内清水烧沸时，将汤圆下锅煮熟即成。可做早点或晚点，适量服用。

功效 祛风除湿，活血止痛。

适用人群 风湿性关节炎急性发作期属湿瘀互阻者。

期颐饼

主料 薏苡仁粉180克，白面粉250克，生鸡内金90克。

辅料 白糖适量。

烹饪与服法 将鸡内金打细，过筛，置盆内，加开水浸半日许。将薏苡仁粉、白面粉、白糖，用浸鸡内金的水和匀，做成薄小饼，烙成金黄色，如饼干样。可以随时服食。

功效 化瘀除湿止痛。

适用人群　风湿性关节炎急性发作期属湿阻经络者。

防己菠饺

主料　防己100克，猪瘦肉500克，白面粉3000克，菠菜750克。

辅料　生姜、葱花、胡椒粉、酱油、香油、食盐各适量。

烹饪与服法　将菠菜清洗干净后，去茎留叶，在木瓢内搓成菜泥，加入适量清水搅匀，用纱布包好挤出绿色菜汁，待用；防己打成细末，过100目筛待用。将猪瘦肉用清水洗净，剁成蓉，加食盐、酱油、胡椒粉、生姜末拌匀，加适量水搅拌成糊状，再放入葱花、防己粉、香油拌匀成馅。将白面粉用菠菜汁和匀揉匀，如菠菜汁不够用，可加点清水揉匀，使表面光滑为止，然后加肉馅做成饺子。待锅内水烧开后，将饺子下锅煮熟后即可。主食适量食。

功效　清热除湿止痛。

适用人群　风湿性关节炎急性发作期属湿热阻络者。

春盘面

主料　海桐皮50克，秦艽30克，五加皮30克，蘑菇2000克，羊肉1000克，鸡蛋5个，白面粉3000克。

辅料　生姜、胡椒粉、料酒、味精、醋、食盐各适量。

烹饪与服法　将羊肉洗净，切成2厘米见方的小块，蘑菇洗净，一切两半；海桐皮、秦艽、五加皮打成细末，过100目筛待用。将白面粉用水发透，放入海桐皮粉、秦艽粉、五加皮粉、食盐，磕入鸡蛋，揉成面团，用擀面杖擀薄，切成面条。将羊肉块放入锅内，加入生姜、蘑菇，置武火上烧开，然后将面条下入，烧开，加入食盐、料酒、醋、胡椒粉、味精即成。当饭吃，吃面条，喝汤，吃饱。本方为7日剂量，每日服食1～2次。

功效　清热除湿止痛。

适用人群　风湿性关节炎急性发作期属湿热阻络者。

五加皮精

主料　五加皮100克，木瓜100克，鸡血藤100克。

辅料　白糖500克。

烹饪与服法　加五加皮、木瓜、鸡血藤洗净，用冷水泡透，加水适量煎煮，每半小时取药液1次，共煎煮3次，然后合并药液。将合并的药液用文火煎熬至黏稠时停火，等浓缩液冷却后，加入白糖，使之吸净药液，混合均匀，再晒干，压碎，装入玻璃瓶。用沸水冲化后服用，每次10克，每日2次。

功效　清热除湿止痛。

适用人群 风湿性关节炎慢性缓解期属湿阻络虚者。

海风藤拨粥

主料 海风藤100克，白面粉100克。

辅料 葱、姜、红糖各适量。

烹饪与服法 将海风藤洗净，晒干，打细成末。将海风藤粉同白面粉和匀，加入冷水调成糊后入沸水中搅匀，煮作面粥，再加入葱、姜、红糖，稍煮即可。空腹食用。

功效 祛风除湿，通络止痛。

适用人群 风湿性关节炎慢性缓解期属风湿阻络者。

防风粥

主料 防风10～15克，粳米60～100克。

辅料 葱白2根（约10克），白糖或盐各少许。

烹饪与服法 将防风、葱白洗净，切碎，与淘洗干净的粳米共煮为稠粥，用糖或盐调味后，作早餐主食热服。每日1剂，5～7天为1个疗程。

功效 散风胜湿，解表。

适用人群 风湿性关节炎急性发作期风湿阻络者，伴风寒感冒、头痛、关节痛、荨麻疹者。

知母牛膝粥

主料 知母9～12克，牛膝9～12克，粳米100克。

辅料 蜜糖少许。

烹饪与服法 将知母洗去浮尘，装入纱布袋中，扎紧袋口；牛膝洗净，切碎；与淘洗净的粳米共入砂锅中，加水1000克煮沸30分钟，弃知母后文火熬成稠粥，用蜜糖调味后作早餐主食。每日1剂，5～7天为1个疗程。

功效 清热除烦，通络止痛。

适用人群 风湿关节炎急性发作期风热阻络者。

五、风湿性关节炎用食疗方

目前，风湿性关节炎食疗的相关资料很少，我们广泛收集文献，走访民间，结合临床实践经验，现将有利于缓解风湿关节炎症状的佳肴简介如下。

蟹爪茴香酒

主料 蟹爪100克，小茴香20克。

辅料 白酒50克。

烹饪与服法 蟹爪、小茴香分别洗净，置瓶中，加白酒，密封2个月，分次饮用。每日2次，每次10～20克。

功效 补肾助阳，散寒通络。

适用人群 风湿性关节炎慢性缓解期属肾阳不足、寒湿阻络者。

双鞭壮阳汤

主料 牛鞭（最好是黄牛鞭）500克，狗鞭200克。

辅料 姜、葱、料酒、精盐、温油各适量。

烹饪与服法 将牛鞭放入开水中浸泡5小时，然后顺尿道对剖成两半，刮洗干净；将狗鞭洗净，同入温油中浸泡，以微火炸酥，捞起，再放入开水锅中泡洗干净。将牛鞭、狗鞭放入锅内，加入姜、葱、料酒、精盐等，并加清水500毫升，上锅蒸煮约2小时，分次食用。高寒地区、严冬季节服用为佳。

功效 暖肾壮阳，散寒止痛。

适用人群 风湿性关节炎慢性缓解期属肾虚寒盛者。

鲜虾炖黄酒

主料 鲜河虾500克。

辅料 黄酒500克。

烹饪与服法 河虾洗净后浸于黄酒15分钟，捞起，隔水炖服，分次食用，黄酒可与河虾同食。

功效 温肾壮阳，舒筋止痛。

适用人群 风湿性关节炎急性发作期属寒温内盛者。

桂浆粥

主料 肉桂2～3克，粳米50～100克。

辅料 红糖适量。

烹饪与服法 将肉桂煎取浓汁，去渣；再将粳米煮成粥，待粥煮沸后，调入肉桂汁及红糖，同煮为粥，或用肉桂末1～2克调入粥内同煮服食。

功效 散寒除湿通络。

适用人群 适用于风湿性关节炎缓解期属寒湿阻络者。

雪凤鹿筋汤

主料 干鹿筋200克，雪莲花3克，蘑菇片50克，鸡脚200克，火腿（切成片）25克。

辅料 味精5克，绍酒10克，生姜、葱白、食盐、高汤各适量。

烹饪与服法 将鹿筋加入开水浸泡2天后，切成指条块下锅，加入姜、葱、绍酒和水，将鹿筋煨透取出。鸡脚用开水烫透，脱去黄衣，斩去爪尖，拆去大骨，放入罐内；将雪莲花洗净后用纱布袋松装放入罐子内，上面再放鹿筋、火腿片、蘑菇片，加入高汤、绍酒、生姜、葱白，上笼蒸至鹿筋熟软时取出（约2小时），滤出原汤，汤中加入味精、食盐搅匀后倒入罐子内再蒸半小时，取出即可食用。

功效 补益肝肾，散寒通络。

适用人群 风湿性关节炎慢性缓解期属肝肾亏虚、寒湿阻络者。

木瓜玉米粥

主料 木瓜50克，玉米粒适量。

辅料 粳米60克。

烹饪与服法 取木瓜洗净，加适量清水，小火煎药汁备用；再取玉米粒、粳米煮粥，待粥将熟时加入药汁熬成稀粥即成。每日1剂，作早餐用。

功效 祛风湿。

适用人群 风湿性关节炎急性发作期寒湿蕴胃者。

泥鳅粉

主料 活泥鳅2000克。

辅料 蜂蜜100克。

烹饪与服法 先将活泥鳅静养1天，再去内脏、洗净，置干燥箱内烘烤（焙）干，研末装瓶，置于冰箱（2～8℃）内密封存放。每日服3次，每次服10克，蜂蜜调服。15天为1个疗程，最多不超过4个疗程。

功效 祛风通络止痛。

适用人群 风湿性关节炎急性发作期属血瘀脉虚者。

百变搭配 泥鳅200克配姜、葱、蒜烹饪热食，每日1次，其疗效亦佳。

乌梢蛇薤白汤

主料 饲养乌梢蛇肉100～200克，薤白20个。

辅料 生姜片10克，花椒10粒，盐少许，料酒10克。

烹饪与服法 将乌梢蛇肉洗净，剁块后放入砂锅内，用料酒、生姜片拌匀，码味20分钟，加水约500克煮沸，撇去浮沫，加入洗净的薤白、花椒并改用文火，加盖炖熟烂，用盐调味后空服热食。10天为1个疗程。

功效 祛风除湿，通络止痛，理气宽胸。

适用人群　风湿性关节炎等风湿病患者及风湿顽痹者。

百变搭配　可用饲养锦蛇、水蛇（泥蛇）等蛇肉代替乌梢蛇。

锦蛇薤白汤

主料　饲养锦蛇（菜花蛇）肉100～200克，薤白20个。

辅料　生姜片、料酒各10克，盐少许，花椒10粒。

烹饪与服法　将饲养锦蛇肉洗净，剁切成块后放入砂锅内，用料酒、生姜片拌匀，码味20分钟，加水约500克煮沸，撇去浮沫，加入洗净的薤白、花椒用文火炖烂，加盐调味后热食。10天为1个疗程。

功效　祛风除湿，舒筋健骨，通阳理气，解毒宽胸。

适用人群　风湿性关节炎患者及瘙痒顽痹等证者。

百变搭配　可用饲养乌梢蛇肉代替锦蛇肉。

水蛇薤白汤

主料　饲养水蛇（泥蛇）肉100～200克，薤白20个。

辅料　生姜片、料酒各10克，花椒10料，盐2～3克，葱花5克。

烹饪与服法　将蛇肉洗净，切块后放入砂锅内，用生姜片和料酒拌匀，码味20分钟后，加水约500克煮沸，撇去浮沫，改用文火炖半小时，加入洗净的薤白和花椒，文火炖至蛇骨肉易分离、薤白酥软熟透时，用盐调味，撒上葱花热食。10天为1个疗程。

功效　祛风除湿，通阳理气，活络止痛，健骨宽胸。

适用人群　风湿性关节炎等风湿病患者。

百变搭配　可用独头大蒜、蒜瓣或藠头代替薤白。

南蛇薤白汤

主料　饲养南蛇（蟒蛇）肉100～200克，薤白20个。

辅料　生姜片、料酒各10克，花椒10粒，盐2～3克，葱花5克。

烹饪与服法　将蛇肉洗净，切块后放入砂锅内，用生姜、料酒、花椒拌匀，码味20分钟后，放入洗净的薤白和清水约500克煮沸，撇去浮沫，改文火炖烂，去蛇骨后用盐调味，撒上葱花热食。10天为1个疗程。

功效　祛风除湿，活络止痛，通阳理气，健骨宽胸。

适用人群　类风湿关节炎、风湿性关节炎等风湿病患者，及生活在空气潮湿环境和水下作业人群。

百变搭配　可同食水生食物，如藕、茭白、菱角肉、芡实等佳肴，协同祛风除湿作用。

薤白焖泥鳅

主料 薤白50克，泥鳅200～300克，茭白100克。

辅料 生姜片、料酒各10克，花椒10粒，盐3～5克，葱节10克，高汤、花生油各适量。

烹饪与服法 薤白洗净；茭白洗净，切片；泥鳅去鳃、内脏后洗净，用料酒和生姜片、花椒拌匀，码味10分钟，放入热油锅中炒香、变色，加入茭白片、薤白和葱节及少许高汤焖酥软熟透，加盐调味后热食。10天为1个疗程。

功效 祛风除湿，活络止痛，调理气血，强筋健骨。

适用人群 风湿性关节炎等风湿病患者。

百变搭配 可用鳝鱼、鲫鱼等淡水鱼代替泥鳅。

薏米薤白焖鳝鱼

主料 薏米（薏苡仁）50克，薤白20个，鳝鱼200～300克。

辅料 生姜片、料酒各10克，花椒10粒，盐少许。

烹饪与服法 薏米洗净，放入砂锅中加水泡涨煮沸半小时；鳝鱼去内脏，洗净后用刀切成寸段，加生姜片、料酒、花椒和洗净的薤白拌匀，码味30分钟，加煮沸的薏米锅中，文火焖至酥软烂熟，加盐调味后热食。10天为1个疗程。

功效 除湿排毒，活络止痛，调理气血，强筋健骨。

适用人群 风湿性关节炎等风湿病患者。

百变搭配 出锅前10分钟，可加入洗净、切碎的鲜嫩菜叶烹熟同食。

番茄薤白鲫鱼汤

主料 薤白20个，鲫鱼2尾（约300克），番茄1个（约200克）。

辅料 生姜片、料酒各10克，葱花5克，高汤约500克，盐3克。

烹饪与服法 薤白洗净后放入砂锅中，加入高汤煮沸20分钟；鲫鱼去鳃、鳞、内脏后洗净，用料酒和生姜片拌匀，码味10分钟后加入煮沸的薤白汤中，继续用文火煨至酥软熟透，加入洗净切成片的番茄，煮沸5分钟后加盐，撒上葱花热食。10天为1个疗程。

功效 利湿，排毒，抗氧化；调理气血，健脾养胃。

适用人群 风湿性关节炎等风湿病患者。

百变搭配 可用鳙鱼头代替鲫鱼，对风湿病需健脑的人群，效果更好。

薤白鱼头豆腐

主料 薤白20个，鳙鱼头1个（约500克），豆腐500克。

辅料 泡姜末、泡椒末各20克，料酒15克，葱节10克，盐5克，花生油

20克，高汤适量。

烹饪与服法　豆腐切小块，入沸水中汆一下，洗净；薤白洗净；鲴鱼头去鳃、鳞及残留内脏，洗净后用泡椒末、泡姜末和料酒拌匀，码味10分钟，放入热油锅中煎香、变色，加入薤白、豆腐、葱节和适量高汤，慢烧熟透，加盐调味（也可用淀粉、酱油调汁勾芡）热食。10天为1个疗程。

功效　祛风除湿，排毒降脂，养胃健脑。

适用人群　风湿性关节炎等风湿病患者。

百变搭配　可用大蒜、藠头代替薤白。

薤白鸭脚烧魔芋

主料　薤白20个，鸭脚板10个，水魔芋500克。

辅料　豆瓣酱20克，葱节20克，生姜片10克，盐少许，高汤、花生油各适量。

烹饪与服法　薤白洗净；鸭脚板刮洗干净，砸碎趾骨；水魔芋切小块，入沸水锅中汆一下，洗净，沥干；油加入锅中烧至六七成热时，放入豆瓣酱、葱、姜、薤白炒香，加入鸭脚板炒变色，加入高汤约500克慢烧半小时，再放入水魔芋块翻匀慢烧熟透，加盐调味即可空腹热食。10天为1个疗程。

功效　祛风除湿，排毒降脂，调理气血。

适用人群　风湿性关节炎等风湿病患者，伴高脂血症患者。

百变搭配　可用鸡脚（凤爪）代替鸭脚板。

洋葱木耳烧豆腐

主料　洋葱1个（约200克），水发木耳100克，豆腐500克，火腿丁50克。

辅料　姜片、蒜瓣各20克，花生油20克，高汤300克，淀粉、酱油、味精等调成的味汁约30克，盐少许，葱节5克。

烹饪与服法　备好的洋葱切片（丝），水发木耳撕成小朵；豆腐切小块入沸水中汆一下，洗净，沥干；油放锅烧至六七成热时，下葱、姜、蒜炒香，加入火腿丁、木耳、洋葱翻炒，放入豆腐块小心翻匀，加少许高汤淹没慢烧30分钟，下盐和味汁，烧入味即可，空腹或佐餐热食。10天为1个疗程。

功效　排毒降脂，调理气血。

适用人群　风湿性关节炎等风湿病患者。

木耳鸭肉烧魔芋

主料　水发木耳100克，鸭肉200克，水魔芋500克。

辅料　泡椒、姜末各10克，料酒15克，盐3克，花生油少许，高汤适量。

烹饪与服法　水魔芋切小块，入沸水去汆一下后洗净，沥干；木耳洗净，撕成小朵；鸭肉剁成小块，用泡椒、姜末和料酒拌匀，码味15分钟，放入热油锅中收水，爆出油及香味，下木耳和魔芋翻匀，加入高汤适量，文火烧熟，用盐调味后热食。10天为1个疗程。

功效 利湿排毒，调理气血，健脾益脑。

适用人群 风湿性关节炎等风湿病患者。

胡萝卜海带芡骨汤

主料 胡萝卜500克，水发海带500克，芡实50克，猪棒骨1根。

辅料 生姜20克，盐3克，葱花5克。

烹饪与服法 胡萝卜洗净，滚刀切块；水发海带洗净，切块；芡实洗净；猪骨洗净，砸碎；生姜洗净，拍碎，共入砂锅内，加水淹没煮沸，撇去浮沫，用文火炖熟烂，加盐、葱花调味热食。10天为1个疗程。

功效 排毒、消癥、抗氧化，增强和调节免疫功能。

适用人群 风湿性关节炎等风湿病患者。

海带藕骨汤

主料 水发海带200克，藕500克，芡实20克，猪棒子骨1根。

辅料 生姜20克，盐3克，葱花5克。

烹饪与服法 水发海带洗净，切块；藕洗净，拍碎；芡实洗净；猪棒子骨洗净，砸碎，生姜洗净，拍碎，共入砂锅内，加水煮沸，撇去浮沫，改文火炖至酥烂熟透，用盐和葱花调味热食。每日1次，10天为1个疗程。

功效 排毒，消癥，增强和调节免疫功能，健骨。

适用人群 类风湿关节炎、风湿性关节炎患者。

洋葱胡萝卜焖荸荠

主料 洋葱200克，胡萝卜200克，荸荠200克。

辅料 豆瓣酱10克，盐2克，生姜片10克，高汤、花生油各适量。

烹饪与服法 洋葱去须根、表皮，洗净后切片（丝）；胡萝卜洗净后切片；荸荠去皮，洗净后切片；豆瓣酱剁成细蓉，与生姜片共入热油锅中炒香，下洋葱片（丝）、胡萝卜片、荸荠片炒匀，加少许高汤或清水焖熟，用盐调味后空腹或佐餐热食。每日服食，10天为1个疗程。

功效 降脂，抗氧化，除湿，健脾。

适用人群 风湿性关节炎等风湿病患者。

冬瓜木耳烧猪排

主料 冬瓜块500克，水发木耳100克，猪排骨200克。

辅料 五香豆瓣酱10克，盐3克，生姜片10克，花椒10粒，高汤、花生油各适量，葱花5克。

烹饪与服法 水发木耳洗净，撕成小朵；猪排骨剁成小块，入沸水中汆一下后洗净；五香豆瓣酱剁成细蓉，与生姜片、花椒共入热油锅中炒香，下排骨块、木耳炒匀，加少许高汤焖半小时，加入冬瓜块再烧熟透，放入盐和葱花翻匀盛于大碗中，空腹或佐餐热食。每日食用，10天为1个疗程。

功效 除湿利尿，降脂壮骨，调理气血。

适用人群 风湿性关节炎等风湿病患者。

百变搭配 可用牛骨、羊骨代替猪排骨。

冬瓜香菇烧猪蹄花

主料 冬瓜块500克，香菇200克，猪蹄1只（约300克）。

辅料 五香豆瓣酱10克，盐3克，生姜片、葱节各10克，花椒10粒，高汤、花生油各适量。

烹饪与服法 香菇去根蒂、洗净；猪蹄去余毛、蹄甲后在火上烤黄，刮洗干净后剁成小块；五香豆瓣酱剁成细蓉，与葱、姜、花椒共入热油锅中炒香，下猪蹄，香菇炒匀，加适量高汤烧40分钟，放入冬瓜块翻匀，再烧至酥软熟透，用盐调味即可。空腹或佐餐热食。10天为1个疗程。

功效 除湿利尿，强筋壮骨，调理气血。

适用人群 风湿性关节炎等风湿病患者。

百变搭配 减少冬瓜块200克，加香芋或鲜山药、花菜200克，其疗效更好。

菇瓜花烧牛蹄筋

主料 冬菇200克，冬瓜块200克，花菜200克，牛蹄筋200克。

辅料 五香豆瓣酱、葱节、生姜片各10克，大蒜瓣10瓣，盐3克，花椒10粒，高汤、花生油各适量。

烹饪与服法 冬菇去根蒂、洗净；花菜去老皮，掰成小朵，洗净；牛蹄筋入沸水中汆一下，洗净，切成条；五香豆瓣酱剁成细蓉，与葱节、生姜片、大蒜瓣和花椒共入热油锅内炒香，下牛蹄筋条、冬菇炒匀，加高汤淹没慢烧1小时，放入冬瓜和花菜翻匀，文火焖至酥软熟透，加盐调味即可。空腹或佐餐热食，每日食用，10天为1个疗程。

功效 祛风除湿，强筋壮骨，增加并调节机体免疫功能，降血脂。

适用人群 风湿性关节炎等风湿病患者、高脂血症患者。

百变搭配 可配用竹笋100～200克，以增强降脂排毒、促胃肠蠕动功效。

耳豆藕骨汤

主料 水发木耳150克，赤小豆50克，藕500克，猪棒骨1根。

辅料 生姜片、料酒各10～20克，盐3克，葱花少许。

烹饪与服法 水发木耳、赤小豆分别洗净；藕刮洗干净，拍碎；猪棒骨下入沸水锅中氽一下后洗净，砸碎后用生姜片、料酒拌匀，码味20分钟，共入砂锅内，加入清水（淹没），文火煨烂，用盐、葱花调味后空腹热食。每日食用，10天为1个疗程。

功效 利尿除湿，降脂益心，健脾养胃，强筋壮骨。

适用人群 风湿性关节炎患者。

百变搭配 可用牛骨、羊骨代替猪棒骨；尚可配用花菜或鲜山药100克，其疗效更好。

扁豆花芡骨汤

主料 白扁豆50克，花菜200克，芡实20克，猪棒骨1根。

辅料 生姜片、料酒各15克，葱花5克，盐3克。

烹饪与服法 白扁豆、芡实分别洗净，放入砂锅中用开水发涨；花菜去表皮，掰成小朵，洗净；猪棒骨入沸水锅中氽一下后洗净，砸碎，用料酒和姜片拌匀，码味20分钟后放砂锅内，加足水盖好煮沸40分钟，再放入备好的花菜煮烂熟，用盐和葱花调味即可。空腹或佐餐热食，每日食用，10天为1个疗程。

功效 清热祛湿，健脾益肾，强筋壮骨。

适用人群 风湿性关节炎患者，尤其适合在暑热天服用。

百变搭配 牛骨、羊骨可代替猪骨。

刀豆木耳炖鸭肉

主料 大刀豆20粒，水发木耳200克，麻鸭肉200克。

辅料 生姜片、料酒各15克，花椒10粒，盐3克，葱花5克。

烹饪与服法 大刀豆洗净，放入砂锅中用开水发涨；木耳洗净，撕成小朵；麻鸭肉洗净，剁成小块，用生姜片、料酒和花椒拌匀，码味20分钟后亦放入砂锅内，加足水炖1小时，加入木耳炖至熟烂，用盐和葱花调味即可。空腹热食，每日服用，10天为1个疗程。

功效 除湿温中，调理气血，增强和调节免疫功能。

适用人群 风湿性关节炎等风湿病患者。

百变搭配 可用鹌鹑肉代替麻鸭肉；加芡实、薏米、山药各10克，其疗效更好。

薏米芡实藕骨汤

主料　薏米（薏苡仁）、芡实各20克，藕500克，猪棒骨1根，花菜200克。

辅料　生姜片、料酒各15克，盐3克，葱花5克，薤白10个，花椒10粒。

烹饪与服法　薏米、芡实分别洗净；花菜去老皮，掰成小朵，洗净；藕刮洗干净，拍碎；薤白洗净；猪棒骨入沸水中氽一下，洗净，砸碎后放入砂锅内，用生姜片、料酒、薤白、花椒拌匀，码味20分钟后，加入备好的薏米、芡实、藕和清水1000克煮沸，撇去浮沫后用文火炖1小时，再放入花菜炖熟烂，加盐和葱花调味。空腹或佐餐热食，每日食用。10天为1个疗程。

功效　除湿健脾，调理气血，强筋健骨。

适用人群　风湿性关节炎患者。

百变搭配　可用牛骨、羊骨代替猪骨；可配用木耳、蘑菇，有协同作用。

薏豆薤白炖羊蹄

主料　薏米50克，赤小豆50克，薤白20个，羊蹄200克。

辅料　生姜片、料酒各15克，盐3克，花椒10粒，葱花3克。

烹饪与服法　薏米、赤小豆、薤白分别洗净；羊蹄去蹄甲后入沸水锅中氽一下，洗净后剁切成小块，放入砂锅中用生姜片、料酒、薤白、花椒拌匀，码味20分钟，加入薏米和赤小豆及足量清水煮沸，撇去浮沫后用文火加盖炖熟烂，调入盐，撒上葱花即可。空腹或佐餐热食，每日食用，以寒冬季节服用为宜。

功效　祛风除湿，调理气血，强筋壮骨；治寒湿痹疗效佳。

适用人群　风湿性关节炎寒湿痹症状明显者。

香菇薏笋炖牛蹄筋

主料　香菇200克，薏米50克，鲜竹笋200克，牛蹄筋100克。

辅料　生姜片、料酒、大蒜瓣各15克，葱节10克，盐3克。

烹饪与服法　牛蹄筋洗净，放入砂锅内，用生姜片、料酒、蒜瓣拌匀，码味20分钟；香菇、薏米分别洗净；竹笋洗净，切片，共入砂锅内，加足清水煮沸，撇去浮沫，文火炖烂，加入葱节再烧沸5分钟，加盐调味即可。空腹或佐餐热食，每日服用，10天为1个疗程。

功效　除湿降脂，排毒养胃，强筋健骨。

适用人群　风湿性关节炎等免疫力低下者。

百变搭配　可用羊蹄、驴蹄（筋）代替牛蹄筋；用冬菇、平菇代替香菇。

赤豆花驴蹄筋

主料　赤小豆50克，花菜200克，驴蹄筋100克。

辅料 薤白20个，盐3克，生姜、料酒各10克。

烹饪与服法 赤小豆洗净；花菜去老皮，掰成小朵洗净；驴蹄筋洗净后放入砂锅内，用料酒、生姜片拌匀，码味20分钟，放入赤小豆和洗净的薤白文火炖熟烂，加入花菜再烧熟透，放盐调味即可。空腹或佐餐食，每日服用，10天为1个疗程。

功效 除湿利尿，祛毒健脾，增强和调节机体免疫力。

适用人群 风湿性关节炎等免疫功能低下者。

百变搭配 可用牛蹄、羊蹄、猪蹄（筋）代驴蹄筋；可加木耳、食用菌等菜肴，有协同作用。

藕豆耳猪蹄花

主料 藕500克，赤小豆50克，水发木耳100克，猪蹄1只（约300克），花菜200克。

辅料 薤白20个，生姜、料酒各15克，盐3克，味精1克，葱花3克。

烹饪与服法 藕刮洗干净，拍碎；赤小豆、薤白分别洗净；猪蹄去余毛、蹄甲，在火上烤黄，刮洗干净后对剖成两半，在蹄皮上划花刀后放入砂锅内，用生姜片、料酒拌匀，码味20分钟，放入藕、赤小豆、薤白和洗净的木耳，加水约1000克煮沸，撇去浮沫，文火炖熟烂，再放入去老皮、掰成小朵洗净的花菜烧熟，加盐、味精调味即可。空腹或佐餐热食时撒上葱花，每日服用，10天为1个疗程。

功效 除湿健脾，健脾养胃；解毒，增强和调节机体免疫力。

适用人群 风湿性关节炎等免疫力低下者。

百变搭配 可用羊蹄、牛蹄、驴蹄（筋）代替猪蹄。

香菇芡豆炖鸭脚板

主料 香菇200克，芡实20克，白扁豆20克，鸭脚板100克，生菜叶150克。

辅料 生姜片、料酒各10克，薤白10个，盐3克，葱花5克。

烹饪与服法 香菇、芡实、白扁豆、薤白分别洗净；鸭脚板刮洗干净，砸碎趾骨，用生姜、料酒拌匀，码味10分钟，共入砂锅内，加水煮沸，撇去浮沫后，文火炖烂，加入洗净切碎的生菜叶煮熟，加盐和葱花。空腹或佐餐热食，每日服用，10天为1个疗程。

功效 除湿，解毒，降脂，增强和调节机体免疫功能。

适用人群 风湿性关节炎等免疫功能低下者。

百变搭配 可用鸡脚、鹅脚代替鸭脚。可配用白芍、山药各10克。

大黑豆薤白炖凤爪

主料 大黑豆50克，薤白20个，鸡脚（凤爪）150克，生菜叶200克。

辅料　生姜片、料酒各15克，盐3克。

　　烹饪与服法　将大黑豆、薤白、生菜叶分别洗净；鸡脚刮洗干净后，砸碎趾骨，放入砂锅内用料酒、生姜片拌匀，码味20分钟，加大黑豆（可先用水发涨）、薤白和水煮沸，撇去浮沫，用文火炖酥烂，加入切碎的生菜叶再沸5分钟，用盐调味即可。空腹或佐餐热食，每日服用，10天为1个疗程。

　　功效　解毒祛湿，健脾养胃，通阳理气，增强和调节机体免疫力。

　　适用人群　风湿性关节炎等免疫力低下者。

　　百变搭配　可配用白芍、山药各10克。

黄豆芡实鸭脚板

　　主料　黄豆50克，芡实20克，鸭脚板150克，芹菜100克，木耳10克。

　　辅料　生姜片、料酒各15克，盐3克，葱花5克。

　　烹饪与服法　黄豆、芡实、芹菜分别洗净；鸭脚板刮洗干净，砸碎趾骨；木耳用水发涨，择洗干净；鸭脚板放入砂锅内用料酒、葱花、生姜片拌匀，码味20分钟，加入先用水发涨的黄豆、芡实和清水约600克煮沸，撇去浮沫，加入木耳文火炖烂，再加入切碎的芹菜煮沸5分钟，调盐入味即可。空腹或佐餐热食，每日服用，10天为1个疗程。

　　功效　解毒祛湿，降脂降压，养胃健脾，增强和调节机体免疫力。

　　适用人群　风湿性关节炎等免疫力低下者及伴有高血压、高脂血症者及亚健康人群。

　　百变搭配　可用鹅脚（掌）代替鸭脚板，荠菜代替芹菜，可配白芍、山药各10克。

冬瓜香菇肉片

　　主料　冬瓜块500克，鲜香菇200克，鲜鸡脯肉片100克。

　　辅料　独蒜头10个，葱末、姜末各5克，淀粉适量，盐3克，高汤500克。

　　烹饪与服法　鲜香菇洗净，切片；独蒜去皮，洗净；共入砂锅内，加高汤煮沸，撇去浮沫后加冬瓜块中火煮至独蒜头酥烂（约20分钟）；加入葱末、姜末、盐1克拌匀，码味5分钟，加用淀粉上浆的鲜鸡脯肉片，煮沸3分钟，调入盐2克即可。空腹或佐餐热食，每日服用，连服5～10天。

　　功效　除湿利尿，降脂健脾，调理气血。

　　适用人群　风湿性关节炎伴水肿、高脂血症患者。

　　百变搭配　可用鱼肉代替鸡脯肉。

冬菇番茄蛋花

　　主料　冬瓜片200片，平菇片200片，番茄片150克，鸡蛋1个。

辅料 生姜片、大蒜片各20克，盐3克，高汤500克，葱花5克，味精1克。

烹饪与服法 将高汤烧开，放入生姜、大蒜、冬瓜、平菇、番茄片，煮熟时打入鸡蛋，拌匀后放盐、味精，撒上葱花即可。空腹热食，每日食用，可连服10天。

功效 降脂除湿，调理气血，增强和调节机体免疫功能。

适用人群 风湿性关节炎等免疫功能低下者。

百变搭配 可用茶菇、香菇等代替平菇。

丝瓜焖菜花

主料 丝瓜300克，花椰菜200克，黄花菜100克。

辅料 生姜片、大蒜片、葱节各10克，盐3克，花生油20克，高汤适量，味精1克。

烹饪与服法 丝瓜刮去表皮，去两头，洗净后滚刀切块；花椰菜去老皮，掰成小朵，去皮的嫩茎切片；黄花菜择洗干净；花生油放锅内预热后，将蒜、姜、葱炒香，下丝瓜、花椰菜翻炒，放入高汤适量焖至九成熟，放入黄花菜翻匀，再烧熟，放盐和味精即可。每日空腹佐餐食用，可连服10天。

功效 通经活络，除湿排毒，辅助抗癌，增强和调节免疫功能。

适用人群 风湿性关节炎等免疫功能低下者。

丝瓜荸荠骨菜汤

主料 丝瓜300克，荸荠200克，猪骨500克，黄花菜20克。

辅料 薤白10个，葱节10克，生姜片10克，盐3克，味精1克，料酒20克。

烹饪与服法 猪骨洗净，砸碎后放入砂锅中，用料酒、薤白（洗净的）、葱节、生姜片拌匀，码味10分钟，加清水1000克煮沸，去浮沫炖半小时后，加入去皮和两头、洗净、滚刀切成块的丝瓜及洗净去皮的荸荠煨半小时，最后加备好的黄花菜煮熟，用盐、味精调味即可。空腹佐餐，每天食用，可连服10天。

功效 活络通经，除湿止痛，清热解毒，强筋壮骨。

适用人群 风湿性关节炎等免疫力低下者。

百变搭配 可用牛骨、羊骨代替猪骨，可配用水发木耳100克。

丝瓜香菇骨菜汤

主料 丝瓜300克，鲜香菇300克，猪骨500克，黄花菜20克，独蒜头10个。

辅料 薤白10个，葱节10克，生姜片10克，盐3克，味精1克，料酒20克。

烹饪与服法 猪骨洗净，砸碎后放入砂锅；独蒜、薤白去表皮后洗净，与葱节、生姜片和料酒共入砂锅内与猪骨拌匀，码味20分钟，加入洗净的丝瓜、香菇和清水800～1000毫升煮沸，撇去浮沫，改文火炖至酥软熟透时，加入择洗干净的黄花菜再沸10分钟，用盐和味精调味即可。空腹热食，每日服用，可连服10天。

功效 通经活络，调理气血，排毒降脂，强筋壮骨。

适用人群 风湿性关节炎等风湿病患者，免疫力低下者。

百变搭配 可用牛骨、羊骨代替猪骨，可用平菇、口蘑等食用菌代替香菇。

五色骨菜汤

主料 胡萝卜块200克，木耳（水发）100克，花菜200克，黄花菜20克，荠菜（或芹菜）100克，猪骨500克，独蒜（大蒜瓣）或薤白50克。

辅料 生姜片、葱节、料酒各15～20克，盐3克，味精1克。

烹饪与服法 将猪骨洗净，砸碎放入砂锅内，用姜、葱、蒜或薤白、料酒等拌匀，码味20分钟后加水1000克炖酥软（约1小时），加入备好的胡萝卜块、木耳、花菜小朵煮至九成熟，再放入黄花菜和荠菜（或芹菜）煮熟，去骨，加盐和味精调味即可。空腹佐餐热食，每日食用。可常服。

功效 清热，解毒，除湿，降脂降压，增强和调节免疫功能，强筋壮骨。

适用人群 风湿性关节炎等免疫力低下者及伴有高血压、高脂血症者。

百变搭配 可用牛骨、羊骨代替猪骨。

花耳瓜骨菜汤

主料 西蓝花300克，水发木耳150克，木瓜150克，猪骨450克，木耳菜200克，薤白20个。

辅料 生姜片、葱节、料酒各15～20克，盐3克，味精1克，葱花5克。

烹饪与服法 西蓝花去老皮，掰成小朵，嫩茎切条，洗净；水发木耳择洗干净，撕成小朵；木瓜去瓤和籽，削去表皮，洗净，切块；猪骨剁切成小块，洗净后放入砂锅内，用姜片、葱节、料酒拌匀，码味20分钟，加水1000克炖1小时，加入备好的西蓝花、木耳、木瓜和薤白炖熟透，再放入洗净的木耳菜煮熟，加盐和味精调味，撒上葱花即可。空腹每天常食，可连服10天。

功效 除湿排毒，调理气血，增强和调节免疫力。

百变搭配 可用牛、羊骨代替猪骨。

丝瓜木耳肉片

主料 嫩丝瓜300克，水发木耳100克，木耳菜200克，鸡脯肉片100克。

辅料 生姜片、大蒜片、料酒各10克，盐3克，味精1克，葱花3克，淀粉少许，花生油、高汤各适量。

烹饪与服法 嫩丝瓜刮去皮，去两头后洗净，斜切成小块；水发木耳和木耳菜分别择洗干净；鸡脯肉片用料酒10克、盐1克拌匀，淀粉上浆；将生姜片、大蒜片放入热油锅中炒香，加入高汤或清水约500毫升煮沸，下丝瓜块，木耳煮沸10分钟，放入上浆鸡脯肉片煮沸5分钟，再下木耳菜煮沸5分钟，用盐、味精调味，撒上葱花即可。空腹佐餐热食，可常食。

功效 活络通经，排毒止痛，调理气血。

适用人群 风湿性关节炎等免疫功能低下者。

百变搭配 可用鲜食用菌代替水发木耳；用猪瘦肉代替鸡脯肉。

薯豆烧牛排

主料 马铃薯300克，赤小豆100克，牛排骨500克。

辅料 生姜、葱节、料酒各15～20克，盐3克，味精1克，五香豆瓣酱5～10克，蒜片10克，香菜节5克。

烹饪与服法 将牛排骨剁成小块，入沸水锅中氽一下，洗净后放入砂锅内，用姜、葱、蒜、料酒和豆瓣酱拌匀，码味20分钟后放洗净的赤小豆和清水约600克煮沸，慢烧1小时后加入洗净的洗马铃薯块烧熟透，加盐和味精调味，撒上香菜节即可。空腹佐餐热食，10天为1个疗程。

功效 除湿利尿，健脾壮骨，调理气血。

适用人群 风湿性关节炎等免疫力低下者。

百变搭配 可用芋头、山药（鲜）代替马铃薯；用猪排骨代替牛排骨。

藕豆烧猪蹄筋

主料 鲜藕500克，赤小豆100克，芡实20克，猪蹄筋200克。

辅料 生姜片、大蒜瓣各20克，盐3克，味精1克，葱节10克，料酒10克，葱花5克。

烹饪与服法 鲜藕刮洗干净，拍碎；赤小豆、芡实淘洗干净；猪蹄筋入沸水中氽一下后洗净，共入砂锅内，放入生姜片、大蒜瓣、葱节和料酒（拌匀蹄筋用），加水淹没，慢烧至酥软熟透，加盐和味精调味，撒上葱花。空腹热食，10天为1个疗程。

功效 除湿健脾，降脂益心，强筋健骨，调理气血。

适用人群 风湿性关节炎等免疫力低下者。

百变搭配 可用刀豆、大雪豆代替赤豆；用牛蹄筋、驴蹄筋代猪蹄筋。

五豆烧羊蹄

主料 赤小豆、白扁豆、刀豆、绿豆、大黑豆各20克，羊蹄2只。

辅料 生姜片、大蒜片、料酒各10～15克，盐3克，味精1克，葱花或香菜节各5克。

烹饪与服法 羊蹄去蹄甲，在火上烤一下出血去膻味，洗净后剁成小块，放入砂锅内，用姜、蒜、料酒拌匀，码味20分钟，加入洗净的五豆和清水约1000克煮沸，去浮沫后慢炖至酥软熟透，加盐、味精调味，撒上葱花或香菜节热食。10天为1个疗程。

功效 除湿排毒，通络止痛，强筋壮骨。

适用人群 风湿性关节炎等免疫力低下者。

百变搭配 出锅前半小时，加入胡萝卜块或白萝卜块300克烧熟食用，可增加除湿利尿、健脾养胃之效。可用大黄豆代替大黑豆。

薤白骨豆菜汤

主料 薤白100克，赤小豆50克，羊骨500克，莴笋叶200克。

辅料 生姜片、料酒各15克，盐3克，香菜节5克，味精1克。

烹饪与服法 将薤白、赤小豆分别洗净；莴笋叶、香菜洗净，香菜切成短节；羊骨入沸水中汆一下，洗净后剁成小块，放入砂锅内用薤白、生姜片和料酒拌匀，码味20分钟，加入赤小豆和清水800毫升淹没煮沸，去浮沫后文火炖酥软熟透，加入莴笋叶煮沸10分钟，用盐和味精调味，撒上香菜节空腹热食，可连服10天左右为1个疗程。

功效 解毒，通络，除湿，壮骨，健脾。

适用人群 风湿性关节炎等风湿病患者及亚健康人群。

百变搭配 可用猪骨、牛骨代替羊骨，可用各种鲜嫩菜叶代替莴笋叶。

青豆花菜烧猪蹄

主料 青豆200克，花椰菜300克，猪蹄1只约300克，洋葱100克。

辅料 生姜片、料酒各15克，五香豆瓣酱10克，盐3克，葱花或香菜节各3克。

烹饪与服法 将猪蹄去蹄甲，在火上烤黄后刮洗干净，剁切成小块，用生姜片、料酒、剁细的五香豆瓣酱拌匀，码味20分钟，与洗净的青豆共入锅内，加水淹没慢烧1小时；花椰菜去老皮，掰成小朵，嫩茎切条，洗净；洋葱去蒂须，洗净，切片（丝）后一起放入已烧1小时的青豆蹄花锅内，翻匀烧熟透后加盐调味，撒上葱花或香菜节。空腹热食，连服10天为1个疗程。

功效 增强和调节免疫功能，强筋壮骨。

适用人群 风湿性关节炎等免疫功能低下者。

百变搭配 可用牛蹄、羊蹄、鸡爪、鸭脚等代替猪蹄。

五味馄饨

主料 嫩韭菜500克，嫩芹菜100克，嫩荠菜100克，生姜末50克，羊肉

100克，薄面皮适量（大约500克），香油少许，盐3克。

辅料　鲜蒜泥、酱油、味精调成味汁。

烹饪与服法　将前三味主料择洗干净，剁切细；羊肉洗净，剁成肉泥，共入小盆内，加生姜末、盐和香油和匀成馅，用薄面皮包成生坯，蒸熟后蘸味汁热食，连服10天为1个疗程。

功效　和血，降压，解毒，增强和调节免疫功能，健脾养胃。

适用人群　风湿性关节炎等免疫功能低下者。

百变搭配　可用猪肉、牛肉代替羊肉，可配用虾皮（米）10～20克，配食鲜菇汤、木耳烧魔芋等佳肴，其疗效更好。

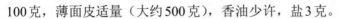

第八章 类风湿关节炎食疗与用药

类风湿关节炎（RA）是一种以慢性、进行性、侵袭性关节炎为主要表现的全身性自身免疫病。如果不经过正规治疗，病情会逐渐发展，最终导致关节畸形、功能丧失，具有很高的致残率。RA在各年龄中皆可发病，高峰年龄在30～50岁，一般女性高于男性。多项研究显示，自20世纪50年代以来，RA的整体发病情况有逐年下降的趋势。RA患者的关节疼痛以及畸形会对其工作和生活带来很大的影响。传统观点认为RA是一种慢性、致残性疾病但并不影响患者的寿命。

一、类风湿关节炎简介

（一）发病原因

① 感染因素是指环境中的各种致病微生物，包括病毒、细菌、真菌、支原体、螺旋体，以及寄生虫等。

② 目前的研究表明，RA的发病与遗传相关。对同卵孪生子（双胞胎）的调查发现，RA的遗传率达53%～65%。

③ 流行病学调查显示，RA患者男女比例为1∶3，女性绝经前RA发病率高于同龄男性，80岁以后男、女发病率基本相同。可以说，性激素参与了RA的发病与发展过程。除性激素外，其他多种内分泌激素均与RA的疾病过程相关，如泌乳素、下丘脑垂体肾上腺素和皮质醇。

④ RA作为一种多因素疾病，是在易感基因的背景下，由一种或多种环境因素共同作用而产生的。除了感染、遗传及内分泌因素外，环境、性别、吸烟可能在RA的发生和发展中发挥了一定的作用。

⑤ 最新研究证明，类风湿关节炎受口腔和肠道微生物影响，并揭示口腔和

肠道微生物菌群异常是RA病理生理和疾控的重要环节，并且为元基因组学辅助的RA个性化诊疗方案提供基础。

（二）临床表现与诊断要点

1.临床表现

临床上以关节肿痛、晨僵甚至关节畸形为本病主要表现。如手指向尺侧偏斜，呈天鹅颈样及纽扣花畸形，晚期关节呈纤维性或骨性强直，生活不能自理而残废。本病属于中医"痹证"范畴，又有称"历节病""鹤膝风""骨痹"等。在临床上多分为两种证型：湿热痹阻（恶风发热，关节红、肿、热、痛，活动受限，晨僵，得热加剧，遇凉稍解，口渴欲饮，溲赤便干，舌红苔黄腻，脉濡数）和寒湿痹阻（关节肿胀疼痛，痛有定处，晨僵，屈伸不利，遇寒则痛剧，畏寒怕冷，舌淡苔薄白，脉紧或沉紧）。

2.辅助检查

（1）血液检查　血常规、急性时相反应物指标（血沉、C反应蛋白）、类风湿因子、抗环胍氨酸肽抗体、抗角蛋白抗体、抗核抗体、尿常规、肝功能、肾功能等。

（2）影像学检查　是本病诊断的重要手段，如X线平片、CT、MRI等检查。

（3）其他检查　如HLA-DR4/DR1的检测、滑液检查、病理检查、关节超声检查等。

3.诊断标准

根据患者的临床表现、体格检查、实验室检查和放射学检查就可以做出对该病的确切诊断。美国1987年风湿病学会的RA诊断标准是：①关节内或关节周围，晨僵持续至少1h，持续6周；②14个关节区中至少有3个或3个以上的关节同时出现肿胀或积液，持续至少6周；③腕关节、掌指关节和近端指间关节至少1处肿胀，持续至少6周；④身体双侧相同关节区同时受累；⑤伸侧、关节周围或骨突出部位的皮下结节；⑥类风湿因子阳性；⑦手及腕部前后位摄片有骨质侵蚀或骨质疏松。符合以上7项中的4项便可确诊。

二、类风湿关节炎用西药

1.非甾体抗炎药

非甾体抗炎药是最常用的抗风湿药，作用快，能缓解患者疼痛，但不能阻止类风湿关节炎病情的进展。下述药物可对症选用1～2种，供参考。

（1）吲哚类　可选用吲哚美辛25毫克，每日3次；或阿西美辛90毫克，每日1次。

（2）**丙酸衍生物**　可选用布洛芬0.3～0.6克，每日3～4次；或洛索洛芬钠60毫克，每日3次。

（3）**丙酰酸衍生物**　可选用双氯芬酸（扶他林）25～50毫克，每日2次。

（4）**昔康类**　可选用塞来昔布（西乐葆）100～200毫克，每日1～2次。

（5）**非酸类**　可选用奈丁美酮（瑞力芬）500毫克，每日1～2次。

2.慢作用改善病情抗风湿药

慢作用改善病情抗风湿药是一组作用机制迥异的药物，通过抑制免疫反应的不同阶段中的不同环节发挥抗风湿作用。一般起效慢，能缓解病情，但控制病情进展尚不理想，缓解疼痛作用差。可选用1～2种下述药物，供参考。

（1）**甲氨蝶呤**　口服或静脉注射5～15毫克，每周1次，用药3～12周起效，连续用药1～2年。

（2）**柳氮磺吡啶肠溶片**　每日0.5克开始，每周加量0.5克，增加至2～4克分4次服用，一般1～2个月起效。

（3）**来氟米特**　用量为10～25毫克，每日1次，口服。

（4）**抗疟药**　常用的有氯喹250毫克，每日1次，2～4个月后改为250毫克，每周2次；羟氯喹100～200毫克，每日2次。一般3～6个月起效。

（5）**青霉胺**　每次125～250毫克，每日1次。

（6）**硫唑嘌呤**　2～2.5毫克/（千克·天），3～6个月起效，起效后渐减至50毫克，每日1次。

（7）**环磷酰胺**　200毫克，静脉滴注，每周2次。

（8）**糖皮质激素**　具有明显的抗炎和免疫抑制的作用。

3.植物药

（1）**雷公藤多苷**　每日60毫克，分3次服用。

（2）**白芍总苷**　每日剂量为600毫克，每日2～3次。

（3）**青藤碱**　青藤碱20毫克，饭前服用，每次1～4片，每日3次。

三、类风湿关节炎用中药方剂

1.除痹温经汤

除痹温经汤由淫羊藿10～15克，制川乌10～30克，续断15～20克，威灵仙10～20克，土鳖虫10～15克，蜈蚣10～20克，熟地黄15～30克，鸡血藤15～30克组成。水煎3次，每次煎沸20～30分钟，合并煎液，分3次于早、中、晚餐前温服。每天1剂，可随症加减。适用于阳虚寒凝、痰瘀互结的类风湿关节炎治疗。

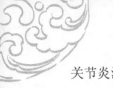

2.除痹清络汤

除痹清络汤由生地黄10～30克，制何首乌15～30克，海风藤15～20克，鬼箭羽10～20克，土鳖虫10～15克，蜈蚣10～20克，胆南星10～20克，露蜂房15～30克组成。水煎3次，每次煎沸20～30分钟，合并煎液，分3次于早、中、晚餐前温服。每天1剂，可随症加减。适用于阴虚热郁、痰瘀互结的类风湿关节炎治疗。

3.乌雷蠲痹汤

乌雷蠲痹汤由雷公藤10～20克，乌梢蛇15～20克，独活15～20克，熟地黄15～25克，秦艽10～15克，茯苓15～30克，白花蛇10～20克，桑寄生10～20克，牛膝15～20克，当归15～20克，川芎15～30克，细辛6～10克，羌活10～15克，桑枝15～20克，姜黄15～20克组成。水煎3次，每次煎沸20～30分钟，合并煎液，分3次于早、中、晚餐前温服。每天1剂，可随症加减。适用于痰瘀互结的类风湿关节炎治疗。

4.温散宣通汤

温散宣通汤由生麻黄10～15克，桂枝10～15克，苍术15～20克，防风10～15克，防己10～15克，威灵仙10～20克，制天南星10～30克，桃仁15～20克，露蜂房15～30克，雷公藤15～20克组成。水煎3次，每次煎沸20～30分钟，合并煎液，分3次于早、中、晚餐前温服。每天1剂，可随症加减。适用于寒瘀互结的类风湿关节炎治疗。

5.金龙饮

金龙饮由菝葜15～20克，地龙10～15，蜈蚣12～15克，黄芪20～30克，桂枝10～15克，威灵仙10～20克，海风藤10～30克，桃仁15～20克，露蜂房15～30克，雷公藤15～20克，忍冬藤15～30克，知母10～15克，防风10～15克组成。水煎3次，每次煎沸20～30分钟，合并煎液，分3次于早、中、晚餐前温服。每天1剂，可随症加减。适用于热瘀互结的类风湿关节炎治疗。

6.防己茯苓汤

防己茯苓汤由防己10～15克，黄芪10～30克，桂枝10～15克，茯苓20～30克，甘草5～7克组成，可加赤芍15～30克，白芍15～30克，鸡血藤20～30克，木瓜10～20克。水煎3次，每次煎沸20～30分钟，合并煎液，分3次于早、中、晚餐前温服。每天1剂，可随症加减。适用于湿热蕴结的类风湿关节炎治疗。

7.痛必宁汤

痛必宁汤由制马钱子6～10克，制川乌15～30克，雷公藤15～25克，白芍15～30克，淫羊藿10～15克，黄芪30～50克，地龙10～20克，秦艽15～20克，细辛3～6克，红花15～20克，三七10～15克组成。制马钱子、制川乌均先煎2小时后，再将其他药放入煎药罐中。水煎3次，每次煎沸20～30分钟，合并煎液，分3次于早、中、晚餐前温服。每天1剂，可随症加减。适用于寒湿瘀阻的类风湿关节炎治疗。

8.祛风除湿汤

祛风除湿汤由黄芪20～30克，党参20～30克，牛膝10～15克，淫羊藿10～15克，熟地黄15～20克，白术10～15克，五加皮10～15克，川芎10～15克，鸡血藤15～30克，杜仲15～20克，甘草5～10克组成。水煎3次，每次煎沸20～30分钟，合并煎液，分3次于早、中、晚餐前温服。每天1剂，可随症加减。适用于湿热蕴结的类风湿关节炎治疗。

9.寒热痹汤

寒热痹汤由桂枝6～12克，麻黄6～9克，附子6～15克，知母6～12克，防风9～12克，地龙6～9克，白芍9～15克，干姜6～9克，白术9～15克，甘草6克组成。能驱寒清热、和营定痛。用于肌肉关节疼痛，局部触之发热，但自觉怕冷畏寒，或触之不但自觉发热，而全身热象却不显；风湿性关节炎和类风湿关节炎见上述证候者。水煎3次，每次煎沸半小时，合并煎液，分3次空腹饮温汁，每天1剂，随症加减。

10.寒湿痹汤

寒湿痹汤由制附子6～15克，制川乌6～9克，麻黄3～6克，桂枝9～12克，细辛6～9克，威灵仙12～15克，木瓜9～18克，炒白术9～15克，黄芪12～18克，当归6～12克，白芍12～18克，甘草6克组成。能祛寒除湿、温通经络。用于风寒湿闭阻所致的痹病，症见肢体关节疼痛，困重或肿胀，局部畏寒；风湿性关节炎和类风湿关节炎见上述证候者。水煎3次，每次煎沸半小时，合并煎液分3次空腹温汁，每天1剂，随症加减。

四、中成药

除参阅前文所述"中成药"外，临床常选用复方竹节参片、风湿安冲剂、复方蚂蚁胶囊、复方风湿宁颗粒、正清风痛宁、四妙丸、雷公藤片、雷公藤多苷片、风湿马钱片等用于类风湿关节炎的治疗。此外，还常选用红茴香注射液、丹参注射液、木瓜注射液等对症辅助治疗。现将《中华人民共和国药典》《临床用药须知》中药卷中收载的90种中成药临床应用举例如下，供参考。

1.追风透骨丸

追风透骨丸由制川乌、制草乌、麻黄、桂枝、细辛、白芷、秦艽、防风、羌活、天麻、当归、川芎、赤芍、制香附、地龙、制乳香、制没药、朱砂、茯苓、炒白术、制天南星、甘松、赤小豆、甘草组成。能祛风除湿、通络止痛、散寒。临床用于风寒湿邪痹阻经络、血行不畅引起的类风湿关节炎、骨关节炎、坐骨神经痛，症见肢体关节疼痛，痛有定处，关节屈伸不利，或伴畏寒肢冷，肌肤麻木不仁，舌淡，苔白腻，脉弦紧或濡缓等。口服，一次4片，或水蜜丸一次6克，均每日2次。

2.正清风痛宁片（注射液）

其有效成为由青风藤为原料提取出的青藤碱。每片含盐酸青藤碱20毫克，针剂1毫升含盐酸青藤碱25毫克。有祛风除湿、活血通络、消肿止痛的功能。用于风寒湿痹病如类风湿关节炎、风湿性关节炎，症见肌肉酸痛，关节肿胀、疼痛、屈伸不利、僵硬，肢体麻木等。口服，片剂一次1～4片，每日3次，饭前服；或肌内注射，一次1～2毫升，每日2次。或遵医嘱。孕妇忌用，有支气管哮喘患者禁用，少数患者出现皮肤瘙痒、皮疹，停药后可自行消失，严重者给予抗组胺药（如氯苯那敏或西替利嗪等）对症用药，个别患者可能出现过敏反应，需遵医嘱对症处理。

五、类风湿关节炎药膳调养方

忍冬藤薏苡仁粥

主料　忍冬藤（鲜）60克，通草9克，防风9克，薏苡仁90克，粳米100克。

辅料　精盐或食糖各适量。

烹饪与服法　将全部用料洗净，用忍冬藤、通草、防风、薏苡仁煎汤，去料留汁，放入粳米共置于瓦罐内，加适量清水，文火煮2小时，用盐或糖调味即可。每日服1次。

功效　清热除湿，宣痹通络。

适用人群　类风湿关节炎急性发作期。

百变搭配　可在药膳中放入丝瓜、冬瓜，搭配蔬菜是为了增加维生素和膳食纤维的含量，使营养素更均衡，同时也可加强清热除湿的功效。

防己桑枝煨母鸡

主料　防己12克，桑枝30克，赤小豆60克，薏苡仁90克，老母鸡1只。

辅料　生姜20克，精盐、葱花各适量。

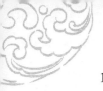

烹饪与服法 将防己、桑枝、赤小豆、薏苡仁、生姜洗净，放入药袋。老母鸡宰杀后，去毛及内脏，洗净，将药袋塞入鸡膛，放入砂锅中，加适量水，文火煨烂，去药袋，加盐和葱花调味后即食。食肉喝汤。3～6天食1只。

功效 清热除湿，祛风通络。

适用人群 类风湿关节炎急性发作期。

百变搭配 可用鹌鹑代替母鸡。

防己鸽子汤

主料 防己12克，赤小豆60克，薏苡仁90克，鸽子2只。

辅料 生姜20克，精盐、葱花各适量。

烹饪与服法 将防己、赤小豆、薏苡仁、生姜洗净，放入药袋。鸽子宰杀后，去毛及内脏，洗净，将药袋塞入鸽膛，放入砂锅中，加适量水，文火煨烂，去药袋，加盐和葱花调味后即食。食肉喝汤。2天服一次。

功效 除湿通络，祛风止痛。

适用人群 类风湿关节炎急性发作期。

木瓜乌鸡汤

主料 木瓜100克，赤小豆60克，薏苡仁90克，乌鸡1只。

辅料 生姜20克，精盐、葱花各适量。

烹饪与服法 将木瓜、赤小豆、薏苡仁、生姜洗净，放入药袋。乌鸡宰杀后，去毛及内脏，洗净，将药袋塞入鸡膛，放入砂锅中，加适量水，文火煨烂，去药袋，加盐和葱花调味后即食。食肉喝汤。3～6天食1只。

功效 除湿通络，祛风止痛。

适用人群 类风湿关节炎急性发作期。

土茯苓乌梢蛇汤

主料 乌梢蛇250克，土茯苓150克，赤小豆100克。

辅料 生姜20克，大枣8枚，精盐、调味料各适量。

烹饪与服法 将乌梢蛇剥皮，去掉内脏，放入开水中煮熟，拆肉去骨；土茯苓、赤小豆、大枣（去核）、生姜洗净。将全部用料放入清水锅内，用武火煮沸，改用文火煲3小时，汤成调味即可。喝汤食肉，每周2次。

功效 除湿通络，活血止痛。

适用人群 类风湿关节炎急性发作期。

土茯苓鳝鱼汤

主料 鳝鱼2条（200～300克），土茯苓150克，赤小豆100克。

辅料 生姜20克，大枣8枚，精盐、调味料各适量。

烹饪与服法 将鳝鱼宰杀，去内脏、骨、皮，切块；土茯苓、赤小豆、大枣（去核）、生姜洗净。将全部用料放入清水锅内，用武火煮沸，改用文火煲3小时，汤成调味即可。喝汤食肉，每周2次。

功效 除湿通络，活血止痛。

适用人群 类风湿关节炎急性发作期。

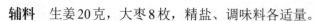

土茯苓乌鸡汤

主料 乌鸡1只，土茯苓150克，薏苡仁100克。

辅料 生姜20克，大枣8枚，精盐、调味料各适量。

烹饪与服法 土茯苓、薏苡仁、大枣（去核）、生姜洗净，放入药袋。乌鸡宰杀后，去毛及内脏，洗净，将药袋塞入鸡膛，放入砂锅中，加适量水，文火煨烂。去药袋，调味后即食。

功效 除湿通络，活血止痛。

适用人群 类风湿关节炎急性发作期。

防风茯苓粥

主料 防风15克，薏苡仁50克，白茯苓30克，怀山药30克。

辅料 粳米100克。

烹饪与服法 将防风、薏苡仁、白茯苓、怀山药同放入锅内，先煎20分钟，去药留汁，加粳米和适量清水，文火煮成粥即可。佐餐服用，随量服食。

功效 清热除湿，通络止痛。

适用人群 类风湿关节炎慢性缓解期。

石膏薏苡仁粥

主料 生石膏30克，薏苡仁50克，桂枝9克。

辅料 粳米100克。

烹饪与服法 将石膏用纱布包好，先煎20分钟，将薏苡仁、桂枝同放入锅内，再煎20分钟，去药留汁，加粳米和适量清水，文火煮成粥即可。佐餐服用，随量服食。

功效 清热除湿，通络止痛。

适用人群 类风湿关节炎急性发作期。

防风薏苡仁煎

主料 薏苡仁30克，防风10克。

辅料 红糖适量。

烹饪与服法 将防风洗净，与薏苡仁同放入瓦锅内，加适量清水共煎，取药液约200毫升，加入适量红糖食用。顿服，每日1剂，连用1周。

功效 祛风除湿。

适用人群 类风湿关节炎急性发作期。

防己茯苓煎

主料 薏苡仁30克，防己10克，茯苓30克。

辅料 红糖适量。

烹饪与服法 将防己、茯苓洗净，与薏苡仁同放入瓦锅内，加适量清水共煎，取药液约200毫升，加入适量红糖食用。顿服，每日1剂，连用1周。

功效 祛风除湿。

适用人群 类风湿关节炎急性发作期。

薏苡仁丝瓜粥

主料 薏苡仁100克，薄荷15克。

辅料 丝瓜100克，红糖和食盐各适量。

烹饪与服法 将薄荷洗净，放入锅内，加水1500毫升，沸后用文火煎约10分钟，滤汁去渣；薏苡仁、丝瓜洗净，倒入锅内，注入药汁，置火上煮至薏苡仁熟烂，即可食用。食时可酌加糖或食盐调味。空腹服，当日服完。

功效 除湿通络止痛。

适用人群 类风湿关节炎急性发作期。

茯苓冬瓜粥

主料 茯苓100克，薏苡仁100克，薄荷15克。

辅料 冬瓜100克，红糖和食盐各适量。

烹饪与服法 将薄荷洗净，放入锅内，加水1500毫升，沸后用文火煎约10分钟，滤汁去渣；茯苓、薏苡仁、冬瓜洗净，倒入锅内，注入药汁，置火上煮至薏苡仁熟烂，即可食用。食时可酌加糖或食盐调味。空腹服，当日服完。

功效 除湿通络止痛。

适用人群 类风湿关节炎急性发作期。

薏苡仁绿豆南瓜粥

主料 薏苡仁100克，山药100克，绿豆100克。

辅料 南瓜100克，红糖或食盐各适量。

烹饪与服法 将山药、薏苡仁、南瓜、绿豆洗净，倒入锅内，置火上煮至薏苡仁熟烂，即可食用。食时可酌加糖或食盐调味。空腹服，当日服完。

功效 除湿通络止痛。

适用人群 类风湿关节炎慢性缓解期。

墓头回姜糖汤

主料 墓头回30克。

辅料 红糖30克，生姜3片。

烹饪与服法 将墓头回、生姜洗净，放大砂锅中，加适量水煎煮，沸后加入红糖即可。每日1剂，随量服食。

功效 清热除湿，通络止痛。

适用人群 类风湿关节炎慢性缓解期。

木贼瘦肉汤

主料 瘦猪肉100克，木贼15克。

辅料 食盐适量。

烹饪与服法 将木贼与瘦猪肉洗净，同放大砂锅中，加适量清水，文火煮约2小时，加入食盐调味即可。喝汤食肉，每日1次。

功效 清热除湿通络。

适用人群 类风湿关节炎急性发作期。

知母炖鹌鹑

主料 熟地黄20克，知母20克，鹌鹑1只。

辅料 调味品适量。

烹饪与服法 将鹌鹑宰杀，去毛、爪及内脏，切块，与熟地黄、知母一起放入炖盅，加适量水及调味品，隔水文火炖3小时即成。佐餐食用，随量服食。

功效 清热除湿通络。

适用人群 类风湿关节炎急性发作期。

地知膏鹌鹑汤

主料 熟地黄20克，知母20克，生石膏30克，鹌鹑1只。

辅料 调味品适量。

烹饪与服法 将石膏用纱布包好，先煎20分钟，将熟地黄、知母同放入锅内，再煎20分钟，去药留汁；将鹌鹑宰杀，去毛、爪及内脏，切块，与药汁一起放入炖盅，加适量水及调味品，隔水文火炖3小时即成。佐餐食用，随量服食。

功效　清热除湿通络。

适用人群　类风湿关节炎急性发作期。

南瓜薏米羹

主料　南瓜150克，薏米（薏苡仁）250克。

辅料　蜂蜜100克。

烹饪与服法　南瓜削皮切块蒸熟，薏米煮熟，两者共研烂如泥。蜂蜜100克，调入和匀，放于干净容器内。每日晨起温热服2～3匙。

功效　清热解毒，通络止痛。

适用人群　类风湿关节炎急性发作期属脾虚湿盛患者。

乌鸡二藤汤

主料　雷公藤100克，鸡血藤200克，乌鸡1只。

辅料　生姜15克，食盐适量。

烹饪与服法　将雷公藤、鸡血藤、生姜洗净，放入药袋。乌鸡宰杀后，去毛及内脏，洗净，将药袋塞入鸡膛，放入砂锅中，加适量水，文火煨烂。去药袋，用食盐调味后即食。食肉喝汤。3～6天食1只。

功效　清热除湿，养血祛风。

适用人群　类风湿关节炎急性发作期。

百变搭配　麻鸡肉代替乌鸡，利湿疗效更佳。

秦艽乌鸡汤

主料　乌鸡250克，秦艽100克，千年健100克。

辅料　精盐、调味料各适量。

烹饪与服法　将秦艽、千年健洗净，放入药袋。乌鸡宰杀后，去毛及内脏，洗净，将药袋塞入鸡膛，放入砂锅中，加适量水，文火煨烂。去药袋，用辅料调味后即食。食肉喝汤。每3天1剂。

功效　清热除湿，祛风通络。

适用人群　类风湿关节炎急性发作期属湿热蕴结者。

五加皮鳝鱼汤

主料　鳝鱼250克，五加皮150克，薏苡仁100克。

辅料　精盐、调味料各适量。

烹饪与服法　将鳝鱼宰杀，去内脏、骨，切块；五加皮、薏苡仁洗净。将全部用料放入清水锅内，用武火煮沸，改用文火煲3小时，汤成用辅料调味即可。

喝汤食肉，每周2次。

功效 除湿通络，活血止痛。

适用人群 类风湿关节炎急性发作期湿热瘀阻者。

百变搭配 可用泥鳅代替鳝鱼。

薏苡仁蜂蜜汤

主料 薏苡仁150克，绿豆200克，蜂蜜100克。

辅料 大枣8枚。

烹饪与服法 将大枣洗净，蒸熟，去皮、核，研烂如泥；薏苡仁、绿豆洗净，煮熟；加入枣泥，取蜂蜜，与之拌匀食用。每日1次，连续服用1周。

功效 除湿通络止痛。

适用人群 类风湿关节炎急性发作期。

青蒿桑枝粥

主料 青蒿50克，桑枝15克。

辅料 粳米100克，蜂蜜适量。

烹饪与服法 将青蒿、桑枝同放入锅内，先煎30分钟，去药留汁，加粳米和适量清水，文火煮成粥即可。佐餐时可用蜂蜜少许调味服用，随量服食。

功效 清热除湿，通络止痛。

适用人群 类风湿关节炎急性发作期。

牛膝酒糟

主料 牛膝500克，糯米1000克。

辅料 甜酒曲适量。

烹饪与服法 先将牛膝洗净，放入砂锅中，加适量水煮2～3次，取一部分药汁浸糯米，另一部分药汁于糯米煮熟后，拌和甜酒曲，于温暖处发酵为酒糟。每日1次，每次取酒糟30克煮食。

功效 散寒通络，活血止痛。

适用人群 类风湿关节炎急性发作期。

百变搭配 在服用前半小时可加用大枣8枚，共同煮食服用。

杜仲酒糟

主料 杜仲500克，糯米1000克。

辅料 甜酒曲适量。

烹饪与服法 先将杜仲洗净，放入砂锅中，加适量水煮2～3分钟，取部分药汁浸糯米，另一部分药汁于糯米煮熟后，拌和甜酒曲，于温暖处发酵为酒糟。每日1次，每次取酒糟30克煮食。

功效　散寒通络，活血止痛。

适用人群　类风湿关节炎慢性缓解期。

牛膝桂枝散

主料　山茱萸100克，怀牛膝100克，桂枝60克。

辅料　黄酒适量。

烹饪与服法　将全部主料洗净，晒干或晾干，共研成细末，备用。每日1次，每次3克，以黄酒送服。

功效　散寒通络止痛。

适用人群　类风湿关节炎慢性缓解期。

杜仲茱萸散

主料　山茱萸100克，怀牛膝100克，杜仲100克。

辅料　黄酒适量。

烹饪与服法　将全部主料洗净，晒干或晾干，共研成细末，备用。每日1次，每次3克，以黄酒送服。

功效　散寒通络止痛。

适用人群　类风湿关节炎慢性缓解期。

杜仲瘦肉汤

主料　瘦猪肉100克，杜仲50克。

辅料　食盐适量。

烹饪与服法　将杜仲与瘦猪肉洗净，同放大砂锅中，加适量清水，文火煮约2小时，加入食盐调味即可。喝热汤食肉，每日1剂，分次服食。

功效　清热除湿通络。

适用人群　类风湿关节炎慢性缓解期。

附子蒸羊肉

主料　附子（制附片）10克，鲜羊腿肉500克，肉清汤250毫升。

辅料　料酒15克，葱节6克，姜片6克，胡椒粉、味精、盐、葱花各适量，熟猪油30克。

烹饪与服法　附子洗净放入锅内，加适量水先煎1小时，去渣取汁。将羊腿肉洗净，放入锅中，加适量水煮熟，捞出，切成2厘米×5厘米见方的肉块，与附子汁同放入大碗中，并放料酒、熟猪油、葱节、姜片、肉清汤，隔水蒸3小时。热食时撒上葱花、盐、味精、胡椒粉。食肉饮汤，佐餐食用，随量服食，每7天1剂。

功效　散寒通络，活血止痛。

适用人群　类风湿关节炎急性发作期。

百变搭配　可用牛肉代替羊肉。

附子乌鸡汤

主料　附子（制附片）10克，肉桂15克，杜仲50克，乌鸡1只。

辅料　葱节6克，姜片6克，胡椒粉、味精、盐、葱花各适量。

烹饪与服法　将附子、肉桂、杜仲洗净，放入锅内，加水1500毫升，沸后用文火煎约1小时，滤汁去渣；将乌鸡宰杀，洗净，放入锅中，加入葱节、姜片，与药汁共同煎煮3小时即可。食时撒上葱花、味精、胡椒粉、盐。食肉饮汤，佐餐食用，随量服食，每7天1剂。

功效　散寒通络，活血止痛。

适用人群　类风湿关节炎急性发作期。

百变搭配　可用麻鸭肉代替乌鸡肉。

附子粥

主料　附子（制附片）10克，粳米30克。

辅料　姜汁10滴，蜂蜜适量。

烹饪与服法　将附子研末；粳米洗净，放入瓦罐，加适量水，沸后加入附子，用文火煮2～3小时，待米熟烂后加入姜汁和蜂蜜，搅匀，再煮1～2沸即可。佐餐食用，随量服食。

功效　散寒止痛。

适用人群　类风湿关节炎急性发作期。

杜仲山药粥

主料　杜仲25克，山药50克，粳米100克。

辅料　姜汁10滴，蜂蜜适量。

烹饪与服法　将杜仲、山药洗净，放入锅内，加水1500毫升，煮沸后用文火煎约30分钟，滤汁去渣；粳米洗净，放入瓦罐，加适量水，沸后加入药汁，用文火煮2～3小时，待米熟烂后加入姜汁和蜂蜜，搅匀，再煮1～2沸即可。佐餐食用，随量服食。

功效　散寒止痛。

适用人群 类风湿关节炎急性发作期。

川断牛膝羊肉汤

主料 川续断20克，牛膝15克，淫羊藿15克，鲜羊腿肉500克。

辅料 姜片6克，胡椒粉、味精、盐、葱花各适量。

烹饪与服法 将川续断、牛膝、淫羊藿洗净，放入锅内，加水1500毫升，沸后用文火煎约1小时，滤汁去渣；将羊腿肉洗净，放入锅中，加入姜片，与药汁共同煎煮3小时即可。食时撒上葱花、盐、味精、胡椒粉。食肉饮汤，佐餐食用，随量服食。

功效 散寒通络，活血止痛。

适用人群 类风湿关节炎急性发作期。

牛膝炖鹌鹑

主料 熟地黄20克，牛膝20克，肉桂10克，鹌鹑1只。

辅料 调味品适量。

烹饪与服法 将鹌鹑宰杀，去毛、爪及内脏，切块，与熟地黄、牛膝、肉桂一起放入炖盅，加适量水及调味品，隔水文火炖3小时即成。佐餐食用，随量服食。

功效 散寒除湿通络。

适用人群 类风湿关节炎慢性缓解期。

杜仲桂枝乌鸡汤

主料 杜仲20克，桂枝20克，细辛10克，乌鸡1只。

辅料 调味品适量。

烹饪与服法 将杜仲、桂枝、细辛洗净，放入药袋。乌鸡宰杀后，去毛及内脏，洗净，将药袋塞入鸡膛，放入砂锅中，加适量水，文火煨烂。去药袋，调味后即食。食肉喝汤，分次或每3天食1只。

功效 散寒除湿，祛风通络。

适用人群 类风湿关节炎急性发作期。

杜仲乌梢蛇汤

主料 乌梢蛇（五步蛇或眼镜蛇）1条，杜仲30克。

辅料 精盐、调味料各适量。

烹饪与服法 先将蛇宰杀，去头，剥去皮，剖腹除去内脏，洗净，切成一寸长，放入锅内；加入杜仲，加水煮炖至熟，加少许盐及调味料食用。佐餐食用，喝汤食蛇肉，分次每周2次。

功效　散寒通络止痛。

适用人群　类风湿关节炎急性发作期。

木瓜灵仙鳝鱼汤

主料　鳝鱼2条，木瓜150克，威灵仙15克，桂枝15克。

辅料　生姜20克，精盐、调味料各适量。

烹饪与服法　将木瓜、威灵仙、桂枝、生姜洗净，放入药袋。将鳝鱼宰杀，去内脏、骨、皮，切块。将全部用料放入清水锅内，用武火煮沸，改用文火煲3小时，汤成用盐、调味料调味即可。喝汤食肉，每周2次。

功效　散寒通络，活血止痛。

适用人群　类风湿关节炎急性发作期。

五加皮瘦肉汤

主料　瘦猪肉100克，五加皮15克，肉桂10克，鸡血藤30克。

辅料　食盐适量。

烹饪与服法　将五加皮、肉桂、鸡血藤与瘦猪肉洗净，同放大砂锅中，加适量清水，文火煮约2小时，加入食盐调味即可。喝汤食肉，每日1剂，分次服食。

功效　除湿通络。

适用人群　类风湿关节炎慢性缓解期。

杜仲丝瓜粥

主料　杜仲30克，薏苡仁100克，千年健15克。

辅料　丝瓜100克，红糖或食盐各适量。

烹饪与服法　将杜仲、千年健洗净，放入锅内，加水1500毫升，沸后用文火煎约10分钟，滤汁去渣；薏苡仁、丝瓜洗净，倒入锅内，注入药汁，置火上煮至薏苡仁熟烂，即可食用。食时可酌加糖或食盐调味，空腹服，当日服完。

功效　散寒除湿止痛。

适用人群　类风湿关节炎慢性缓解期。

防己牛膝粥

主料　防己15克，怀牛膝15克，白茯苓30克，怀山药30克。

辅料　粳米100克。

烹饪与服法　将防己、怀牛膝、白茯苓、怀山药同放入锅内，先煎20分钟，去药留汁，加粳米和适量清水，文火煮成粥即可。佐餐服用，随量服食。

功效　补肾散寒，通络止痛。

适用人群　类风湿关节炎慢性缓解期。

丹赤当归炖鸡

主料　川丹参10克，赤芍9克，当归12克，乌鸡肉150克。

辅料　生姜末、料酒各10克，盐3克，葱花5克。

烹饪与服法　乌鸡肉剁成小块，放入砂锅内用生姜末、料酒拌匀，码味20分钟，加入去浮尘的丹参、赤芍、当归和清水500毫升煮沸，撇去浮沫后改文火加盖煨烂，用盐调味，撒上葱花即可。空腹热食丹参、赤芍、当归、鸡肉，细嚼慢咽，热汤送服。每天1剂，7天为1个疗程。

功效　通络活血，补髓填精，增加机体免疫力。

适用人群　类风湿关节炎等风湿病患者及痹痛者。

百变搭配　可配赤小豆20克，增加除湿利尿之效。也可用普通鸡、鸭代替乌鸡。

川丹赤苓炖鸡

主料　川丹参10克，赤芍9克，白茯苓9～12克，乌鸡肉150克。

辅料　生姜末、料酒各10克，盐3克，葱花5克。

烹饪与服法　乌鸡肉剁成小块，放入砂锅内用料酒、生姜末拌匀，码味20分钟，加入去浮尘的川丹参、赤芍、白茯苓和清水500克煮沸，撇去浮沫后改为文火加盖煨烂，用盐调味，撒上葱花即可。空腹热食主药和鸡肉，细嚼慢咽，热汤送服。每天1剂，7天为1个疗程。

功效　通经活络，除湿止痛，补髓填精，增加机体免疫力。

适用人群　类风湿关节炎等风湿病患者及痹痛者。

百变搭配　可用普通鸡、鸭代替乌鸡。

双川骨菜汤

主料　川牛膝9～12克，川续断9～12克，猪棒骨1根，荠菜200克。

辅料　生姜末、料酒各15克，盐3克，葱花5克。

烹饪与服法　将猪棒骨洗净，砸碎后放入砂锅内，用生姜末和料酒拌匀，码味20分钟，放入去浮尘的川牛膝、川续断和清水600克煮沸，撇去浮沫，改文火加盖煨烂，加入择洗干净、切成段的荠菜煮沸至熟，去骨加盐，撒上葱花即可。热食川牛膝、川续断和荠菜，细嚼慢咽，热汤送服。每天1剂，7天为1个疗程。

功效　活血通络，清热降压，解毒止痛，强筋健骨。

适用人群　类风湿关节炎等风湿病患者、痹痛伸屈不利者伴高血压者。

百变搭配 肾功能低下者可配用地骨皮9～12克，枸杞子9～12克。可用牛羊骨代猪骨。

双赤骨菜汤

主料 赤小豆50克，赤芍9～12克，地黄9～12克，黄芪9～15克，猪棒骨1根。

辅料 荠菜200克，料酒、生姜末各15克，盐3克，葱花5克。

烹饪与服法 猪棒骨洗净，砸碎后放入砂锅内，用料酒和生姜拌匀，码味20分钟，加入去浮尘的赤小豆、赤芍、地黄、黄芪（布包）和清水800毫升煮沸，撇去浮沫，改文火加盖煨烂，弃黄芪和猪骨，加入洗净、切碎的荠菜和盐煮熟，撒上葱花即可。热食赤小豆、赤芍、地黄、荠菜和猪肉，细嚼慢咽，热汤送服。每天1剂，7天为1个疗程。

功效 祛风除湿，通络止痛，调理气血，降压壮骨。

适用人群 类风湿关节炎等风湿病，症见气血两虚、痹痛、伸屈不利，伴高血压者。

百变搭配 洋葱、芹菜等可代替荠菜烹饪服食。

蛇肉木耳烧茄子

主料 饲养南蛇（蟒蛇）肉200克，茄子500克，水发木耳100克。

辅料 生姜末20克，黄酒50克，盐3克，酱油10克，葱花5克，高汤、花生油各适量。

烹饪与服法 茄子洗净，切成块；木耳洗净，掰成小朵；将饲养南蛇肉洗净，剁切成小块，用生姜末、黄酒拌匀，码味20分钟，放入预热的油锅中收水汽，翻匀炒香至变色，加入备好的木耳片、茄子块、酱油和高汤淹没煨烂烧熟，加盐调味，撒上葱花热食，可连服7～10天。

功效 凉血祛风，降脂，消肿，止痛，增强机体免疫力。

适用人群 类风湿关节炎等风湿病者，高血压动脉硬化、心源性水肿、冠心病等患者及亚健康人群。

百变搭配 可用饲养乌梢蛇、锦蛇（菜花蛇）肉代替饲养南蛇肉。

泽泻羊骨萝卜汤

主料 新鲜泽泻1个，羊胫骨3根，红心萝卜500克。

辅料 金针菇200克，料酒、生姜末各20克，盐3克，葱花5克。

烹饪与服法 将新鲜泽泻洗净，切片；羊胫骨洗净，砸碎，用料酒、生姜末拌匀去腥膻味；红心萝卜洗净，切块；金针菇去蒂（根），洗净；共入砂锅中加水煮沸，撇去浮沫，改文火加盖煨烂，用盐调味，撒上葱花，热食泽泻、萝卜、金针菇、羊肉。细嚼慢咽，热汤送服，可常食。

功效　清利湿毒，降胆固醇，强腰壮骨。

适用人群　类风湿关节炎等风湿病患者及亚健康人群。

百变搭配　15克中药房出售的泽泻片（饮片）与50克新鲜泽泻相当；亦可用白皮或红皮、青皮萝卜代替红心（青皮）萝卜。

薤薏枣炖泥鳅

主料　薤白50克，薏苡仁50克，泥鳅250克，芹菜节100克。

辅料　生姜末、料酒各20克，盐3克，胡椒面、花椒面各1克。

烹饪与服法　薤白、薏苡仁去浮尘；泥鳅去内脏、鳃后洗净，用生姜末、料酒拌匀去腥，共入砂锅内煨烂，加芹菜节煮熟，调入盐、胡椒面、花椒面后热食。每日食用，10天为1个疗程。

功效　除湿解毒，利尿降压，降脂抗癌，通阳理气。

适用人群　类风湿关节炎等风湿病患者，老年人、心血管病患者及亚健康人群。

百变搭配　可用鳝鱼等淡水鱼代替泥鳅。

抗类风湿灵十三味汤

主料　天麻20克，盐制杜仲10克，川牛膝12克，槲寄生10克，玄参9克，地黄12克，当归12克，附子（制）6克，制草乌2克，羌活6克，独活6克，藁本6克，乌骨鸡肉100克。

辅料　盐或糖各少许。

烹饪与服法　将十二味中药装入纱布袋中，与乌骨鸡肉共入砂锅内，加足水，文火炖2小时，用盐或糖调味，细嚼慢咽食鸡肉、天麻、牛膝、玄参、地黄、当归、附子，热汤送服。每2天1剂，14天为1个疗程。

功效　平肝息风，活血散寒，舒筋止痛。

适用人群　类风湿关节炎、风湿性关节炎患者由肝肾不足、寒湿阻络所致，症见关节肿痛，筋脉挛急，屈伸不利，腰膝酸软冷痛，筋骨无力者。

六、类风湿关节炎食疗方

临床实践中观察发现，一般在每年10月至第二年3月的发病较当年4～9月的发病要高出近2倍。这是由于类风湿关节炎患者关节及关节周围血管、神经功能不全；寒冷可使血流速度减慢，血管舒缩迟缓，皮肤温度上升也缓慢；湿度增加，又遇气温下降，关节内的滑液黏度增高，加大关节运动阻力，从而使关节疾病症状加重。因此在高寒地区居民和冬季作业者应注意保暖和调养身体，进食一些可平衡阴阳、疏通经络、调和气血的药膳调养方和食疗方佳肴，既可改善关节症状，增强机体免疫功能，又可促进功能康复。在高寒和冬季膳食方面，温性、热性，特别是温补肾阳的食物可提高机体的耐寒能力，如羊肉是关节病冬季的滋补佳品；应经常食用玉米、黄豆、豌豆、香菜、萝卜、牛肉、鸡肉、鳝鱼、鳅鱼、带鱼等富含蛋白质、维生素丰富的食物；少食动物内脏等食物，有助于体内阳气升发，使营养物质转化的能量最大限度地贮存于体内。

乌梢蛇汤

主料　饲养乌梢蛇（五步蛇或眼镜蛇）1条。

辅料　精盐、调味料各适量。

烹饪与服法　先将蛇宰杀，去头，剥去皮，剖腹除去内脏，洗净切成一寸长，放入锅内，加水煮炖至熟，加少许盐及调味料食用。佐餐食用，喝汤食蛇肉，每周2次。

功效　通络止痛。

适用人群　类风湿关节炎急性发作期。

百变搭配　可以在汤中加入香菇100克、黑木耳50克，因为香菇、木耳具有提高人体免疫力的作用，可以缓解局部的红、肿、热、痛等症状。

菊花鳝鱼

主料　鳝鱼2条（200～300克），番茄酱30克。

辅料　白糖30克，干淀粉100克，黄酒、白醋、食盐、葱、姜、湿淀粉、香油、蒜泥、花生油各适量。

烹饪与服法　将鳝鱼宰杀，去内脏、骨，切块，加黄酒、盐、葱、姜浸渍，蘸上干淀粉。将白糖、番茄酱、白醋、湿淀粉混合，加水调成芡汁。烧锅内油烧热，将鳝鱼投散入锅，炸成金黄色，捞出装盘，锅内留少量余油，投入蒜泥炒出香味，倒入芡汁，烧沸后淋入香油，起锅浇在鱼上即成。佐餐食用，随量服食。

功效　散寒通络止痛。

适用人群　类风湿关节炎急性发作期。

百变搭配　泥鳅可代替鳝鱼。

蝮蛇酒

主料　饲养蝮蛇1条（约1000克以上），白酒1000毫升。

烹饪与服法　将蝮蛇置于净器中，加入白酒使其醉死，经过15天后取出饮用。不拘时候饮用，随量加减；但每日饮酒量以不超过50克为宜。

功效 通络止痛。

适用人群 类风湿关节炎急性发作期。

薤白鳝鱼汤

主料 鳝鱼2条（200～300克），薤白200克。

辅料 食盐、调味料各适量。

烹饪与服法 将鳝鱼宰杀，去内脏、骨，切块，加洗净的薤白和适量水，煮炖至熟，加少许盐及调味料食用。佐餐食用，喝热汤食肉和薤白，每周2次。

功效 散寒通络止痛，通阳理气。

适用人群 类风湿关节炎慢性缓解期。

百变搭配 泥鳅可代替鳝鱼。

菜花蛇汤

主料 饲养菜花蛇（水蛇或锦蛇）1条。

辅料 精盐、调味料各适量。

烹饪与服法 先将蛇宰杀，去头，剥去皮，剖腹除去内脏，洗净切成一寸长，放入锅内，加水煮炖至熟，加少许盐及调味料食用。可以佐餐食用，喝热汤食蛇肉，每周2次。

功效 散寒通络止痛。

适用人群 类风湿关节炎急性发作期。

桑葚桑枝酒

主料 新鲜桑葚500克，新鲜桑枝100克，白酒1000克。

辅料 红糖500克。

烹饪与服法 将桑枝洗净，切断，与桑葚、红糖同入酒中浸泡，1个月后可饮。随量饮用，以不醉为度。

功效 补肾散寒，通络止痛。

适用人群 类风湿关节炎急性发作期。

木瓜蜂蜜汤

主料 木瓜4个，蜂蜜500克。

辅料 大枣8枚。

烹饪与服法 将木瓜、大枣洗净，蒸熟，去皮、籽（或核），研烂如泥。取熬炼好的蜂蜜，与木瓜大枣泥拌匀，装入洁净的瓷器于冰箱内2～8℃备用。每次数匙，加水煮沸作汤服食，每日2次。

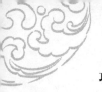

功效 除湿通络止痛。

适用人群 类风湿关节炎急性发作期。

冬瓜薏苡仁汤

主料 冬瓜250克，薏苡仁100克，火腿100克。

辅料 精盐、调味料各适量。

烹饪与服法 将冬瓜削皮，洗净，切块备用；薏苡仁淘洗干净，放入锅内，煮开后去浮沫，倒入冬瓜，煮熟后放入火腿，文火煎煮10分钟，加盐和调味料食用。每日服1次，连服5～10天。

功效 除湿通络止痛。

适用人群 类风湿关节炎急性发作期。

木瓜韭菜

主料 木瓜500克，韭菜300克。

辅料 盐、花生油各少许。

烹饪与服法 将木瓜去皮、瓤和籽，洗净切薄片，放入预热的油锅中翻炒至九成熟时，加入洗净、切碎的韭菜炒熟，用盐调味。空腹佐餐食用，每日1次，连服5～10天。

功效 祛风除湿，和血止痛。

适用人群 类风湿关节炎患者。

大刀豆狗骨薤白汤

主料 大刀豆50克，狗前腿骨（肉）200克，薤白20个，生菜叶200克。

辅料 盐3克，生姜末、料酒各少许。

烹饪与服法 将大刀豆、薤白分别洗净；狗前腿骨入沸水锅中汆一下洗净，放入砂锅中用生姜末、料酒拌匀，码味10分钟后加入大刀豆、薤白和清水约800毫升煮沸，撇去浮沫后改用文火，加盖慢炖90分钟，放入洗净、切碎的生菜叶，煮沸5分钟，加盐调味即可。空服热食，每天1次，10天为1个疗程。

功效 祛风除湿，温中散寒，通阳止痛。

适用人群 类风湿关节炎寒湿痹痛患者。

百变搭配 可用薤头代替薤白，用羊骨（肉）代替狗骨。

白扁豆骨薤汤

主料 白扁豆50克，狗前腿骨200克，薤白20克，莴笋叶200克。

辅料 盐、生姜末、料酒各少许。

烹饪与服法　将白扁豆、薤白分别洗净，狗前腿骨入沸水中汆一下洗净，放入砂锅中，加入生姜末、料酒拌匀，码味10分钟后加入白扁豆、薤白和清水800毫升煮沸，撇去浮沫后改用文火，加盖炖至骨酥肉烂时，加入洗净、切碎的莴笋叶，煮沸5分钟，加盐调味即可。空腹热食，每天1次，10天为1个疗程。

功效　祛风除湿，温中散寒，通阳止痛。

适用人群　类风湿关节炎寒湿痹痛患者。

百变搭配　可用小白菜等绿色菜叶代替莴笋菜叶。

香菇骨菜汤

主料　香菇200克，带骨狗肉200克，洋葱1个，生菜叶200克。

辅料　酱油5克，鲜蒜泥20克，味精1克，芝麻油5克，盐少许。

烹饪与服法　香菇去根蒂，洗净；洋葱去外皮、须根后洗净，切成4大块；带骨狗肉入沸水锅中汆一下洗净，共入锅内加水约800克煮沸，撇去浮沫，改文火加盖炖至骨酥肉烂时，加入洗净、切碎的生菜叶再沸5分钟即可。用辅料调成味汁。空腹热食香菇、狗肉、洋葱和生菜叶，蘸味汁细嚼慢咽。每天1次，10天为1个疗程。

功效　祛风除湿，通经活络，健脾保肝，调理气血。

适用人群　类风湿关节炎、骨关节炎患者。

百变搭配　可用藠头代替洋葱，用羊肾（肉）代替狗骨（肉）。

香菇骨豆汤

主料　香菇200克，赤小豆50克，猪棒骨1根，生菜叶200克。

辅料　盐少许，葱花3克。

烹饪与服法　香菇去根蒂，洗净；赤小豆洗净，猪棒骨洗净，剁切（砸）成短节，共入砂锅内加水800克煮沸，撇去浮沫，改为文火炖至骨酥肉烂时，加入洗净、切碎的生菜叶，煮沸5分钟，用盐调味，撒上葱花热食。每天1次，10天为1个疗程。

功效　祛风除湿，健脾保肝，调气理血，壮骨强身。

适用人群　类风湿关节炎患者及亚健康人群。

百变搭配　可用平菇、口蘑等食用蕈代替香菇。

香菇桑葚骨豆汤

主料　香菇200克，桑葚50克，赤小豆50克，猪棒骨1根，生菜叶200克。

辅料　盐少许，葱花3克。

烹饪与服法　将香菇（去根蒂）、桑葚、赤小豆分别洗净；猪棒骨洗净，剁成短节，共入砂锅中，加水800克煮沸，撇去浮沫，改为文火炖至骨酥肉烂时，加入洗净、切碎的生菜叶，煮沸5分钟，用盐调味，撒上葱花热食。每日1次，10天为1个疗程。

功效 祛风除湿，理血滋肾，壮骨强身。

适用人群 类风湿关节炎、骨关节炎及亚健康人群。

百变搭配 可用草菇、茶（树）菇等代替香菇。

丝瓜菇蹄菜汤

主料 丝瓜300克，香菇100克，马蹄（荸荠）100克，荠菜100克，鸡脯肉片50克。

辅料 盐少许，姜末3克，料酒5克，淀粉5克，酱油少许，高汤500克，葱花3克。

烹饪与服法 将丝瓜刮去外皮，洗净后滚刀切块；马蹄（荸荠）去皮，洗净后切薄片；香菇洗净，切成片；鸡脯肉用料酒、姜末、酱油拌匀，码味10分钟后用淀粉上浆备用。将高汤煮沸，下备好的丝瓜、马蹄片和香菇片煮沸15分钟，加入上浆的鸡脯肉片，煮沸5分钟后加入洗净、切成短节的荠菜，再沸5分钟用盐调味，撒上葱花热食。每日1剂，10天为1个疗程。

功效 通经活络，除湿健脾，调理气血，辅助降压。

适用人群 类风湿关节炎、骨关节炎伴有高血压者及亚健康人群。

百变搭配 用木瓜代替丝瓜，则抗风湿功效较好。

灵芝薤白骨菜汤

主料 菌灵芝10～20克，薤白20个，猪棒骨1根，芹菜100克。

辅料 盐、葱花各少许。

烹饪与服法 菌灵芝、薤白分别洗净；猪棒骨洗净，剁成短节，共入砂锅内，加水800毫升煮沸，撇去浮沫后改为文火，炖至骨酥肉烂时，加入洗净、切碎的芹菜煮沸5分钟，用盐调味，撒上葱花热食。每日1次，10天为1个疗程。

功效 除湿解毒，调理气血，辅助降压，壮骨强身。

适用人群 类风湿关节炎伴高血压者、神经衰弱、失眠者以及亚健康人群。

百变搭配 可用牛骨、羊骨代替猪骨。

灵芝骨豆菜汤

主料 菌灵芝10～20克，赤小豆50克，猪棒骨1根，木耳菜200克。

辅料 盐3克，葱花少许。

烹饪与服法 菌灵芝、赤小豆分别洗净；猪棒骨洗净，剁成短节，共入砂锅内煮沸，撇去浮沫后改为文火，加盖好后炖至酥烂时，加入洗净的木耳菜再沸5分钟，加盐调味，撒上葱花热食。每日1剂，10天为1个疗程。

功效 祛风除湿，调理气血，增加免疫力，壮骨强身。

适用人群 类风湿关节炎伴水肿、神经衰竭者以及亚健康人群。

百变搭配 可用牛骨、羊骨代替猪骨。

平菇魔薏烧排骨

主料 平菇300克，水魔芋500克，薏米50克，猪排骨200克。

辅料 姜末、料酒各10克，盐3克，葱节、芹菜节各15克，酱油5克，味精1克，高汤适量。

烹饪与服法 平菇去根蒂，洗净撕成小朵；水魔芋切成小块，入沸水中氽一下后洗净沥干；薏米用开水泡发2小时后洗净；猪排骨剁成寸半段，入沸水中氽一下洗净，用姜末、料酒、酱油拌匀，码味20分钟，放入砂锅内，加入薏米（薏苡仁）和高汤约500克烧1小时，放入平菇和水魔芋再烧半小时，加入葱节和芹菜再烧，翻匀至熟，放盐、味精调味即可。空腹佐餐热食，每天1剂，10天为1个疗程。

功效 除湿解毒，调理气血，降脂降压。

适用人群 类风湿关节炎伴水肿、高脂血症、高血压患者以及亚健康人群。

百变搭配 可用牛排代替猪排，用香菇、草菇等食用菌代替平菇。

香菇藕豆炖排骨

主料 香菇200克，藕500克，赤小豆50克，猪排骨200克。

辅料 生姜末、料酒各10克，盐3克，葱花5克，芹菜节10克，味精1克。

烹饪与服法 香菇去根蒂，洗净；藕刮洗干净，拍碎成小块；赤小豆洗净；猪排骨剁成寸半段，入沸水中氽一下后洗净，用生姜末和料酒拌匀，码味20分钟，共入砂锅内加水淹没烧炖至酥烂，加入芹菜节翻匀烧炖一会儿，放入盐和味精调味，撒上葱花即可。空腹佐餐热食。每日1剂，10天为1个疗程。

功效 除湿解毒，调理气血，壮骨强身。

适用人群 类风湿关节炎患者及亚健康人群。

百变搭配 可用牛骨、羊骨代替猪排骨，用草菇、茶（树）菇等食用菌代替香菇。

木瓜菇芹肉片

主料 木瓜片300克，白蘑菇片200克，芹菜节150克，鸡脯肉片50克。

辅料 生姜末、料酒各15克，酱油5克，高汤、淀粉适量，盐3克，蒜片10

克，花生油20克。

烹饪与服法 将鸡脯肉片用料酒、生姜末、酱油拌匀，码味10分钟后用淀粉上浆备用。将油放入炒锅中烧至六七成热时，放入上浆鸡脯肉片炒变色，放入木瓜片、蒜片、白蘑菇片翻炒均匀，加高汤淹没烧熟，放入芹菜节翻匀，加盐调味即可。空腹热食，每日1剂，10天为1个疗程。

功效 祛风除湿，调理气血，辅助降脂降压。

适用人群 类风湿关节炎伴有高血压、高脂血症患者以及亚健康人群。

百变搭配 可用平菇、草菇、香菇等代替白蘑菇服食。

木瓜荸荠烧凤爪

主料 凤爪200克，木瓜片200克，荸荠（马蹄）200克。

辅料 生姜片10克，料酒10克，盐3克，葱花3克，酱油5克。

烹饪与服法 凤爪刮洗干净，砸碎爪骨后放入砂锅中，用生姜片、料酒和酱油拌匀，码味20分钟，加水约500毫升烧半小时，放入木瓜片和去皮的荸荠再烧至酥烂，用盐调味，撒上葱花即可热食。每日1剂，10天为1个疗程。

功效 祛风除湿，利尿消肿，强筋健骨。

适用人群 类风湿关节炎患者、风湿病患者及亚健康人群。

百变搭配 可用鸭脚、鹅脚代替凤爪。

木瓜香芹肉片

主料 木瓜片200克，香菇片50克，芹菜50克，鸡脯肉片50克。

辅料 生姜末、料酒各10克，盐3克，味精1克，食用植物油适量，淀粉10克，酱油5克。

烹饪与服法 将鸡脯肉片用生姜末、料酒、酱油拌匀，码味20分钟后用淀粉上浆，放入预热至六七成的油锅中炒变色，加入备好的木瓜片、香菇片翻炒至八成熟时，加入芹菜炒熟，加盐和味精调味即可。空腹或佐餐食。每日1次，5～10天为1个疗程。

功效 祛风除湿，活络通经止痛，辅助降脂降压。

适用人群 类风湿关节炎等风湿病患者及亚健康人群。

百变搭配 可用荠菜、洋葱等代替芹菜，用猪瘦肉代替鸡脯肉。

木瓜藕片蒜苗

主料 木瓜片200克，藕片100克，蒜苗200克，猪瘦肉片100克。

辅料 生姜、料酒、淀粉各10克，酱油5克，盐3克，味精1克，食用植物油、高汤各适量。

烹饪与服法 将猪瘦肉片用生姜末、料酒、酱油拌匀，码味10分钟后再加淀粉拌匀上酱，放入预热至六七成油锅中炒变色，放入藕片和高汤少许翻炒至九成熟时，加入蒜苗（洗净、切成寸段）炒熟，加盐和味精调味即可。空腹或佐餐食，每日1次，5～10天为1个疗程。

功效 祛风除湿，舒筋活络止痛，调理气血，清热解毒。

适用人群 类风湿关节炎等风湿病患者及亚健康人群。

百变搭配 可用鸡脯肉代替瘦猪肉。

核桃仁木瓜蒜苗

主料 核桃仁1～2个，木瓜片200克，蒜苗200克。

辅料 盐3克，食用植物油、高汤各适量。

烹饪与服法 取完整的核桃仁洗净，切薄片；蒜苗择洗干净，切成寸段备用。将植物油放炒锅中烧至七成热时，下核桃仁炒香，放入木瓜片和少量高汤翻匀焖至九成熟，加入蒜苗段炒熟，加盐调味即可。空腹热食，每日1次，5～10天为1个疗程。

功效 祛风除湿，清热解毒，抑制前列腺增生。

适用人群 类风湿关节炎等风湿病患者以及伴有前列腺增生的中老年人。

百变搭配 同食薏米（薏苡仁）粥，可增强利尿除湿效果。

木瓜赤小豆骨菜汤

主料 木瓜块200克，赤小豆100克，莴笋叶150克，猪棒骨1根。

辅料 料酒、生姜末各15克，盐3克。

烹饪与服法 将猪棒骨入沸水中余一下，洗净砸碎后放入砂锅中，用料酒和姜末拌匀10分钟后，加入洗净的赤小豆和清水800毫升煮沸，撇去浮沫，改文火炖40分钟，加入木瓜块炖半小时，加入洗净切碎的莴笋叶再煮5分钟，加盐调味即可。空腹热食，每日1次，5～10天为1个疗程。

功效 祛风除湿，通经活络止痛。

适用人群 类风湿关节炎等风湿病患者及亚健康人群。

百变搭配 可用牛骨、羊骨代替猪骨。

木瓜白扁豆骨菜汤

主料 木瓜块200克，白扁豆50克，木耳菜150克，猪棒骨1根。

辅料 料酒、生姜末各15克，盐3克。

烹饪与服法 将猪棒骨入沸水中余一下后洗净，砸碎后放入砂锅中，用生姜末、料酒拌匀，码味10分钟，加入洗净的白扁豆和清水800毫升煮沸，撇去浮沫，改文火炖40分钟，加入木瓜块炖半小时，加入洗净的木耳菜再煮5分钟，加入盐调味即可。空腹热食，每日1次，5～10天为1个疗程。

功效 祛风除湿，通经活络，调理气血。

适用人群 类风湿关节炎等风湿病患者及亚健康人群。

百变搭配 可用牛骨、羊骨代替猪骨。

木瓜刀豆骨菜汤

主料 木瓜块200克，大刀豆50克，木耳菜150克，猪棒骨1根。

辅料 料酒、生姜末各15克，盐3克。

烹饪与服法 将猪棒骨入沸水中汆一下后洗净，砸碎后放入砂锅中，用生姜末、料酒拌匀、码味10分钟，加入洗净的大刀豆和清水800毫升煮沸，撇去浮沫，改为文火炖40分钟，加木瓜块炖30分钟后，再加入木耳菜煮5分钟，加入盐调味即可。空腹热食，每天1次，5～10天为1个疗程。

功效 祛风除湿，通经活络，健脾益肾，调理气血。

适用人群 类风湿关节炎等风湿病患者及亚健康人群。

木瓜薏豆粥

主料 木瓜块100克，薏米（薏苡仁）50克，粳米80克，赤小豆20克。

辅料 盐或蜂蜜各少许。

烹饪与服法 薏米（薏苡仁）、粳米、赤小豆分别择洗干净，放砂锅中加开水泡1小时后煮沸，撇去浮沫后改文火炖半小时，加入木瓜块再炖烂，成稠粥，用盐或蜂蜜调味。空腹热食，每天1剂，10天为1个疗程。

功效 祛风除湿，解毒利尿，活络止痛。

适用人群 类风湿关节炎等风湿病患者及亚健康人群。

木瓜骨豆菜粥

主料 木瓜块200克，赤小豆、白扁豆、黄豆、大刀豆各10克，粳米80克，荠菜150克，猪棒骨1根。

辅料 生姜末、料酒各15克，盐和蜂蜜各少许。

烹饪与服法 将4种豆和粳米分别择洗净，放砂锅内用开水泡发涨；猪棒骨入沸水中汆一下后去腥洗净，砸碎并用生姜末、料酒拌匀码味20分钟，共入砂锅内加水至约1000毫升，煮沸时撇去浮沫，改文火熬40分钟后加入木瓜块煮30分钟，加入择洗净并切碎的荠菜煮熟，去骨后用盐或蜂蜜调味。热食后，每天1剂，10天为1个疗程。

功效 祛风除湿，通络止痛，健脾降压，调理气血。

适用人群 类风湿关节炎等风湿病患者，对伴有高血压、高脂血症的老年患者尤佳。

百变搭配 可配用香菇、灵芝等食用菌；可用牛骨、羊骨代替猪骨。

双瓜赤小豆菜粥

主料 冬瓜块、木瓜块各100克，赤小豆50克，粳米80克，莴笋叶150克。

辅料 盐、蜂蜜各少许。

烹饪与服法 将赤小豆和粳米分别洗净，放入砂锅内用开水发涨，加入冬瓜块、木瓜块和清水约1000克共熬为稀粥；加入洗净、切碎的莴笋叶再熬成稠粥，用盐或蜂蜜调味后热食。每天1剂，10天为1个疗程。

功效 祛风除湿，通络止痛，利尿降压。

适用人群 类风湿关节炎等风湿病患者。

百变搭配 可用生菜叶、木耳菜、瓢儿白等绿色菜叶代替莴笋叶。

木瓜马蹄菜粥

主料 木瓜块100克，荸荠（马蹄）100克，粳米100克，木耳菜150克。

辅料 薤白10个，盐少许。

烹饪与服法 将荸荠洗净，切成片；薤白洗净；粳米洗净，与备好的木瓜块共入砂锅内，加清水约1000毫升熬成稀粥，加入洗净、切碎的木耳菜熬成稠粥，用盐调味后热食。每天1剂，10天为1个疗程。

功效 祛风除湿，清热解毒，通阳理气。

适用人群 类风湿关节炎等风湿病患者。

百变搭配 用猪骨或牛羊骨熬粥其疗效更好。

薤白瓜菜粥

主料 薤白20个，木瓜片100克，丝瓜片100克，粳米100克，火腿丁40克，芹菜（洗净、切碎）100克。

辅料 盐少许。

烹饪与服法 将薤白、粳米分别洗净后放入砂锅，加入火腿丁和清水1000克熬成稀粥，加入木瓜片、丝瓜片和芹菜再熬成稠粥，用盐（也可不用）调味后热食。每天1剂，10天为1个疗程。

功效 祛风除湿，清热解毒，通络降压。

适用人群 类风湿关节炎等风湿病患者。

百变搭配 可用腊肉丁或板鸭肉丁代替火腿丁；可用荠菜、木耳代替芹菜。

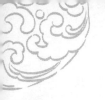

冬笋焖鲈鱼

主料　冬笋片200克，鲈鱼500克，芹菜节100克。

辅料　泡姜末、泡椒末各10克，料酒15克，香菜节5克，盐3克，花生油20克，高汤适量。

烹饪与服法　将冬笋片入沸水中汆一下后洗净，沥干；鲈鱼去鳃、内脏后洗净并在两面斜划花刀，用泡姜末、泡椒末、料酒抹匀，码味20分钟，放入烧至七成热的油锅中煎至两面微黄芳香，加入笋片和高汤（淹没）焖半小时，放入备好的芹菜节再烧10分钟，用盐调味后盛于盘中，放香菜节热食。每天1剂，10天为1个疗程。

功效　补肝肾，益脾胃，清热滋阴，利尿通便，排毒降压。

适用人群　类风湿关节炎等风湿病患者及亚健康人群。

百变搭配　可用各种淡水鱼代替鲈鱼；用其他鲜竹笋代替冬笋。

核桃仁木瓜蒜苗

主料　核桃仁1个，木瓜片300克，蒜苗节200克。

辅料　盐3克，花生油或玉米油各适量，高汤适量。

烹饪与服法　将核桃仁洗净，切成薄片；木瓜片放入七成热的油锅翻炒，加高汤少许焖至九成熟，加入核桃仁片和蒜苗节炒匀至熟，加盐调味，佐餐热食。每天1剂，10天为1个疗程。

功效　祛风除湿，清热解毒，理气健脑，抑制前列腺增生。

适用人群　类风湿关节炎等风湿病患者。

百变搭配　核桃仁可生食，嚼服时同食种皮。

苦瓜荸荠焖豆腐

主料　苦瓜300克，荸荠200克，水发木耳50克，豆腐300克。

辅料　五香豆瓣酱20克，盐少许，花生油适量，葱花5克，高汤适量。

烹饪与服法　将苦瓜去两头、瓤，洗净后切片；荸荠洗净，去皮后切片；水发木耳去蒂，洗净撕成小朵；豆腐切成小块，入沸水中汆一下捞出沥干；五香豆瓣酱剁成蓉，放预热的油锅中爆香，放入备好主料翻匀，加适量高汤焖熟，加盐调味，盛于盘中，撒上葱花，空腹热食。每天食用，10天为1个疗程。

功效　祛热除烦，排毒通便，补钙降压。

适用人群　类风湿关节炎等风湿病患者。

百变搭配　用水魔芋代替豆腐，排毒、调节免疫功能更好。

香菇鸭烧魔芋

主料　香菇300克，麻鸭肉200克，水魔芋（切成块）500克，芹菜节150克。

辅料　五香豆瓣酱20克，泡椒、姜末和料酒各10克，独蒜头10个，盐3克，花生油20克，高汤适量。

烹饪与服法　香菇去蒂，洗净，切片；麻鸭肉剁切成小块，入沸水中汆一下后洗净，用剁细的豆瓣酱、泡椒、姜末和料酒拌匀，码味20分钟，放入预热的油锅中爆香，加入香菇片、独蒜和适量高汤焖半小时，再加入魔芋烧半小时，加少许盐和芹菜节翻匀至熟，盛于盘中，空腹佐餐热食。每天食用，10天为1个疗程。

功效　祛湿排毒，利尿降压，增强免疫力。

适用人群　类风湿关节炎等风湿病患者。

百变搭配　草菇、平菇、松茸等食用蕈（菌）可代替香菇。

笋菇菜烧排骨

主料　鲜竹笋300克，鲜平菇300克，猪排骨300克，芹菜（洗净，切成节）150克。

辅料　豆瓣酱15克，盐少许，独蒜10个，高汤300克，生姜末5克。

烹饪与服法　鲜竹笋洗净，切片；平菇洗净，撕成小朵；猪排洗净，剁成短节，放入热锅中收水汽，爆出油时加入剁细的豆瓣酱、生姜末爆出香味，加入独蒜、平菇、竹笋片和高汤焖至骨酥肉烂时，加入芹菜节，用盐调味。空腹佐餐热食，每日食用，10天为1个疗程。

功效　补肝肾，益脾胃，壮筋骨，清热排毒，通便。

适用人群　类风湿关节炎等风湿病患者。

百变搭配　可用牛骨、羊骨代替猪骨，用香菇等食用菌代替平菇。

冬菇魔芋烧蹄花

主料　鲜冬菇200克，水魔芋500克，猪蹄1只（约300克），黄花菜50克，芹菜节10克。

辅料　独蒜（去皮）10个，豆瓣酱20克，盐少许，生姜片10克，葱花3克，料酒10克。

烹饪与服法　将冬菇去蒂、洗净，沥干；水魔芋切成小块，入沸水中汆一下洗净，捞出沥干；猪蹄刮洗干净，剖成两半，斜划花刀，放入砂锅中，加剁细成蓉的豆瓣酱、生姜片、料酒和洗净的独蒜头拌匀，码味10分钟，放入清水约500毫升煨半小时后，加入鲜冬菇烧半小时，再加入水魔芋烧20分钟，最后加入备好的黄花菜、芹菜节翻匀烧熟，用盐调味，撒上葱花即可。空腹佐餐热食。每天食用，10天为1个疗程。

功效 除湿排毒，清热降压，增强机体免疫功能。

适用人群 类风湿关节炎等风湿病患者，免疫力下降伴高血压、高血糖患者，以及亚健康人群。

百变搭配 香菇、草菇等代替冬菇烹饪服食。

笋菇木耳烧豆腐

主料 嫩竹笋片200克，香菇片200克，水发木耳100克，豆腐300克，鸡脯肉片100克。

辅料 生姜片、大蒜片、葱节各10克，酱油10克，盐少许，高汤、淀粉各适量，味精1克。

烹饪与服法 将鸡脯肉片用酱油、生姜、大蒜、葱节拌匀，码味10分钟后，用淀粉上浆后放入热油锅炒变色，加入嫩竹笋片、香菇片、水发木耳翻炒，再放入切成小块的豆腐，加入高汤（淹没）慢烧至熟，调入盐和味精即可。空腹佐餐热食，每天服用，10天为1个疗程。

功效 除湿排毒，益气健胃，补精益心，增强机体免疫功能。

适用人群 类风湿关节炎等风湿病患者。

百变搭配 用蹄筋代替鸡脯肉，则疗效更好。

香菇瓜菜烧鸡脚

主料 香菇300克，丝瓜300克，黄花菜20克，鸡脚300克。

辅料 生姜末、料酒、大蒜瓣、葱节各15克，盐3克，酱油、淀粉少许，高汤适量。

烹饪与服法 将鲜香菇去蒂，洗净；丝瓜去两头，刮去表皮，洗净后滚刀切块；黄花菜洗净；鸡脚刮洗净后砸碎趾骨，放入砂锅中用生姜末、料酒、大蒜瓣、葱节拌匀，码味30分钟后，加入高汤（淹没）慢烧半小时；放入香菇文火烧40分钟；加入丝瓜和黄花菜烧10分钟，加盐，调入酱油，用淀粉勾芡即可。空腹热食，每天食用，10天为1个疗程。

功效 清热除湿，活络止痛，降脂降压，增强机体免疫功能。

适用人群 类风湿关节炎等风湿病、免疫力低下者。

百变搭配 鸭脚、猪蹄筋、牛蹄筋、羊蹄筋等可代替鸡脚。

红柿椒炒白蘑菇

主料 大红柿椒300克，白圆蘑菇300克，独蒜10个。

辅料 生姜片10克，盐3克，食用植物油适量，葱节10克。

烹饪与服法 将大红柿椒洗净，斜切成片（喜辣者可保留椒芯和籽）；白圆蘑菇洗净，切片；独蒜去皮，洗净，切片；将油锅预热后，放入生姜片、葱节、独蒜片煸香，放入红柿椒片和蘑菇片翻炒至熟，加盐调味（可加高汤少许，用少量植物油）。空腹或佐餐热食，每日均可食用。

功效 祛风除湿，化痰宽中，抗氧化，降血脂。

适用人群 类风湿关节炎等风湿病患者，高脂血症、糖尿病患者。

百变搭配 可用不辣的嫩青椒代替红柿椒，用香菇、茶（树）菇代替白圆蘑菇。

茭白炒蘑菇

主料 茭白300克，白圆蘑菇300克，独蒜10个。

辅料 生姜片、葱节各10克，盐3克，食用植物油适量，味精1克。

烹饪与服法 将独蒜（去皮）、茭白、蘑菇分别洗净，切片；植物油在炒锅中烧至七成热时，下姜、葱、蒜炒香，放入茭白、蘑菇翻炒至熟（可加少许高汤），用盐和味精调味翻炒即可。空腹或佐餐食，宜常食。

功效 除湿利尿，化痰宽中，养胃健脾。

适用人群 类风湿关节炎等风湿病患者、亚健康人群。

百变搭配 可配50～100克上浆过的瘦肉片同炒。

花菜木耳肉片

主料 西蓝花300克，水发木耳150克，鸡脯肉片50克。

辅料 酱油5克，蒜片、生姜片、葱节各10克，盐3克，花生油20克，干淀粉10克，高汤适量。

烹饪与服法 将西蓝花剥去老皮，洗净，切片；水发木耳洗净，撕成小朵；鸡脯肉片用酱油5克拌匀，用淀粉上浆，放姜、葱、蒜在热油锅中煸炒香时，加入上浆后的鸡脯肉片炒变色，加入西蓝花和木耳翻炒，加入适量高汤焖熟，调入盐即可。空腹或佐餐热食。可常食。

功效 辅助抗风湿、抗癌、降血脂，增强机体免疫力。

适用人群 类风湿关节炎等风湿病患者。

百变搭配 西蓝花可用白花菜代替，以西蓝花更好。

刀豆鱼头烧魔芋

主料 大刀豆10粒，鳙鱼头1个（约500克），水魔芋500克，芹菜150克。

辅料 生姜片、蒜片、葱节各20克，盐3克，料酒20克，高汤、花生油各适量。

烹饪与服法 大刀豆用水发涨，洗净；鳙鱼头去鳃、鳞和残留内脏，洗净后

171

用料酒抹匀；水魔芋切成小块，入沸水中氽一下，沥干；芹菜择洗干净切成短节。将姜、蒜、葱放在热油锅炒香，下鱼头煎至变色，放入大刀豆和高汤（淹没）慢烧40分钟，加入水魔芋和盐再烧半小时，加入芹菜节焖10分钟即可。空腹佐餐热食，可连食5～10天。

功效 除湿利尿，排毒降脂，降压健脑。

适用人群 类风湿关节炎等风湿病伴高血压、高脂血症、糖尿病者。

百变搭配 大雪豆、扁豆、赤小豆可代替大刀豆。

海带冬瓜骨豆汤

主料 水发海带500克，赤小豆50克，冬瓜块500克，猪棒骨1根。

辅料 生姜片20克，盐3克，葱花3～5克。

烹饪与服法 将猪棒骨洗净，砸碎；水发海带洗净，切块；赤小豆发涨后洗净，共入砂锅中，加姜片和水1200毫升煮沸，撇去浮沫后改用文火，加盖炖沸1小时，加入冬瓜块再炖至酥烂，用盐调味，撒上葱花即可。空腹或佐餐食用。可常食。

功效 除湿利尿，通络散结，消痹止痛，壮骨强身。

适用人群 类风湿关节炎等风湿病患者。

百变搭配 可用牛骨、羊骨代替猪骨；亦可配用香菇、木耳等炖服。

笋菇海带烧蹄筋

主料 鲜竹笋片200克，水发海带300克，香菇100克，牛蹄筋150克。

辅料 生姜片、葱节、大蒜片各20克，五香豆瓣酱10克，盐3克，味精1克，植物油、高汤各适量。

烹饪与服法 将主料分别洗净，海带切块；牛蹄筋入沸水中焯一下后备用。五香豆瓣酱剁成蓉，与生姜片、葱节、蒜片共入热油锅中炒香，下牛蹄筋翻炒后放入竹笋片、海带块、香菇，再加高汤（淹没）慢烧至熟透，用盐和味精调味即可。空腹热食。可常食。

功效 除湿排毒，降脂软坚，强筋健骨。

适用人群 类风湿关节炎等风湿病患者。

百变搭配 可用猪蹄筋、驴蹄筋、鸭脚、鸡脚、鹅脚代替牛蹄筋，并可交替食用。

香菇竹笋烧鸭脚板

主料 鲜香菇300克，竹笋片200克，鸭脚150克。

辅料 生姜片、葱节、大蒜片各20克，五香豆瓣酱10克，盐3克，味精1

克，高汤适量，花生油20克。

烹饪与服法 将鲜香菇去蒂，洗净；竹笋片入沸水焯一下去苦涩味；鸭脚刮洗干净，砸碎趾骨备用。将姜、葱、蒜、豆瓣酱放入热油锅中炒香，放入鸭脚翻炒，加入香菇、竹笋，用高汤（淹没）慢烧至爬酥熟透，加盐和味精调味即可。空腹或佐餐食用。可常食。

功效 祛风除湿，排毒通便，降脂降压，强筋健骨。

适用人群 类风湿关节炎等风湿病患者。

百变搭配 可用鸡脚、鹅脚代替鸭脚，用白蘑菇、平菇、草菇等代替香菇。

茭白木耳炒番茄

主料 茭白200克，水发木耳200克，番茄1个（约200克），瘦肉丝50克。

辅料 洋葱丝20克，盐3克，酱油、淀粉各5克，花生油20克。

烹饪与服法 茭白洗净，切片；水发木耳洗净，撕成小朵；番茄洗净，切片；瘦肉丝洗净用酱油拌匀，再用淀粉上浆后放热油锅中炒变色，下洋葱丝炒香，放入茭白片、番茄片翻炒至熟，用盐调味即可。空腹热食，可常食。

功效 清热除湿，生津降脂，调理气血。

适用人群 类风湿关节炎等风湿病患者。

百变搭配 可用香菇、金针菇等代替木耳；用淡水鱼肉丝代替瘦肉丝。

洋葱咖喱鸡肉丝

主料 洋葱1个（约300克），鸡肉丝50克，咖喱粉适量，生菜叶100克。

辅料 生姜丝10克，盐3克，酱油、花生油各适量，淀粉10克。

烹饪与服法 洋葱去表皮、须根，洗净，切丝；生菜叶洗净，切碎；鸡肉丝用酱油、咖喱粉拌匀，用淀粉上浆后放入烧至七成热的油锅中翻炒至变色，放入生姜丝、洋葱丝和生菜叶炒熟，加盐调味即可。空腹佐餐热食。可常服。

功效 除湿降脂，降压抗癌。

适用人群 类风湿关节炎等风湿病患者。

百变搭配 用淡水鱼肉丝代替鸡肉丝，其效相当。

木耳莴笋炒蒜苗

主料 水发木耳200克，去皮莴笋嫩茎（叶）300克，蒜苗100克。

辅料 生姜片10克，盐3克，花生油15～20克。

烹饪与服法 水发木耳去根蒂，洗净，撕成小朵；去皮莴笋嫩茎洗净，切成薄片；蒜苗去根须，洗净后切成短节；将生姜片放入热油锅中炒香后，依次下莴笋片、木耳和蒜苗翻炒至熟，加盐调味即可。空腹佐餐食用。可常食。

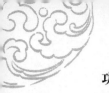

功效　解毒杀菌，顺气通脉，降脂降压。

适用人群　类风湿关节炎等风湿病伴高血压、高脂血症、糖尿病患者及亚健康人群。

百变搭配　可配瘦肉丝50克或煎鸡蛋皮（切成小块）共炒，营养丰富而均衡。

栗薏炖牛蹄筋

主料　板栗仁100克，薏米（薏苡仁）50克，牛蹄筋200克，荠菜100克。

辅料　薤白10个，盐3克，生姜片10克。

烹饪与服法　将板栗仁、薏米、牛蹄筋、薤白分别洗净，放入砂锅内，加姜片和清水600克煮沸，撇去浮沫，改文火加盖炖至酥烂，加入洗净、切段的荠菜煮沸至熟，加盐调味。空腹热食。可常服。

功效　除湿利尿，清热降压，补脾益肾，强筋健骨。

适用人群　类风湿关节炎等风湿病患者伴高血压、糖尿病者以及亚健康人群。

百变搭配　可用驴蹄筋、猪蹄（筋）代替牛蹄筋。

第九章　风湿性咽喉炎食疗与用药

　　风湿性咽喉炎是指溶血性链球菌所致上呼吸道感染后引起的一种反复发作的咽喉部的炎症疾病，多发生于冬、春季节，可散发或流行，具有一定的传染性。少年儿童易患病。而1周岁以内及50岁以上者很少发病。此病不仅咽部有急性炎症表现，且对其他器官也有不同程度的影响。

一、风湿性咽喉炎简介

1.发病原因

　　病原菌多为溶血性链球菌及其他化脓性链球菌。与溶血性链球菌带菌者接触是发病的主要原因，慢性扁桃体炎患者的带菌率很高，约40%为乙型溶血性链球菌。全身及环境因素可为其诱因，如营养不良、过度疲劳、体质虚弱等身体抵抗力或免疫低下者易患此病。通过咳嗽、打喷嚏时飞沫传播或进食污染食品后发病。链球菌主要以其毒素及代谢产物危害机体，如链球菌溶血素"O"及"S"、红斑毒素、链激酶、透明质酸酶及若干蛋白酶等，有的能直接破坏扁桃体组织的防御力，使病变容易扩散，或通过变态反应而引起并发症。

2.临床表现

　　起病急，开始与上感症状相似，继之畏寒、高热、头痛、全身不适、食欲缺乏、背及四肢酸痛。咽痛逐渐加剧，随炎症侵及的部位可引起相应的症状。咽侧束发炎时引起吞咽困难、疼痛，伴有耳痛，舌根淋巴组织发炎时则有剧烈的灼痛或刺痛，并向双耳放射。累及咽鼓管时则有耳闷、耳鸣及重听现象。如病变侵及喉部，则有咳嗽、声嘶、呼吸困难等症状。小儿病情重时可发生惊厥。若伴有咽扁桃体急性感染时，可出现鼻塞，鼻腔及鼻后孔有黏液性分泌物渗出，小儿哺乳困难，易发生呛咳。检查见咽黏膜急性充血肿胀，尤以咽侧壁及咽腭弓后的黏膜肿胀为重，腭垂水肿下垂、松弛无力。颈部淋巴结肿大、有压痛，尤以下颌角下淋巴结肿大、触痛明显。

3.辅助检查

参见风湿性关节炎食疗与药膳的血液检查。

4.诊断依据

本病起病急，全身及咽部症状较重，体温多在38～40℃。血液检查：白细胞增多，以中性粒细胞增多为著。根据病史及临床表现诊断此病较容易。咽拭子细菌培养溶血性链球菌阳性者可确诊。

二、风湿性咽喉炎用西药

一般治疗：卧床休息，多饮开水，进食易消化食物。要注意隔离治疗，以防传染他人。

高热、咽痛及全身酸痛剧烈者，适当应用解热镇痛药，如阿司匹林，口服，每次0.5克，每天2～3次。咽部用复方硼砂液或生理盐水含漱，若用含有抗生素的溶液含漱或局部喷雾，则效果更佳。发病初期可用1%碘甘油、10%弱蛋白银或1%～2%硝酸银涂擦咽壁，有助于炎症的消退。颈部淋巴结肿胀、疼痛者，宜用热敷或理疗法消炎。全身用药甚为重要。磺胺药对溶血性链球菌引起的急性咽炎及扁桃体炎的治疗无明显效果。青霉素类（如氯唑西林等）对溶血性链球菌感染的治疗效果良好，故为治疗此病的首选药物。根据病情采用肌注或静脉给药，注射剂量及使用期应视病情随时增减。对青霉素过敏或有耐药性者，可选用第一代头孢菌素（如头孢唑林、头孢羟氨苄、头孢拉啶等）以及大环内酯类（如红霉素）。

三、风湿性咽喉炎用中药

（一）中药方剂

1.养阴利咽汤

养阴利咽汤由大白芍9克，川百合10克，南沙参10克，北沙参10克，天花粉9克，白桔梗4.5克，生甘草2.5克，嫩射干4.5克组成。水煎3次，每次煎沸20～30分钟，合并煎液，分3次于早、中、晚餐前温服。每天1剂，可随症加减。适用于肺胃阴虚的风湿性咽喉炎治疗。

2.黄连解毒汤

黄连解毒汤由黄连10～15克，黄芩10～15克，黄柏10～15克，栀子10～15克组成。水煎3次，每次煎沸20～30分钟，合并煎液，分3次于早、中、晚餐前温服。每天1剂，可随症加减。适用于热毒蕴结的风湿性咽喉炎治疗。

3.凉膈散

凉膈散由川大黄6～10克，芒硝（朴硝）6～10克，甘草6～10克，栀子10～15克，薄荷6～10克，黄芩10～15克，连翘15～20克组成。水煎3次，每次煎沸20～30分钟，合并煎液，分3次于早、中、晚餐前温服。每天1剂，可随症加减。适用于痰热互结的风湿性咽喉炎治疗。

4.普济消毒饮

普济消毒饮由黄芩10～15克，黄连10～15克，陈皮15～20克，甘草5～10克，玄参15～30克，柴胡10～15克，桔梗10～15克，连翘15～20克，板蓝根15～30克，马勃10～15克，牛蒡子10～15克，薄荷10～15克，僵蚕10～15克，升麻6～10克组成。水煎3次，每次煎沸20～30分钟，合并煎液，分3次于早、中、晚餐前温服。每天1剂，可随症加减。适用于风热疫毒互结的风湿性咽喉炎治疗。

5.银翘散

银翘散由金银花15～30克，连翘15～30克，桔梗10～15克，薄荷10～15克，淡竹叶5～10克，生甘草5～8克，荆芥穗10～12克，淡豆豉5～8克，牛蒡子10～15克组成。水煎3次，每次煎沸20～30分钟，合并煎液，分3次于早、中、晚餐前温服。每天1剂，可随症加减。适用于风热上犯的风湿性咽喉炎治疗。

6.鱼腥草利咽汤

鱼腥草利咽汤的药物组成为鱼腥草15～30克，黄芩9～12克，板蓝根10～20克，连翘6～12克，金银花6～12克。水煎3次，每次煎沸半小时，合并煎汤，分早、中、晚餐前温服；每天1剂。用于风湿性咽喉炎，具有较好的清热解毒功能。可随症加减。

7.西园喉药散

西园喉药散药物组成为黄连、人工牛黄、薄荷、栀子（焦）、天花粉、川贝母、青黛、珍珠、青果（炭）、硼砂、冰片。医院或市场中药房有售成品，用于风湿性咽喉炎有清热疏风、化痰散结、消肿止痛的功能。口腔用药，喷敷患处，每次0.2克，每天5次。

8.利咽解毒汤

利咽解毒汤的药物组成为板蓝根12～15克，大青叶9～12克，金银花6～

9克，连翘6～9克，薄荷3～6克，牛蒡子（炒）3～6克，天花粉6～12克，川贝母6～9克，大黄3～6克，黄芩9～12克，地黄12～15克，玄参6～9克，麦冬6～12克，僵蚕6～9克，焦山楂9～12克，桔梗9～12克。用于风湿性咽喉炎，具有清肺利咽、解毒退热的功能。水煎3次，每次半小时，合并煎汤，分3次餐前温服，每天1剂，可随症加减。药房有成品颗粒剂出售。首次开水冲服20克（相当于原药材19克），每天服4次；或遵医嘱随症加减。

9.复方黄芩汤

复方黄芩汤的药物组成为黄芩9～15克，功劳木9～12克，虎杖9～12克，穿心莲6～9克。用于风热性咽喉炎，具有清热解毒、凉血消肿的功能，以及抑制链球菌、葡萄球菌和抗病毒等作用。水煎3次，每次半小时，合并煎汤，分3次餐前温服，每天1剂，可随症加减。药房有成品片剂出售，一次口服4片，每天3～4次。

（二）风湿性咽喉炎用中成药

根据《中华人民共和国药典临床用药须知》收载的药物，可选用金莲花片，注射用双黄连（口服液、含片），清宁丸，热毒清片，一清颗粒，三黄片，黄连上清丸，牛黄上清胶囊（片、丸、软胶囊），清火片，西瓜霜退热灵胶囊，牛黄解毒胶囊（片、丸、软胶囊），复方板蓝根颗粒（片、胶囊、口服液），清开灵口服液，热炎宁颗粒（片），紫金锭（散），莲芝消炎胶囊，羚羊清肺颗粒（丸），罗汉果玉竹颗粒，银黄含片（颗粒、口服液、片、注射液），复方鱼腥草片，复方瓜子金颗粒，西园喉药散，利咽解毒颗粒，清咽润喉丸，清咽利膈丸，桂林西瓜霜胶囊（含片），清咽滴丸，双梅喉片，万通炎康片，众生丸，复方黄芩片，复方草珊瑚含片，金嗓开音丸，北豆根胶囊（片），猴耳环消炎片（胶囊），六应丸，功劳去火片（胶囊），梅花点舌丸（胶囊），双料喉风散，复方红根草片，金莲花咽喉片，山香圆片（颗粒），冬凌草片，喉咽清口服液，蓝芩口服液，青果丸（颗粒），青果栀麦胶囊（片），西黄清醒丸，冰硼散，喉症丸，板蓝根颗粒（茶、糖浆），阮氏上清丸，新癀片，咽喉消炎丸，珍黄丸，牛黄消炎丸，喉疾灵胶囊（片），健民咽喉片，六神丸，藏青果颗粒，清喉利咽合剂（颗粒），珠黄吹喉散，珠黄散，青黛散，栀子金花丸以及余甘子喉片等。为节约篇幅，临床应用举例如下（其余均须遵医嘱，仔细阅读药品说明书，咨询药师服用）。

1.金莲花片

金莲花清热解毒作用强，对溶血性链球菌感染有明显抑制作用，通常口服3～4片，每天3次。

2.双黄连含片（口服液、片、糖浆、合剂、胶囊、注射用）

双黄连含片的药物组成为金银花、黄芩、连翘。具有疏风解表、清热解毒的功能；现代药理研究证明，双黄连制剂对甲型、乙型链球菌，大肠埃希菌，铜绿假单胞菌，肺炎球菌，金黄色和白色葡萄球菌，变形杆菌，脑膜炎球菌，白喉杆菌，幽门螺杆菌有一定的抑制作用；双黄连口服液浓度在50毫克/毫升时可抑制流感病毒亚甲$_1$型、亚甲$_3$型，呼吸道合胞病毒，流行性腮腺炎病毒，单纯疱疹病毒2型等5种病毒在细胞内复制；双黄连胶囊浓度在0.1克/毫升时对流感病毒A_1、流感病毒A_3、腺病毒3型、流行性腮腺炎病毒、柯萨奇病毒B_3、埃可病毒、单纯疱疹病毒2型也有抑制作用；双黄连口服液（39毫升/千克）灌胃，可减轻柯萨奇病毒B_3感染所致病毒性心肌炎模型小鼠的心肌病理性损伤，抑制心肌内病毒的复制；尚可解热、抗炎，临床效果较确切。一般服用口服液或糖浆剂一次20毫升；或冲泡颗粒剂，一次1～2袋；或服用片、胶囊剂，一次4片（粒）；每天均3次或遵医嘱。小儿剂量酌减，须遵医嘱，仔细阅读说明书。注射用双黄连在仔细阅读说明书后遵医嘱用。若服用含片，一次舌下含服4片，每天3次。

3.银黄片（含化片、颗粒、注射剂）

银黄片的有效成分为金银花提取物和黄芩提取物，具有清热疏风、利咽解毒的功能；现代药理研究亦证明具有抗病毒及抑制链球菌、葡萄球菌等的作用。服用含化片，一次含服1～2片，分次含服每天可达10～20片，5天为1个疗程。或冲服颗粒剂，一次1～2袋；或口服合剂、口服液，一次10～20毫升，每天均3次；注射液需遵医嘱。

4.清开灵胶囊（软胶囊、颗粒、滴丸、片、泡腾片、口服液、注射剂）

清开灵胶囊的药物组成为胆酸、猪去氧胆酸、黄芩苷、水牛角、金银花、栀子、板蓝根、珍珠母。具有清热解毒、镇静安神的功能，以及解热、抗炎、利胆等作用。用于风湿性咽喉炎一般服用胶囊剂，一次2～4粒；或软胶囊，一次1～2粒；或冲服颗粒剂3～6克（1～2袋）；或舌下含服滴丸，一次10～20丸；或片剂口服，一次1～2片；或口服泡腾片，一次2～4片；或口服液，一次10～20毫升；每天均3次。小儿酌减。注射剂需遵医嘱。

5.余甘子喉片

其药物组成为余甘子、薄荷脑、冰片。具有清热润燥、利咽止痛的功能。治疗咽喉炎时舌下含服1～2片，每隔2小时一次，每天6～8次。

6.清喉利咽合剂（颗粒）

清喉利咽合剂的药物组成为黄芩、地黄、麦冬、玄参、连翘。具有养阴清肺、利咽解毒的功能。治疗咽喉炎一般口服合剂第一次20毫升，以后每次

10～15毫升；或首次冲服颗粒剂36克（2袋），以后每次18克（1袋）；每天均4次。小儿酌减剂量。

四、风湿性咽喉炎药膳调养方

马鞭草绿豆蜜饮

主料　鲜马鞭草50克，绿豆30克。

辅料　蜂蜜30克。

烹饪与服法　将绿豆、马鞭草洗净，将马鞭草用线扎成两小捆，与绿豆一起入锅，加水用文火炖1小时左右。待绿豆酥烂时离火，捞出马鞭草，趁热加入蜂蜜，搅匀后喝汤食豆。每天1剂，连服数日。

功效　清热除湿解毒。

适用人群　风湿性咽喉炎属湿热蕴结咽喉者。

双根大海饮

主料　板蓝根15克，山豆根15克，甘草5克，胖大海5克。

辅料　冰糖适量。

烹饪与服法　将上述主料共置保温瓶中，用沸水冲泡，闷盖20分钟后加入冰糖，当茶水频饮；也可加水煎煮后，取汤加入冰糖置保温瓶（杯）中慢慢饮用。

功效　清热解毒利咽。

适用人群　风湿性咽喉炎属湿热蕴结咽部者。

桑菊杏仁茶

主料　桑叶、菊花、杏仁各10克。

辅料　冰糖适量。

烹饪与服法　将杏仁捣碎后与桑叶、菊花、冰糖共置保温瓶中，加沸水冲泡，闷盖15分钟后当茶频饮，每天1剂。

功效　祛风清热，利咽化痰。

适用人群　风湿性咽喉炎属痰热上犯咽喉者。

白茅根大蒜浸液

主料　大蒜10克，白茅根20克。

辅料　白糖适量。

烹饪与服法　将大蒜去皮捣烂，加糖拌匀调味；白茅根加水煎汤；吃糖渍蒜泥，用热茅根水送服，每天2～3次。

功效　抗菌消炎。

适用人群　风湿性咽喉炎属热毒蕴结者。

罗汉果茶

主料　罗汉果1只。

辅料　柿饼3～5只，白糖适量。

烹饪与服法　取罗汉果同柿饼一并放入搪瓷杯内，加水适量，煎汤，加糖调味，当茶饮。罗汉果和柿饼亦可细嚼慢咽，用茶送服。可作为1日量，每日当茶随意温热饮用，连用5～7天。

功效　清热润肺止咳。

适用人群　风湿性咽喉炎属肺热阴虚者。

菊蒜姜糖水

主料　大蒜10克，菊花10克。

辅料　红糖10克，生姜2片。

烹饪与服法　将大蒜捣碎，与菊花、生姜共入砂锅内，加水煎汤，用红糖调味即成。1日内分2～3次服完。

功效　抗菌消炎，祛痰止咳。

适用人群　风湿性咽喉炎属热毒蕴结者。

天烛子糖水

主料　南天烛子10克。

辅料　红糖15克。

烹饪与服法　南天烛子于秋季果实成熟时或至次年春季采收，晒干后备用。每日取南天烛子10克，放入搪瓷杯内，加水适量煎汤，待煎沸5～7分钟后，加入红糖15克，稍煎即可。以上为1日量，分2～3次当茶饮，温热食用。

功效　敛肺止咳。

适用人群　风湿性咽喉炎属肺虚久咳者。

银菊凉茶

主料　鲜金银花50克，菊花50克，鱼腥草30克。

辅料　冰糖适量。

烹饪与服法　将金银花、菊花、鱼腥草稍加浸洗后，放入搪瓷罐内，加入冰糖，加水适量煎汤，煎沸后，再稍煎10分钟，然后去渣留汁约500克待凉，或放入冰箱内冷藏。以上为2日量，作冷饮或凉茶，分2～3次饮用，连服3～5天。

功效 清热解毒止咳。

适用人群 风湿性咽喉炎属热毒炽盛者。

青果茶饮

主料 青果10克，射干10克，绿茶6克。

辅料 红糖适量。

烹饪与服法 将青果、射干、绿茶切碎共放入保温杯中，以沸水冲泡，盖严，温浸半小时，再加入红糖。趁热顿服，每日3次。

功效 清肺解毒利咽。

适用人群 风湿性咽喉炎属肺热内盛者。

银黄饮

主料 金银花30克，黄芩15克。

辅料 蜂蜜适量。

烹饪与服法 将金银花、黄芩放入锅内，加水适量，置武火上烧沸，10分钟后取药液1次，再加水煎熬1次，将两次药液合并，放入蜂蜜，搅拌均匀即成。每天3次，或随时饮用。

功效 清肺化痰止咳。

适用人群 风湿性咽喉炎属肺热咳嗽者。

芦根银花青果饮

主料 金银花30克，青果15克，鲜芦根60克。

辅料 白糖适量。

烹饪与服法 将金银花、青果、鲜芦根放入锅内，加水500克，置武火上烧沸，15分钟后取药液1次，再加水煎熬1次，将两次药液合并，放入白糖，搅拌均匀即成。每天3次，或随时饮用。

功效 清肺化痰止咳。

适用人群 风湿性咽喉炎属肺热咳嗽者。

银桔凉茶

主料 鲜金银花50～100克（干品30～50克），桔梗15克。

烹饪与服法 将金银花、桔梗稍加浸洗后，放入搪瓷罐内，加水适量煎汤，煎沸后，再稍煎10分钟，然后去渣留汁约500克待凉，或放入冰箱内冷藏。以上为2日量，作冷饮或凉茶，分作2～3次饮用，连服3～5天。

功效 清肺化痰止咳。

适用人群　风湿性咽喉炎属肺热痰盛者。

鱼腥草猪肺汤

主料　猪肺200克，鲜鱼腥草30克，大枣5个。

烹饪与服法　先将猪肺用清水反复漂洗干净，挤干水后切成小块，再次洗净；鲜鱼腥草洗净切段；大枣去核，然后同放入锅内加水适量，用大火煮沸后打去浮沫，再用小火慢煮1小时，然后取出鱼腥草再煮10分钟即可。食肉喝汤，隔日1次。

功效　清热润肺。

适用人群　风湿性咽喉炎属痰热蕴结，肺阴受损者。

鸭蛋薄荷汤

主料　鸭蛋1～2个，新鲜薄荷30克。

辅料　食盐、味精各适量。

烹饪与服法　在砂锅内加适量水，烧沸后打入鸭蛋，煮至半熟时放入薄荷、食盐及味精，煮沸片刻即可食蛋喝汤。每日1剂，连服5～7天。

功效　祛风清热利咽。

适用人群　风湿性咽喉炎属风热上犯咽喉者。

豆腐石膏汤

主料　生石膏50～80克，豆腐200克。

辅料　食盐适量。

烹饪与服法　将生石膏水煎1小时，去渣留汁，加入豆腐200克，用食盐少许调味，煮熟食用。

功效　清肺热，降胃火，解毒，润燥。

适用人群　风湿性咽喉炎属肺热上冲咽喉者。

白及桔梗汤

主料　白及15克，桔梗15克，鱼腥草30克。

辅料　冰糖适量。

烹饪与服法　把白及、桔梗、鱼腥草晒干或烘干后，研成粉末状，把冰糖（100～150克）研碎。临用时把白及末、桔梗末、鱼腥草末同冰糖末和匀后加入开水，调拌成糊状服用。分作10次服用，每次10克，连服7～10天。

功效　清热利咽，化痰止咳。

适用人群　风湿性咽喉炎属痰热内盛者。

玄麦鸽蛋汤

主料　玄参30克，麦冬30克，桔梗15克，鸽蛋4个。

辅料　冰糖50克。

烹饪与服法　将玄参、麦冬、桔梗均洗净切碎，待用；冰糖砸碎装在碗内。锅置中火上，注入清水约750毫升，加入以上3味同煮至沸后约15分钟，再把鸽蛋打破，逐个下锅内，同时将冰糖碎下入锅中同煮至熟即成。空腹服。每天服1次，连服7天。

功效　养阴润肺利咽。

适用人群　风湿性咽喉炎属肺阴亏损者。

鱼腥草炖猪蹄

主料　鱼腥草500克，猪蹄4个（约500克）。

辅料　食盐适量。

烹饪与服法　将猪蹄拔去毛，刮洗净，用刀划口；将鱼腥草洗净、切段，与猪蹄一同放入砂锅中，加水适量和食盐少许，先用武火烧沸，后用文火炖熟，直至熟烂即成。可分次用盐调味后热吃猪蹄喝汤，佐餐食用。

功效　清肺祛痰。

适用人群　风湿性咽喉炎属痰热内盛者。

桔杏炖雪梨

主料　桔梗15克，杏仁10克，雪梨1个。

辅料　白砂糖30～50克。

烹饪与服法　将桔梗、杏仁、雪梨、白砂糖同放炖盅内，加清水半碗，隔水炖1小时。每天2次，食雪梨，饮汤。

功效　润肺止咳。

适用人群　风湿性咽喉炎属肺阴亏损者。

山豆根蒸梨

主料　山豆根3～6克。

辅料　大梨1只。

烹饪与服法　先把山豆根捣为粗末；将梨洗净后，剖开，挖去梨核；把山豆根放入梨心内，再将梨合严，插上小竹签，然后放入碗内，隔水蒸熟后即可。每天2次，每次1只，去山豆根，吃梨服汁，连用3～5天。

功效　清热解毒消肿。

适用人群　风湿性咽喉炎属痰热蕴结者。

枸杞粥

主料 枸杞子15克。

辅料 糯米150克。

烹饪与服法 糯米、枸杞子分别洗净,加水放置30分钟,以文火煮制成粥即可。每天服用1碗。

功效 滋阴润喉。

适用人群 风湿性咽喉炎咽喉干燥者。

牛蒡蓝根粥

主料 牛蒡根30克,板蓝根30克。

辅料 粳米60克,白糖适量。

烹饪与服法 将牛蒡根、板蓝根洗净,加入适量水,去渣取汁200克;粳米煮粥,入药汁,调匀,加白糖调味。每日服2碗,温服。

功效 疏风散热消肿。

适用人群 风湿性咽喉炎属风热犯肺者。

射干绿豆粥

主料 射干20克,绿豆100克。

辅料 粳米60克,白糖适量。

烹饪与服法 将射干洗净,加入适量水,去渣取汁200克;粳米、绿豆煮粥,入射干汁,调匀,加白糖调味。每天服2次,温服,连吃4天。

功效 清热利尿,祛痰利咽。

适用人群 风湿性咽喉炎属痰热内盛者。

玄参粥

主料 玄参30克,紫花地丁30克。

辅料 粳米100克,红糖适量。

烹饪与服法 将玄参、紫花地丁煎取浓汁去渣;粳米加水适量,煮沸后,调入药汁及红糖,同煮为粥。热食每天2次。一般以3～5天为1个疗程。

功效 清热解毒利咽。

适用人群 风湿性咽喉炎属热毒内盛者。

四味鲫鱼羹

主料 玄参30克,赤芍30克,牡丹皮15克,鲫鱼1000克。

辅料 胡椒10克,大蒜两头,葱、食盐、酱油、花生油各适量。

烹饪与服法　将鲫鱼去鳞、腮和内脏，洗净。在鱼腹内装入玄参、牡丹皮、赤芍、大蒜、葱、食盐、酱油、胡椒。在锅内放入油烧开，将鲫鱼放入锅内烧熟，再加入水适量，至鱼骨肉易分离时，去鱼骨（刺），文火炖成羹即成。空腹随量食。

功效　清热凉血利咽。

适用人群　风湿性咽喉炎属血热内盛者。

大蒜鱼腥草粥

主料　紫皮大蒜30克，鱼腥草50克。

辅料　粳米100克。

烹饪与服法　大蒜去皮，放沸水中煮1分钟后捞出，然后将洗净的粳米、鱼腥草放入煮蒜水中煮成稀粥，再将蒜放入粥中，同煮为粥可供早晚餐，温热食。

功效　清肺解毒利咽。

适用人群　风湿性咽喉炎属肺热内盛者。

玄参芝麻糊

主料　玄参30克，麦冬30克，黑芝麻120克。

辅料　玫瑰糖6克，鲜牛奶200克，冰糖120克，粳米60克。

烹饪与服法　将粳米洗净，用清水浸泡1小时，捞出滤干；玄参、麦冬切成小颗粒；黑芝麻炒香。将以上4味放入盆中，加水和鲜牛奶拌匀，磨碎后滤出细蓉待用。锅中放入冰糖加清水，溶化过滤后烧开，将由粳米、玄参、麦冬、黑芝麻磨碎滤出的细蓉慢慢倒入锅内，加玫瑰糖，不断搅拌成糊，熟后起锅即成。每日早、晚各服1次，每次1～2汤匙。

功效　养阴润肺利咽。

适用人群　风湿性咽喉炎属肺阴亏损者。

鱼腥草猪肺薤白粥

主料　鱼腥草100克，猪肺500克，大米100克，薤白20个。

辅料　料酒、葱、味精、食盐、姜各适量。

烹饪与服法　将猪肺洗净，加水适量，放入料酒，煮七成熟，捞出，切成丁，同淘净的大米、鱼腥草和薤白一起入锅内，并放入葱、姜、食盐、料酒、味精，先置武火上烧沸，然后文火煨炖，米熟烂即可。可当饭吃。经常食用效果显著。

功效　清肺祛痰。

适用人群　风湿性咽喉炎属肺热内盛者。

贝母粥

主料 贝母粉10克，北粳米50克。

辅料 冰糖适量。

烹饪与服法 用北粳米、冰糖煮粥，待米开汤未稠时，调入贝母粉，改文火稍煮片刻（再煮二三沸），粥稠即成。每日早、晚温服。

功效 化痰止咳，清热散结。

适用人群 风湿性咽喉炎属肺热内盛者。

百合杏仁粥

主料 鲜百合50克，杏仁10克。

辅料 粳米50克，冰糖适量。

烹饪与服法 将杏仁去皮、尖，打碎，同鲜百合、粳米共煮成粥。加冰糖适量温服。

功效 润肺止咳。

适用人群 风湿性咽喉炎属肺热内盛者。

枇杷叶粥

主料 枇杷叶10～15克，粳米100克。

辅料 冰糖适量。

烹饪与服法 将枇杷叶刷去毛，洗净后剪碎，用纱布包好放入砂锅内，加水200克煎至100克，去渣，下入粳米、冰糖，再加水600克，煮成稀薄粥。每日早、晚温热服之，3～5天为1个疗程。

功效 清肺化痰。

适用人群 风湿性咽喉炎属肺热蕴结者。

桔梗藕粉糊

主料 桔梗15克，射干15克，干青果15克。

辅料 藕粉100克，白糖适量。

烹饪与服法 将桔梗、射干、干青果一同放入碾槽内，研为细末，每次取1/5～1/3的药末，同藕粉及白糖一起放入碗内和匀，用刚煎沸的开水冲泡，搅拌成糊状即可。每天1～2次，可当点心温热食用，连用2～3天。

功效 化痰止咳，理气开胃。

适用人群 风湿性咽喉炎属痰气蕴结肺胃者。

四味川贝蜜

主料 川贝母15克，板蓝根30克，射干30克，鱼腥草30克。

辅料　蜂蜜适量。

烹饪与服法　将川贝母、板蓝根、射干、鱼腥草晒干或烘干后，一同放入碾槽内，碾成细末备用。每次取10克，用蜂蜜和温开水调匀后缓缓饮用。

功效　清热解毒，化痰止咳。

适用人群　风湿性咽喉炎属痰热内盛者。

胖大海蜜膏

主料　胖大海200克。

辅料　蜂蜜100克。

烹饪与服法　将胖大海洗净，放入大碗内用擀面杖捣烂，倒入白纱布滤取汁液，然后将汁液放入瓦罐内熬至稍浓，加入蜂蜜，不停搅匀，熬成膏状，冷却后装瓶备用。每日早、晚各服1次，每次1～2汤匙，温开水送服。

功效　祛痰利咽。

适用人群　风湿性咽喉炎属痰湿内盛者。

天冬桔梗膏

主料　天冬200克，桔梗15克。

辅料　蜂蜜100克。

烹饪与服法　将天冬去皮和根须；桔梗洗净，一同捣碎，加水研成浆，用洁净白细布绞取汁，澄清，滤过，煮沸后用文火熬成膏，放入瓷罐内。食用时，每服1匙，加蜂蜜调匀，空腹服之。

功效　祛痰利咽。

适用人群　风湿性咽喉炎属痰热内盛者。

麦冬蜜饯

主料　干麦冬100克。

辅料　蜂蜜150克。

烹饪与服法　将干麦冬洗净，放入大搪瓷碗内，加入蜂蜜，上笼蒸1小时，趁热调均匀，晾冷后，装入瓶内即成。每日早、晚各服1汤匙。

功效　润肺止咳。

适用人群　风湿性咽喉炎属肺虚久咳者。

桔梗射干酒

主料　桔梗15克，射干10克。

辅料　大米3000克，酒曲适量。

烹饪与服法 将桔梗、射干入锅中,加水煎汁,用纱布过滤待用。将大米煮半熟沥干,和药汁混匀蒸熟,再拌适量酒曲,装入瓦坛中,四周用棉花或稻草保温发酵,直到味甜即成。每天2次,每次3汤匙,用开水冲服。

功效 清肺祛痰利咽。

适用人群 风湿性咽喉炎属肺热内盛者。

青果煎

主料 青果150克。

辅料 白酒500克。

烹饪与服法 将青果洗净,放白酒中浸泡,15天后取出青果,去核后放入盆中研碎。将酒和青果浆汁放入砂锅中,先用武火烧开,后移文火上煎熬,浓缩至膏状时停火,稍凉,盛入瓷器内,封贮备用。食用时,早、晚各服1汤匙,用温酒冲服。

功效 清肺利咽。

适用人群 风湿性咽喉炎属肺热内盛者。

浙贝蛋

主料 浙贝母2～3克。

辅料 鸡蛋1个。

烹饪与服法 把浙贝母研为细末。取鸡蛋1个,洗净外壳后,在其尖端剪一小孔,把浙贝粉由小孔内放入,摇匀后用纸封闭小孔,放入饭锅内,小孔一端朝上,蒸熟即可。

功效 化痰止咳。

适用人群 风湿性咽喉炎属痰湿蕴结者。

青果桔梗煮鸡蛋

主料 青果7枚,桔梗15克。

辅料 鸡蛋2个。

烹饪与服法 将青果、桔梗加水3碗,放入煮熟去壳又用针刺十余个小孔的鸡蛋,煮汤至1碗即成。每天分服2次,吃蛋和青果,饮汤。

功效 清热祛痰利咽。

适用人群 风湿性咽喉炎属痰热内盛者。

黄芩射干煲鸡蛋

主料 黄芩15克,射干15克。

辅料 鸡蛋2个,白砂糖少许。

烹饪与服法 将黄芩、射干、鸡蛋加清水两碗同煮，蛋熟后去壳，再煮片刻，煮成1碗后，加白砂糖少许调味。每天2次，饮汤，食鸡蛋。

功效 清热祛痰利咽。

适用人群 风湿性咽喉炎属痰热内盛者。

黄芩麦冬桔梗饼

主料 黄芩15克，麦冬30克，桔梗15克。

辅料 面粉100克，生姜120克，红糖100克。

烹饪与服法 先将黄芩、麦冬、桔梗研为极细粉末，生姜洗净后刮去外皮，捣烂后加入冷开水约250克，然后绞取生姜汁，将面粉、黄芩粉、麦冬粉、桔梗粉和红糖一同用生姜水和匀后，如常法做成小饼坯约30块，然后放入平底锅内，烙熟即可。每日2～3次，每次嚼食1～2小块，直至痊愈。

功效 清肺化痰止咳。

适用人群 风湿性咽喉炎属肺热痰盛者。

金橘柠檬射干蜜

主料 金橘200克，柠檬200克，射干100克。

辅料 蜂蜜450克。

烹饪与服法 金橘、柠檬充分洗净，连皮带籽（含生物素高，抗氧力强）切碎捣烂，或放置果汁机中取汁留渣；射干洗净、切碎、烘（焙）干后捣碎成细粉，共入砂锅内加蜂蜜和适量清水煎沸，文火熬成蜜膏，晾凉后装入有盖的缸或广口瓶中，置于冰箱（2～8℃）保存。每次服一匙，每天服3～4次，可连服7～10天。

功效 清热解毒，清咽利喉。

适用人群 风湿性咽喉炎患者。

四味橘檬蜜

主料 金橘300克，柠檬200克，射干、桔梗各100克。

辅料 蜂蜜500克。

烹饪与服法 将金橘、柠檬充分洗净，连皮带籽切碎，捣烂，或放入果汁机中取汁留渣；射干、桔梗分别洗净，切碎、烘干后捣烂成细粉共入砂锅内，加入蜂蜜和适量清水煮沸，文火熬成蜜膏，晾凉后装入有盖的缸或广口瓶中，置于冰箱（2～8℃）保存，每日服3～4次，每次服一匙，可连服7～10天。

功效 清热解毒，利咽消肿止痛。

适用人群 风湿性咽喉炎患者。

六味橘檬蜜

主料 金橘300克，柠檬200克，射干、桔梗、玄参、麦冬各100克。

辅料 蜂蜜500克。

烹饪与服法 金橘、柠檬充分洗净，连皮带籽切碎，捣烂，或放入果汁机中取汁，留渣；射干、玄参、桔梗、麦冬洗净后用开水淹没发涨、泡软后捞出，切成碎末，捣碎如泥，亦可置于果汁机中取汁、留渣；共入砂锅内，加入蜂蜜及泡发四味中药的澄清水煮沸，改用文火慢熬成蜜膏，晾凉后盛于有盖的缸或广口瓶中，置于冰箱内（2～8）℃保存。一次服一匙，每天可服3～4次，可连服7～10天。

功效 清热解毒，利咽清咽，生津润肺，消肿止痛。

适用人群 风湿性咽喉炎伴肺热咽干、肿痛患者。

三金六味蜜

主料 金橘300克，金银花、金莲花、麦冬、桔梗、射干各100克。

辅料 蜂蜜500～600克。

烹饪与服法 金橘洗净，连皮带籽切碎，捣烂如泥，或置果汁机中取汁，留渣；金银花、金莲花烘（焙）干，捣成细粉；麦冬、桔梗、射干洗净后用开水发涨、泡软后捞出，切碎捣烂如泥，或置果汁机取汁留渣；共入砂锅内，并加入蜂蜜和泡三味中药的澄清水煮沸，改文火熬成蜜膏，晾凉后盛于有盖的缸或广口瓶中，置于冰箱2～8℃存放。一次服一匙，每天服3～4次，可连服7～10天。

功效 清热解毒，消肿止痛，利咽生津。

适用人群 风湿性咽喉炎伴肺热咽干、肿痛患者。

三金木瓜蜜

主料 金橘100克，金银花100克，金莲花100克，木瓜500克。

辅料 蜂蜜500～600克。

烹饪与服法 将金橘、木瓜分别洗净，连皮带籽切碎，捣烂如泥或置果汁机中取汁留渣；金银花、金莲花烘（焙或烤）干，捣成细粉；共入砂锅内加水400克和蜂蜜，文火熬沸30分钟，晾凉后盛于有盖的缸或广口瓶中，置于冰箱（2～8℃）存放。一次服一匙，一日3～4次，可连服7～10天。

功效 清热解毒，祛风除湿，止咳消肿化痰。

适用人群 风湿性咽喉炎伴肺热痰咳、咽喉肿痛者。

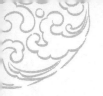

五、风湿性咽喉炎食疗方

甘蔗萝卜饮

主料　甘蔗汁100克，萝卜汁100克，百合100克。

辅料　绿茶适量。

烹饪与服法　绿茶煎煮，取茶水；百合煮烂后混入甘蔗汁、萝卜汁、绿茶水备用。每天临睡前服用1杯。

功效　滋阴降火。

适用人群　风湿性咽喉炎属嗓音疲劳和阴虚者。

青橄榄檀香茶

主料　青橄榄6枚，绿茶6克，胖大海3枚。

辅料　新鲜的橄榄蜂蜜1匙。

烹饪与服法　先将橄榄放入适量沸水中冲泡片刻，然后放入绿茶、胖大海，盖盖闷片刻，加入橄榄蜂蜜调匀，徐徐饮汁，隔天1次。

功效　清热解毒。

适用人群　风湿性咽喉炎属热毒蕴结咽部者。

萝卜蜂蜜饮

主料　白萝卜200克，柠檬1个。

辅料　蜂蜜15克。

烹饪与服法　将白萝卜捣碎，柠檬切片，置于广口瓶内，倒入蜂蜜，放置半天取汁饮用。每天1剂，隔日服用。

功效　清热利咽祛痰。

适用人群　风湿性咽喉炎属痰热留滞咽喉者。

蜂蜜茶

主料　茶叶适量。

辅料　蜂蜜适量。

烹饪与服法　将茶叶用小纱布袋装好，置于杯中，用沸水泡茶，凉后加蜂蜜搅匀。每隔半小时，用此溶液漱口并咽下，连用3天。

功效　养阴利咽。

适用人群　风湿性咽喉炎属阴虚者。

乌鱼葛菜汤

主料　鲜乌鱼一条，塘葛菜100克。

辅料　食用油适量，食盐适量。

烹饪与服法　鲜乌鱼一条，去鳞、鳃、肠杂，洗净；塘葛菜洗净放入锅内，同乌鱼煮汤，用油、盐调味食用。每天1剂，连服5～7天。

功效　清凉，滋养，益脾胃，养心阴。

适用人群　风湿性咽喉炎属肺热阴虚者。

麻油蛋汤

主料　鸡蛋一只。

辅料　麻油适量。

烹饪与服法　将鸡蛋打入杯中，加麻油搅匀，冲入沸水约200毫升趁热缓缓饮下，以清晨空腹为宜。隔日1次，连续服用7天左右。

功效　清热滋阴。

适用人群　风湿性咽喉炎属阴虚者。

芝麻红糖粥

主料　芝麻50克，粳米100克。

辅料　红糖适量。

烹饪与服法　先将芝麻炒熟，研成细末。粳米煮粥，待粥煮至黏稠时，拌入芝麻、红糖稍煮片刻即可食用。

功效　补益肝肾，润肺止咳。

适用人群　风湿性咽喉炎属肝肾不足、头昏目花、肺燥咳嗽者。

丝瓜花蜜

主料　鲜丝瓜花20克。

辅料　蜂蜜20克。

烹饪与服法　将丝瓜花洗净撕成小片，放入带盖茶杯中，加适量沸水冲泡，盖盖闷15分钟后，加入蜂蜜搅匀，趁热频饮，每天1～2剂。

功效　清热解毒。

适用人群　风湿性咽喉炎属湿热蕴结者。

薤白柠檬蜜

主料　鲜薤白50个，鲜柠檬1个。

辅料　蜜糖50克。

烹饪与服法 将鲜薤白洗净，切碎捣烂；鲜柠檬洗净，切薄片，放入有盖的广口瓶或瓷缸内，用蜜糖拌匀，放置半天以上取汁饮用。亦可将残留的薤白、柠檬加糖调味后嚼服，温开水送服、漱口，可保护牙齿、牙龈。连服7～10天，直至咽喉炎痊愈。

功效 清热利咽祛痰，杀虫，抑毒，抗毒。

适用人群 风湿性咽喉炎属痰热留滞咽喉者。

刺苋菜蒜蜜

主料 鲜嫩刺苋菜500克，独头蒜50克。

辅料 蜂蜜20克。

烹饪与服法 将鲜嫩刺苋菜择洗干净，入沸水锅中断生，捞出切碎；独蒜去皮，洗净，切碎，共入果汁机中取汁，蜂蜜调味缓慢饮服，饮毕后温开水漱口，保护牙龈。取汁后的残渣加盐炒熟食用。每天1次，连服7～10天。

功效 清热解毒，抗菌消炎，降血脂。

适用人群 风湿性咽喉炎属热毒蕴结咽喉者。

洋葱蜜

主料 洋葱1个（约300克）。

辅料 蜂蜜20克，盐适量。

烹饪与服法 将洋葱去蒂须、表皮，洗净切碎，置果汁机中取汁，用蜂蜜调味，缓慢饮服，饮毕用温开水漱口，保护牙龈。取汁后残渣加盐炒熟当菜肴佐餐。可连服5～7天。

功效 抗菌消炎，降脂排毒。

适用人群 风湿性咽喉炎属热毒蕴结咽喉者。

马齿苋蜜

主料 鲜嫩马齿苋1500克。

辅料 蜂蜜20～50克，蒜泥、姜末、葱末、盐、味精各适量。

烹饪与服法 将鲜嫩马齿苋择洗干净，入沸水锅汆至断生，捞出切碎，置果汁机中取汁，蜂蜜调味后缓慢饮用；饮毕用温开水漱口，保护牙龈。取汁后的残渣用鲜蒜泥、姜末、葱末、盐、味精拌匀后佐餐。可连服5～7天。

功效 抗菌消炎，富含维生素C等抗氧化物。

适用人群 风湿性咽喉炎属热毒蕴结咽喉、胃肠炎等患者。

鱼腥草姜蜜

主料 鲜嫩鱼腥草1500克，嫩生姜50克。

辅料 蜂蜜20～50克，食醋、蒜泥、酱油、味精适量。

烹饪与服法 将鲜嫩鱼腥草、嫩生姜分别洗净，切碎后置果汁机取汁，再置微波炉中灭菌1～2分钟，加蜂蜜调味饮用，饮毕漱口，保护牙龈。取汁后的残渣用食醋、鲜蒜泥、酱油、味精等做成凉拌菜，佐餐食用。可连服5～7天。

功效 抗菌消炎，排毒消食。

适用人群 风湿性咽喉炎属热毒蕴结咽喉者，胃肠炎患者。

姜蒜糖汁

主料 大蒜10瓣，生姜15克。

辅料 红糖适量。

烹饪与服法 将大蒜去皮，洗净；生姜洗净，切碎，共入砂锅中加水200克煎沸10分钟，加红糖调味，热食蒜瓣，可嚼服生姜末，热汤送服。每天1剂，可连服5天。

功效 抗菌消炎，祛痰止咳。

适用人群 风湿性咽喉炎属热毒蕴结咽喉者。

罗汉果柿饼汤

主料 罗汉果1个，柿饼3～5个。

辅料 红糖适量。

烹饪与服法 取洗净的罗汉果、柿饼共入砂锅内，加水300克，煎沸30分钟，用糖调味，细嚼慢咽罗汉果、柿饼，热汤送服。每天1剂，可连服5～7天。

功效 清热解毒，润肺止咳。

适用人群 风湿性咽喉炎属肺热阴虚者。

独蒜糖水

主料 紫皮独蒜5枚。

辅料 白糖适量。

烹饪与服法 将紫皮独蒜去皮，捣烂后放入砂锅内，加水约200克煮沸5分钟，用糖调味后趁热服下，每天2～3次，可连服5～7天。

功效 抗菌消炎，降血脂，除湿毒。

适用人群 风湿性咽喉炎属热毒蕴结咽喉者。

独蒜萝卜蜜汁

主料 新鲜白萝卜1000～1500克，独蒜20枚。

辅料 蜂蜜适量。

烹饪与服法 将新鲜白萝卜和独蒜（去皮）洗净，切碎，置果汁机中取汁，用蜜调味饮服，取汁后的残渣烹饪菜肴佐餐食用。每天食用，可连服5～7天。

功效 化痰热，止咳嗽。

适用人群 风湿性咽喉炎属痰热蕴结肺胃者。

糖渍金橘

主料 金橘500～700克。

辅料 白糖200克。

烹饪与服法 取新鲜金橘洗净，用木块把每一个金橘压扁（收集橘汁），去核；加入白糖腌渍一昼夜，待金橘浸糖透彻后，稍加温水和橘汁，用文火煨熬至汁液可滴成珠时，停火晾凉，再拌入白糖，然后放入搪瓷盘中风干数日，装瓶后，置于冰箱（2～8℃）贮存备食，可当果脯食用，每天5个橘饼（市售的果脯功效相同），连服5～10天。

功效 理气化痰止咳。

适用人群 风湿咽喉炎属痰气蕴结者。

糖渍青果

主料 青果1000克。

辅料 白糖200克。

烹饪与服法 将青果清洗干净，去核，放入砂锅内，加白糖及适量清水溶化且刚好淹没青果，煮沸后腌渍24小时，再用文火煨熬至汁液可滴成珠时，熄火晾凉，盛于有盖的缸或广口瓶中，置于冰箱（2～8℃）存放，当果脯食用，细嚼慢咽，每次吃3粒，每天4次，可连服7～10天。

功效 清热解毒，利咽生津。

适用人群 风湿咽喉炎咽喉肿痛者。

糖渍木瓜片

主料 木瓜1000克。

辅料 白糖200克。

烹饪与服法 将木瓜剖开，去瓤和籽，洗净切片后放入砂锅中，加糖并用适量水溶化且刚好淹没瓜片，煮沸后腌渍24小时，再用文火煨熬至汁液可滴成珠时，熄火晾凉，盛于有盖的缸或广口瓶中，置于冰箱（2～8℃）存放。当果脯食用，细嚼慢咽，每次吃20～50克，每日3～4次，可连服7～10天。同食糖渍青果，利咽效果更好。

功效 舒筋祛（化）湿，和胃止痛。

适用人群　风湿性咽喉炎、关节肿痛者。

糖渍荸荠

主料　荸荠1000克。

辅料　白糖200克。

烹饪与服法　将荸荠去坏芽和枯叶残基，洗净后对切成两半，放砂锅中加糖和适量清水溶化且刚好淹没荸荠，煮沸后腌渍24小时，再用文火熬至滴汁成珠时，熄火晾凉，盛于有盖的缸或广口瓶中，于冰箱（2～8℃）存放。当果脯食用，每次20～50克，每天3～4次，细嚼慢咽，可连服7～10天。

功效　清热解毒，生津止渴。

适用人群　风湿性咽喉炎患者；同食糖渍青果，效果更好。

糖渍冬瓜条

主料　冬瓜1000克。

辅料　白糖200克。

烹饪与服法　将冬瓜去皮、瓤和籽，洗净，切条，放入砂锅内加糖和适量清水溶化且刚好淹没瓜条，煮沸腌渍24小时，再用文火熬至汁液可滴成珠时，熄火晾凉，盛于有盖的缸或广口瓶中，置于冰箱（2～8℃）存放。当果脯食用，每次细嚼慢咽50克，每天4次，连服7～10天。与糖渍青果同食，效果更好。

功效　清热解毒，除湿消肿，止痛。

适用人群　风湿性咽喉炎患者。

糖渍莲子

主料　莲子（留莲芯）1000克。

辅料　白糖500克。

烹饪与服法　将莲子洗净放入砂锅内，加糖和适量清水溶化且刚好淹没莲子，煮沸后腌渍24小时，用文火熬至汁液可滴成珠时，熄火晾凉，盛于有盖的缸或广口瓶中，置于冰箱（2～8℃）存放。当果脯食用，每次细嚼慢咽10～20粒，每天4次，连服7～10天。

功效　清火，健脾，益精。

适用人群　风湿性咽喉炎患者；与糖渍青果同食，利咽效果更好。

蒜苗拌黄花菜

主料　蒜苗300克，干黄花菜50克。

辅料　姜末10克，食醋3克，白糖5～10克，盐3克，味精1克，芝麻油5克。

烹饪与服法　将蒜苗、黄花菜分别择洗干净，入沸水锅汆至断生，切成节后用辅料置于盘中拌匀，码味5～10分钟后空腹或佐餐用。连服10天。

功效　清热解毒，调理气血。

适用人群　风湿性咽喉炎、关节炎患者。

凉拌蕺菜薤白

主料　鲜嫩蕺菜（鱼腥草）500克，泡薤白（苦藠）100克。

辅料　姜、蒜、葱末各10克，白糖8克，食醋5克，盐3克，芝麻油5克。

烹饪与服法　将蕺菜择洗干净，入沸水锅中汆一下后捞出，切段后用辅料拌匀，码味5～10分钟后放于盘中；另取市售糖醋味泡薤白（苦藠）摆放在周围即成。空腹佐餐细嚼慢咽食用，连服7～10天。

功效　清热解毒，通阳理气。

适用人群　风湿性咽喉炎及胃肠炎患者。

蕺藕蒜泥

主料　鲜嫩蕺菜（鱼腥草）500克，藕200克，鲜大蒜泥50克。

辅料　姜、葱末、白糖各10克，食醋5克，盐3克，芝麻油3克。

烹饪与服法　将鲜嫩蕺菜（鱼腥草）择洗干净，切段；藕刮洗干净后切成丝；共入沸水中汆一下捞出，沥干放于盘内用蒜泥和全部辅料拌匀，码味10分钟。空腹或佐餐，细嚼慢咽，每天1次，连服7～10天。

功效　清热解毒，除湿健脾。

适用人群　风湿性咽喉炎患者及伴有胃肠炎者。

蕺菜拌莴笋

主料　鲜嫩蕺菜（鱼腥草）500克，莴笋嫩茎丝200克，鲜蒜泥50克。

辅料　姜、葱末、白糖各10克，食醋5克，盐3克，味精、花椒粉各1克，芝麻油5克。

烹饪与服法　将鲜嫩蕺菜择洗干净，切段；与莴笋嫩茎丝共入沸水中汆一下后捞出，沥干，放于盘内用鲜蒜泥和全部辅料拌匀，码味5～10分钟即可。空腹或佐餐，细嚼慢咽，每天食用，可连服7～10天。

功效　清热解毒，消食、利水、减肥。

适用人群　风湿性咽喉炎等患者。

百变搭配　可用莴笋叶代替莴笋嫩茎。

马齿苋拌黄花菜

主料　鲜嫩马齿苋500克，干黄花菜50克，鲜蒜泥50克，水发木耳50克。

辅料 姜末、葱末、白糖各10克，酱油、芝麻油各5克，盐3克，味精、花椒粉、胡椒粉各1克。

烹饪与服法 将马齿苋、黄花菜、木耳分别择洗干净，入沸水中氽一下后捞出，沥干，放于盘中用蒜泥和全部辅料拌匀，码味5分钟即可。空腹或佐餐食用，细嚼慢咽，连服5～10天。

功效 清热解毒，除湿健脾，调理气血。

适用人群 风湿性咽喉炎患者。

马齿苋豆腐干蒜泥

主料 嫩马齿苋500克，五香豆腐干100克，鲜蒜泥50克。

辅料 姜末、葱末、白糖各10克，酱油、芝麻油各5克，盐3克，味精、花椒粉、胡椒粉各1克。

烹饪与服法 将马齿苋择洗干净，切段；五香豆腐干洗净，切薄片，均入沸水锅中氽一下捞出，沥干，放入盘中和蒜泥、全部辅料拌匀，码味5分钟即可。空腹或佐餐热食，可连服7～10天。

功效 清热，解毒，健脾，益心，理气。

适用人群 风湿性咽喉炎患者。

马齿苋葛粉丝蒜泥

主料 嫩马齿苋500克，市售葛粉丝100克，鲜蒜泥50克，水发木耳50克。

辅料 姜末、葱末、白糖各15克，酱油、芝麻油各5克，盐3克，味精、花椒粉、胡椒粉各1克。

烹饪与服法 将马齿苋、水发木耳分别择洗干净，入沸水锅中氽一下，捞出沥干；葛粉丝用水发涨，煮熟透后捞出，沥干，共入盘中用蒜泥和全部辅料拌匀，码味5～10分钟即可。空腹或佐餐用，连服7～10天。

功效 清热解毒，降脂降压。

适用人群 风湿性咽喉炎伴轻度高血压、高脂血症患者。

刺苋菜豆腐干蒜泥

主料 嫩刺苋菜500克，五香豆腐干100克，鲜蒜泥50克，水发木耳100克。

辅料 姜末、葱花各15克，白糖10克，食醋、酱油、芝麻油各5克，盐3克，味精、花椒粉、胡椒粉各1克。

烹饪与服法 将嫩刺苋菜（叶）、水发木耳分别择洗干净，入沸水中氽一下捞出，沥干；五香豆腐干洗净，切成薄片，入沸水中焯2分钟捞出，沥干，共入盘中与蒜泥和全部辅料拌匀，码味5～10分钟即可。空腹或佐餐细嚼慢咽，连服7～10天。

功效 清热解毒，健脾益心，调理气血。

适用人群 风湿性咽喉炎患者。

马齿苋蕨粉丝蒜泥

主料 马齿苋500克，市售蕨粉丝100克，水发木耳100克，鲜蒜泥50克。

辅料 姜末、葱末、白糖各10～15克，酱油、芝麻油各5克，味精、花椒粉、胡椒粉各1克，盐3克。

烹饪与服法 将鲜嫩马齿苋、水发木耳分别择洗干净，入沸水中汆一下捞出，沥干；市售蕨粉丝用水发涨，煮熟透后捞出，沥干，共入盘中与蒜泥和全部辅料拌匀，码味5～10分钟即可。空腹或佐餐食用，可连服7～10天。

功效 清热解毒，降脂降压，健脾益心。

适用人群 风湿性咽喉炎伴轻度高血压、高脂血症患者。

蒜薹拌蒲公英

主料 鲜蒜薹300克，嫩蒲公英苗300克，鲜蒜泥50克。

辅料 姜末、白糖、葱花各10克，食醋、芝麻油各5克，味精、胡椒粉、花椒粉各1克，盐少许。

烹饪与服法 将蒜薹、蒲公英苗择洗干净，切成寸半段入沸水锅中汆至断生捞出，沥干放入盘中，用蒜泥和全部辅料拌匀，码味10分钟即可。空腹或佐餐，每日细嚼慢咽食用，可连服7～10天。

功效 清热解毒，抗菌消炎。

适用人群 风湿性咽炎等感染性患者。

黄花木耳蒜泥

主料 干黄花菜50克，水发木耳200克，鲜韭黄100克，鲜蒜泥50克。

辅料 姜末、白糖各10～15克，食醋、芝麻油各5克，盐、味精、胡椒粉、花椒粉各少许。

烹饪与服法 将黄花菜、木耳、韭黄分别择洗干净，入沸水锅中汆一下捞出，沥干并切成寸半段，放于盘中用鲜蒜泥和全部辅料拌匀，码味10分钟即可食用，可连服7～10天。

功效 清热解毒，抗菌消炎，调理气血。

适用人群 风湿性咽炎、口腔炎，胃肠炎等患者。

马兰头拌荸荠

主料 马兰头200克，荸荠200克，韭黄100克，鲜蒜泥50克。

辅料　姜末、白糖各10～15克，食醋、芝麻油各5克，盐、味精、胡椒粉、花椒粉各少许。

烹饪与服法　将马兰头、韭黄分别择洗干净，切成寸半段；荸荠削去表皮，洗净、切片，均入沸水中氽一下捞出，沥干，共放入盘中，用蒜泥和全部辅料拌匀，码味5～10分钟即可。空腹或佐餐食用，细嚼慢咽每日食用，可连服7～10天。

功效　清热解毒，抗菌消炎，调理气血。

适用人群　风湿性咽喉炎、口腔炎、胃肠炎等患者。

青蒜茭白肉片

主料　青蒜苗300克，茭白200克，鸡脯肉片100克。

辅料　生姜片10克，五香豆瓣酱10克，酱油、淀粉、味精调成的味汁约15克，盐、味精各少许，花生油15克，高汤少许。

烹饪与服法　将青蒜苗择洗干净，滚刀切成寸半节；茭白洗净切成薄片；鸡脯肉洗净切成薄片，用味汁拌匀上浆；生姜片放在热油锅中炒香，下上浆鸡脯肉片炒变色，加剁细的五香豆瓣酱翻炒后下蒜苗节、茭白片炒匀，加高汤少许炒熟，调入盐和味精翻炒后盛于盘中即可。空腹或佐餐热食，可连服5～7天。

功效　清热解毒，除湿止痛，调理气血。

适用人群　风湿性咽喉炎等患者。

青蒜木耳炒荸荠

主料　青蒜苗300克，水发木耳150克，荸荠300克。

辅料　生姜片、五香豆瓣酱各10克，盐3克，花生油20克，味精1克。

烹饪与服法　青蒜苗择洗干净，滚刀切成短节；水发木耳洗净，撕成小朵；荸荠削去表皮，洗净切片；油在炒锅中烧至六七成热时，放入剁细的五香豆瓣酱和生姜片爆香，下备好的主料翻炒至熟，加盐和味精调味即可。空腹或佐餐，细嚼慢咽热食，可连服7天。

功效　清热解毒，除湿止痛，健脾降脂。

适用人群　风湿性咽喉炎患者及亚健康人群。

青蒜香菇炒莴笋

主料　青蒜苗300克，鲜香菇200克，嫩莴笋茎300克。

辅料　生姜片、葱节、五香豆瓣酱各10克，盐3克，花生油20克，味精1克。

烹饪与服法　青蒜苗择洗干净，滚刀切段；香菇去根蒂，洗净切片；莴笋茎去皮，洗净，切片；油放在炒锅中烧至六七成热，将生姜片、葱节和剁细的五香豆瓣酱翻炒爆香，下备好的主料翻炒至熟，加盐和味精调味后盛于盘中，空腹或佐餐食用，可连服7～10天。

功效　清热解毒，除湿降脂，健脾益血。

适用人群　风湿性咽喉炎伴高脂血症者。

香菇薤白骨菜汤

主料　香菇300克，薤白100克，猪骨500克，干黄花菜50克。

辅料　鲜蒜泥50克，酱油、芝麻油各5克，味精1克，生姜15克，盐3克，料酒20克。

烹饪与服法　将香菇、薤白分别洗净；将蒜泥、酱油、芝麻油、味精放入碗内，调成味汁；猪骨洗净，剁碎，用料酒约20克码味，与香菇、薤白共入砂锅中，加水淹没，放入洗净、拍碎的生姜煮沸，撇去浮沫后用文火加盖炖熟烂，放入择洗干净的黄花菜再沸5～10分钟即可。空腹或佐餐时现用盐和味精调味，蘸味汁，热食香菇、薤白、肉和黄花菜，热汤送服。

功效　解毒、清热、降脂、壮骨，调理气血。

适用人群　风湿性咽喉炎患者。

扁豆菇骨菜汤

主料　白扁豆50克，茶树菇200克，猪骨500克，荠菜150克。

辅料　料酒20克，独蒜头10个，酱油、芝麻油各5～10克，生姜15克，盐3克，味精1克，葱花少许。

烹饪与服法　白扁豆、茶树菇分别洗净；独蒜头拍碎，和酱油、芝麻油、葱花共入碗内调成味汁；猪骨洗净、砸碎用料酒码味后与白扁豆、茶树菇共入砂锅内，加洗净、拍碎的生姜，用清水800～1000克（淹没）煮沸，撇去浮沫；用文火加盖炖烂，放入洗净并切成寸段的荠菜再煮沸5分钟，加盐和味精调味，热食白扁豆、茶树菇、肉、荠菜，蘸味汁，细嚼慢咽，可连服7～10天。

功效　清热凉血，解毒，健脾，壮骨，增强和调节免疫力。

适用人群　风湿性咽喉炎等免疫力低下者。

扁豆芡菇骨菜汤

主料　白扁豆50克，芡实20克，香菇200克，猪骨500克，黄花菜20克。

辅料　生姜10克，独蒜头10个，盐3克，葱花5克，味精1克，黄酒20克。

烹饪与服法　将白扁豆、芡实、香菇分别洗净；猪骨洗净、砸碎并用生姜片和黄酒拌匀，码味20分钟，四味主料共入砂锅内加水淹没煮沸，撇去浮沫后用文火加盖炖至熟烂，加入洗净、切成段的黄花菜、独蒜片煮熟，加盐和味精调味，撒上葱花即可。空腹或佐餐热食，细嚼慢咽，可连服7～10天。

功效 清热解毒，降脂健骨，增强和调节免疫力。

适用人群 风湿性咽喉炎等免疫力低下者。

百变搭配 可用牛羊骨代替猪骨。

洋葱赤豆骨汤粥

主料 赤小豆50克，粳米50米，猪骨500克，洋葱200克，莴笋叶100克。

辅料 盐或白糖各少许，料酒、姜末各适量。

烹饪与服法 将赤小豆、粳米分别洗净；猪骨洗净，砸碎，用料酒和姜末拌匀，码味10分钟，与赤小豆、粳米共入砂锅内加水熬成稀粥，放入洗净、切碎的洋葱和莴笋叶，煮成烂稠粥时去骨，加盐或白糖调味。空腹热食，连服7～10天。

功效 除湿利尿，降脂健骨，养胃益心，排毒。

适用人群 风湿性咽喉炎等免疫力低下者。

百变搭配 可用牛羊骨代替猪骨。

扁豆刺苋菜骨汤粥

主料 白扁豆20克，粳米80克，猪骨500克，鲜嫩刺苋菜300克。

辅料 盐或白糖各少许，料酒、姜末各适量。

烹饪与服法 将白扁豆、粳米分别洗净；猪骨洗净，砸碎，用料酒和姜末拌匀，码味10分钟，与白扁豆、粳米共入砂锅内加水熬成稀粥，放入洗净、切碎的嫩刺苋菜，熬成烂稠粥时去骨，用盐或白糖调味后热食。连服7～10天。

功效 清热解毒，抗菌消炎，健脾壮骨，调理气血。

适用人群 风湿性咽喉炎等免疫力低下者及亚健康人群。

百变搭配 可用牛骨、羊骨代替猪骨。

蒜菇肉粥

主料 独蒜20枚，香菇200克，火腿肉丁50克，粳米100克。

辅料 生姜片10克，盐或白糖各少许，葱花、香菜节各3克。

烹饪与服法 独头大蒜去皮，洗净；香菇洗净，切片；粳米淘洗干净后与香菇、大蒜、姜片、火腿丁等共入砂锅内，加足水用文火炖成烂稠粥，用盐或糖调成可口味，撒上葱花、香菜节热食，可连服7～10天。

功效 清热解毒，养胃益心，调理气血，增强和调节免疫功能。

适用人群 风湿性咽喉炎等免疫力低下者。

百变搭配 出锅前5～10分钟可加入洗净、切碎的鲜嫩菜叶200克，或同食绿色菜肴。

薤白公英肉粥

主料　薤白20个，嫩蒲公英苗100克，鸡脯肉丁50克，粳米100克。

辅料　盐或白糖各少许，生姜末5克，料酒5克。

烹饪与服法　薤白、粳米分别洗净，共入砂锅内加足清水煮沸，放入用料酒、姜末码味的鸡脯肉丁，文火熬成稀粥，加入择洗干净、切碎的嫩蒲公英苗，煮成烂稠粥，用盐或糖调味后热食。可连服7～10天。

功效　清热解毒，祛湿止痛，调理气血，增强和调节免疫力。

适用人群　风湿性咽喉炎等免疫力低下者及亚健康人群。

韭菜骨豆菜粥

主料　鲜嫩韭菜200克，猪骨500克，绿豆30克，粳米70克，黄花菜20克。

辅料　生姜末、料酒各10～15克，盐或白糖各适量。

烹饪与服法　绿豆、粳米分别洗净；猪骨洗净，剁成小块，用生姜、料酒拌匀，码味10分钟，与绿豆、粳米共入砂锅内，加足水熬成稀粥，加入洗净、切碎的韭菜和黄花菜煮熟，用盐或白糖调味热食，可连服7～10天。

功效　清热解毒，调理气血，壮骨，增强和调节免疫力。

适用人群　风湿性咽喉炎等免疫力低下者及亚健康人群。

百变搭配　可用牛羊骨代替猪骨。

蒜薹鳝鱼片

主料　鲜嫩蒜薹300克，活鳝鱼300克，芹菜100克。

辅料　泡姜末、泡椒末各10克，料酒、酱油各5克，淀粉15克，花生油适量，盐3克，味精少许。

烹饪与服法　蒜薹择洗干净，切成寸段；活鳝鱼去内脏、骨和头，斜切为边长寸长的菱形片，洗净，沥去水分放在盘中，用料酒、酱油、泡姜末、泡椒末拌匀，码味5分钟，用淀粉上浆后放入烧至七成热的油锅中炒香至变色时，下蒜薹炒至九成熟，放入洗净、切碎的芹菜炒熟，用盐和少许味精调味即可。空腹或佐餐，细嚼慢咽热食，可连服7天。

功效　清热解毒，抗菌消炎，辅助降脂降压，调理气血。

适用人群　风湿性咽喉炎等免疫力低下者。

百变搭配　可用泥鳅代替鳝鱼。

薤白木耳焖泥鳅

主料　薤白100克，水发木耳100克，干黄花菜30克，泥鳅300克。

辅料　泡姜末、泡椒末各10克，料酒、酱油各5克，淀粉15克，盐3克，味精1克，葱花少许，花生油25克，高汤适量。

烹饪与服法　薤白、水发木耳、黄花菜分别择洗干净；泥鳅去内脏和污秽之物，洗净，沥去水分后用泡姜末、泡椒末、料酒和酱油抹匀，码味10分钟，加淀粉上浆，放入烧至六七成热的油锅中炒香，加入薤白和适量高汤焖半小时，加入木耳、黄花菜烧熟，用盐和味精调味后盛于盘中，撒上葱花即可。细嚼慢咽，空腹或佐餐热食。可常食，至少连服7天以上。

功效　清热解毒，除湿降脂，通络止痛。

适用人群　风湿性咽喉炎等免疫力低下者。

百变搭配　可用鳝鱼代替泥鳅。

黄花菇茄蛋汤

主料　黄花菜干品50克，香菇300克，番茄200克，鸡蛋1个。

辅料　猪骨汤500克，盐3克，味精1克，葱花、姜末各5克。

烹饪与服法　黄花菜洗净；香菇洗净，切片；番茄洗净，切片；猪骨汤加姜末煮沸，放入备好的黄花菜（发涨、洗净）、香菇片、番茄片煮沸10分钟，加入磕在碗内、用葱花搅散的蛋浆，再沸2～3分钟，用盐和味精调味即可。空腹或佐餐热食，连服7天。

功效　清热解毒，抗氧化，增强和调节机体免疫力。

适用人群　风湿性咽喉炎等免疫力低下者。

百变搭配　可用鸭蛋、鹌鹑蛋代替鸡蛋。

五豆骨菜汤

主料　白扁豆、赤小豆、大雪豆、大刀豆、大黑豆各20克，猪骨500克，干黄花菜20克，干木耳50克。

辅料　生姜末、料酒各15克，盐少许，葱花或香菜节各5克，味精1克。

烹饪与服法　木耳发涨，洗净；黄花菜发涨、干净；五种豆淘洗干净；猪骨剁成小块，入沸水中汆一下后洗净，放入砂锅内用生姜末、料酒拌匀，码味20分钟，加入五种豆、木耳和清水约1000克，煮沸时撇去浮沫，改文火加盖炖酥烂，加入黄花菜煮熟，用盐、味精调味后撒上葱花或香菜即可。空腹细嚼慢咽，热汤送服。7～10天为1个疗程。

功效　除湿降脂，排毒止痛，养胃益心，调理气血，增强和调节免疫力。

适用人群　风湿性咽喉炎等免疫力低下者。

百变搭配　可用绿豆代替白扁豆；可用大黄豆代替大黑豆；用牛骨、羊骨代替猪骨；若加配薏苡仁（薏米）、芡实各20克，则其疗效更好。

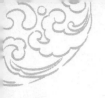
蜂蜜萝卜汁

主料 白皮大萝卜1个。

辅料 蜂蜜100克。

烹饪与服法 将萝卜洗净，掏空中心，放入蜂蜜，置大碗内，加水蒸熟透。每天2次，随量服。

功效 清肺化痰止咳。

适用人群 风湿性咽喉炎属肺虚久咳者。

白萝卜汁

主料 新鲜白萝卜1000～1500克。

辅料 蜂蜜适量。

烹饪与服法 将新鲜白萝卜洗干净后切成薄片，搅烂，用干净纱布包裹，绞取其汁液50～100克即可。每天2～3次，每次冷饮50～100克，用蜂蜜冲服。取汁后的萝卜渣加韭菜做成馅，包饺子或做馅饼等食用。

功效 化痰热，止咳嗽。

适用人群 风湿性咽喉炎属痰热蕴结肺胃者。

杏仁雪梨汤

主料 杏仁10克，雪梨1个。

辅料 冰糖30克。

烹饪与服法 先将梨削皮去核，切成小块，然后与杏仁、冰糖共置碗内，加适量水，放入蒸锅内蒸1小时左右，然后食梨喝汤。每天1次。

功效 清热养阴止咳。

适用人群 风湿性咽喉炎属阴虚燥咳者。